消化器治療薬
の選び方・使い方

症例でわかる薬物療法のポイントと症状別処方のコツ

編集 ● 高橋信一
杏林大学医学部第三内科

Principles of selection and administration of medications for digestive diseases

羊土社
YODOSHA

謹告

　本書に記載されている診断法・治療法に関しては，発行時点における最新の情報に基づき，正確を期するよう，執筆者，監修・編者ならびに出版社はそれぞれ最善の努力を払っております．しかし，医学，医療の進歩により，記載された内容が正確かつ完全ではなくなる場合もございます．

　したがって，実際の診断・治療の際，熟知していない医薬品の使用，検査の実施および判読にあたっては，まず医薬品添付文書や機器および試薬の説明書で確認され，また診療技術に関しては十分考慮されたうえで，常に細心の注意を払われるようお願いいたします．

　本書記載の診断法・治療法・医薬品・検査法・疾患への適応などが，その後の医学研究ならびに医療の進歩により本書発行後に変更された場合，その診断法・治療法・医薬品・検査法・疾患への適応などに伴う不測の事故に対して，著者，編者ならびに出版社はその責を負いかねますのでご了承ください．

序

 およそ一般外来において一番遭遇する頻度が高いのが**消化器系の訴え**である．腹痛，悪心，嘔吐や下痢，便秘，さらには貧血，黄疸，体重減少まで幅広い．消化器疾患の多くがcommon diseaseとよばれる所以であるが，これらを的確に診断・治療を行うことは一般診療の基本となる．そこで**臨床の現場ですぐに役立つ，消化器治療薬のマニュアル**として本書が企画された．他書には無い以下の特徴がある．

1. 薬剤編（薬剤の基本がわかる）と疾患編（薬剤の選び方，使い方がわかる）の２部構成．よく使われる薬剤，よく診る疾患を編者が厳選．
2. ２色刷りのきれいな紙面．**図表を多用し理解を助ける**．
3. 薬剤編では，**患者の状況にあわせた薬の使い方を解説**．薬の特徴や作用機転，処方の実際（こんなときに使う），**使いかたのポイント，合併症のある場合の注意点**，副作用と留意事項，**参考にしたいガイドラインとエビデンスをまとめる**．
4. 疾患編では，疾患と薬物治療の解説から，**なぜその処方が良いのかを示す**．第一選択薬とそれがうまくいかなかった場合，合併症のある場合，軽症から重症の場合など分けて細かく解説．**症例を挙げ**，その薬物選択のポイント，投与スケジュール，うまくいかなかったとき，**患者への説明を示す**．また，**参考にしたいガイドラインとエビデンスをまとめる**．

 このような本書が消化器病の診療において多くの現場でお役に立つことを心から願っている．お忙しい中，編者の複雑で細かな要求を快くお引き受け頂いたご専門の筆者の先生方に深甚なる感謝を申し上げます．

2010年8月

高橋信一

消化器治療薬の選び方・使い方
症例でわかる薬物療法のポイントと症状別処方のコツ

序 　　　　　　　　　　　　　　　　　　　　　　　　　　　　　高橋信一
Color Atlas 　　　　　　　　　　　　　　　　　　　　　　　　　　　　8

第Ⅰ部 薬剤編

1）消化管疾患薬

1. 消化管運動機能改善薬（プロカイネティクス）　　　　春間 賢　　16
2. 酸分泌抑制薬：プロトンポンプ阻害薬
　　　　　　　　　　　　　　　　　　　　　竹内利寿, 樋口和秀　　21
3. 酸分泌抑制薬：ヒスタミンH_2受容体拮抗薬　　　　 春間 賢　　27
4. 酸分泌抑制薬：その他　　　　　　　　　依田有紀子, 梅垣英次　　32
5. プロスタグランジン製剤　　　　　　　　　谷川徹也, 荒川哲男　　37
6. 粘膜防御因子増強薬　　　　　　　　　　　藤原靖弘, 荒川哲男　　40
7. ヘリコバクター・ピロリ（*H.pylori*）除菌薬
　　　　　　　　　　　　　　　　　　　　　　徳永健吾, 高橋信一　　45
8. 腸運動抑制薬（止痢剤・乳酸菌製剤）　　　佐藤伸悟, 三浦総一郎　　50
9. 炎症性腸疾患治療薬　　　　　　　　　　　　玄 世鋒, 渡辺 守　　54
10. 過敏性腸症候群治療薬　　　　　山田雄二, 小山元一, 高橋信一　　62
11. 下剤　　　　　　　　　　　　　櫻庭彰人, 小山元一, 高橋信一　　67

2）肝・胆道疾患薬

1. インターフェロン製剤　　　　　　　　　　　　　　　泉 並木　　72
2. 抗肝炎ウイルス薬　　　　　　　　　　　　　　　　森山光彦　　77
3. 肝機能改善薬（肝庇護薬）　　　　　　　　小木曽智美, 橋本悦子　　87
4. 肝不全治療薬　　　　　　　　　　　　　　　　　　中島尚登　　93
5. 胆石溶解剤, 利胆薬　　　　　　　　　　　中野 茂, 五十嵐良典　100

3）膵疾患薬

タンパク分解酵素阻害薬　　　　　　　　　　山口康晴, 高橋信一　104

4）抗悪性腫瘍薬

1. 代謝拮抗剤　　　　　　　　　　　　　　　町田　望, 朴　成和　108
2. タキサン系薬剤　　　　　　　　　　　　　町田　望, 朴　成和　117
3. 白金製剤　　　　　　　　　鈴木英一郎, 長島文夫, 古瀬純司　122
4. トポイソメラーゼ阻害薬　　　　　　　　柴田剛志, 安藤雄一　125
5. 分子標的治療薬　　　　　　　　　　　　　　　　　市川　度　129
6. その他の抗悪性腫瘍薬　　　鈴木英一郎, 長島文夫, 古瀬純司　137

5）その他

制吐薬　　　　　　　　　　　　　　土岐真朗, 野村久祥, 高橋信一　139

第Ⅱ部 疾患編

1）消化管疾患

1. 食道炎・食道潰瘍　　　　　　　　　　　　　　　　春間　賢　146
   - 症例：胃酸の逆流が関与する症例　　　　　　　　　　　　148
2. 急性胃炎, 急性胃・十二指腸粘膜病変　　竹内　望, 樋口和秀　150
   - 症例：嘔吐を伴った腹痛を主訴とする症例　　　　　　　　152
3. 機能性ディスペプシア（慢性胃炎）
   　　　　　　　　　　　　　　越智正博, 富永和作, 荒川哲男　155
   - 症例1：胃貯留能障害と胃排出能障害を認めた症例　　　　158
   - 症例2：抗うつ薬が有効であった症例　　　　　　　　　　159
4. 消化性潰瘍　　　　　　　　　　　　　　　時岡　聡, 梅垣英次　161
   - 症例1：NSAIDs潰瘍の症例　　　　　　　　　　　　　　164
   - 症例2：*H.pylori* 陽性の十二指腸潰瘍症例　　　　　　　166
5. 小腸潰瘍　　　　　　　　　　　山上博一, 渡辺憲治, 荒川哲男　169
   - 症例：腸管Behçet病　　　　　　　　　　　　　　　　　170
6. 急性腸炎（感染性, その他）　　　　　　　林田真理, 小山元一　173
   - 症例：カンピロバクター腸炎　　　　　　　　　　　　　　176
7. Crohn病　　　　　　　　　　　　　　　　長堀正和, 渡辺　守　178
   - 症例1：外瘻のない症例　　　　　　　　　　　　　　　　180
   - 症例2：肛門周囲膿瘍合併症例　　　　　　　　　　　　　182
8. 潰瘍性大腸炎　　　　　　　　　　　　　　長沼　誠, 渡辺　守　185
   - 症例1：軽症から中等症の症例　　　　　　　　　　　　　186
   - 症例2：過去に経口ステロイド使用歴がある重症例　　　　190

9. 過敏性腸症候群　　　　　　　　　　　小山元一，高橋信一　194
- 症例1：便秘型IBSの症例 ——————————— 196
- 症例2：下痢型IBSの症例 ——————————— 198

10. 虚血性腸炎　　　　　　　　　　　　　早坂健司，三浦総一郎　200
- 症例：腸管壊死が疑われた虚血性大腸炎の症例 ——————— 202

11. 憩室炎・憩室出血　　　　　　　　　　早坂健司，三浦総一郎　205
- 症例：上行結腸の憩室炎をきたした症例 ————————— 207

2) 肝・胆道疾患

1. 急性肝炎　　　　　　　　　　　　　　　　　　　中島尚登　210
- 症例：B型急性肝炎 ————————————— 212

2. 急性肝不全　　　　　　　　　　　　　　　　　　中島尚登　214
- 症例1：劇症肝炎 ————————————— 218
- 症例2：重症アルコール性肝炎 ——————————— 220

3. B型慢性肝炎　　　　　　　　　　　　　　　　　　泉　並木　223
- 症例：35歳未満の症例 ————————————— 224

4. C型慢性肝炎　　　　　　　　　　　　　　　　　　泉　並木　227
- 症例1：遺伝子型1型かつ高HCV-RNA量症例 ——————— 229
- 症例2：代償期肝硬変に対してβ型インターフェロンで治療した症例　231

5. 自己免疫性肝炎　　　　　　　　　　　小木曽智美，橋本悦子　234
- 症例：自己免疫性肝炎の症例 ——————————— 237

6. 原発性胆汁性肝硬変　　　　　　　　　小木曽智美，橋本悦子　241
- 症例：原発性胆汁性肝硬変の症例 —————————— 243

7. 自己免疫性肝炎・原発性胆汁性肝硬変：overlap症候群
　　　　　　　　　　　　　　　　　　　小木曽智美，橋本悦子　246
- 症例：自己免疫性肝炎と原発性胆汁性肝硬変のoverlap症候群の症例　247

8. 肝硬変　　　　　　　　　　大平俊一郎，松岡俊一，森山光彦　251
- 症例1：門脈圧亢進症が関与する症例 ————————— 253
- 症例2：肝性脳症が関与する例 ——————————— 255

9. 脂肪肝・非アルコール性脂肪性肝炎　　　中村仁美，森山光彦　258
- 症例：インスリン抵抗性が関与している症例 ———————— 260

10. 胆嚢結石症　　　　　　　　　　　　　　中野　茂，五十嵐良典　264
- 症例1：軽症例の胆嚢結石症 ——————————— 265
- 症例2：重症例の胆嚢結石症 ——————————— 266

11. 胆嚢炎　　　　　　　　　　　　　　　　中野　茂，五十嵐良典　269
- 症例1：軽症例の胆嚢炎 ————————————— 272

contents

- 症例2：重症例の治療 —— 273

3) 膵疾患

1. 急性膵炎
長尾健太, 白鳥敬子　275
- 症例1：軽症膵炎の症例 —— 278
- 症例2：重症急性膵炎の症例 —— 279

2. 慢性膵炎
久保木友子, 清水京子, 白鳥敬子　282
- 症例1：症状を呈する慢性膵炎の治療 —— 284
- 症例2：アルコール性慢性膵炎の治療 —— 286

3. 自己免疫性膵炎
中村健二, 山口康晴, 高橋信一　289
- 症例：硬化性胆管炎を併発した症例 —— 291

4) 悪性腫瘍

1. 食道癌
町田望, 朴成和　294
- 症例：胸部中部食道癌術後再発 —— 298

2. 胃癌
町田望, 朴成和　300
- 症例1：胃癌術後再発：多発肝転移（高齢者例） —— 303
- 症例2：切除不能胃癌, 腹膜播種, 腹水 —— 305

3. 胃悪性リンパ腫 (MALTリンパ腫も含む)
松本和也, 澤木明　307
- 症例：胃MALTリンパ腫の症例 —— 310

4. GIST (消化管間質腫瘍)
松本和也, 澤木明　313
- 症例：イマチニブ耐性GIST症例 —— 315

5. 大腸癌
小林敬明, 杉山政則　319
- 症例1：FOLFOX＋ベバシズマブ療法 —— 321
- 症例2：セツキシマブ療法 —— 324

6. 肝細胞癌
仲地耕平　328
- 症例1：多発肝細胞癌, 肺転移 —— 330
- 症例2：多発肝細胞癌, 門脈腫瘍塞栓 —— 332

7. 胆道癌
仲地耕平　334
- 症例：胆嚢癌, 肝転移 —— 335

8. 膵癌
鈴木英一郎　338
- 症例1：ゲムシタビン単剤による治療 —— 339
- 症例2：ゲムシタビンとTS-1の併用療法 —— 342

【付録】
1. 本書に掲載されている薬剤一覧　345
2. 主な消化器病の治療ガイドライン　355

索引　362

Color ATLAS

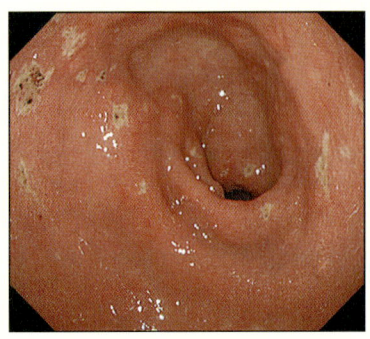

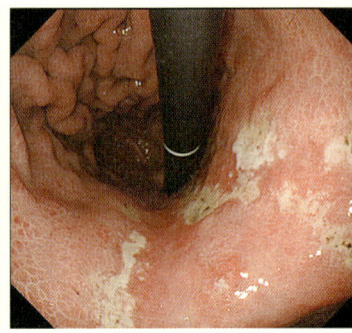

❶ AGMLの内視鏡像
左：前庭部の地図状潰瘍．右：体部の小弯にも地図状潰瘍が広がっている（p.152, 図参照）

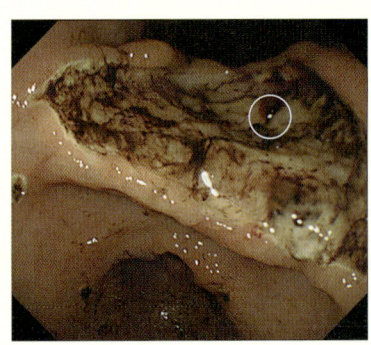

❷ 胃角小弯の胃潰瘍
潰瘍底に血液の付着および露出血管（丸で囲んだ部分）がみられる（p.166, 図2参照）

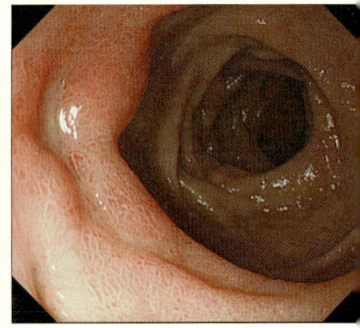

❸ 十二指腸球部前壁の潰瘍
再生上初皮を伴った潰瘍を認める．出血はみられない（p.167, 図3参照）

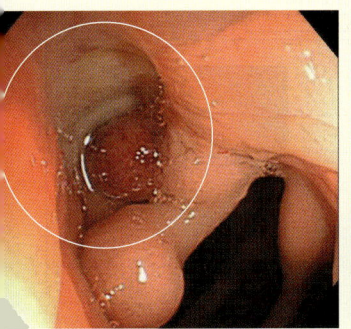

● **下部消化管内視鏡の所見**
円型潰瘍を認める（丸で囲んだ部分）.170, 図1参照）

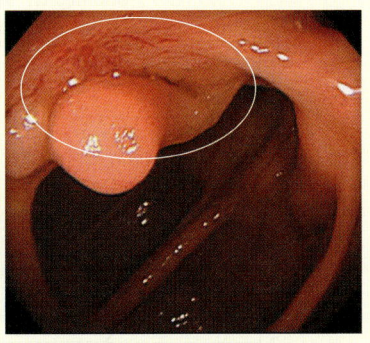

❺ **メサラジン投与開始5カ月後の下部消化器内視鏡所見**
瘢痕化していた潰瘍（丸で囲んだ部分）(p.171, 図2参照)

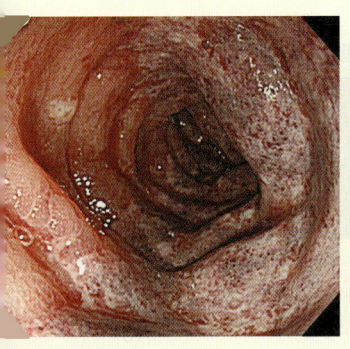

● **内視鏡所見**
視鏡にて半周〜全周性の虚血性粘膜が認められる（p.203, 図2参照）

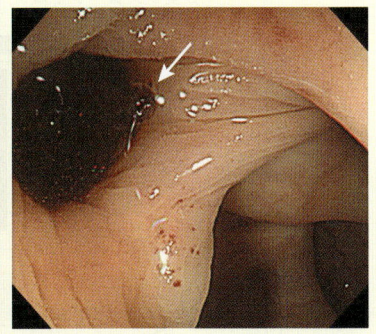

❼ **憩室出血の症例**
憩室内に露出血管を認め，同部にクリッピング止血を行った（矢印）(p.206, 図2参照)

Color Atlas

ペグインターフェロンα2b, 80μg, 週1回と
リバビリン600 mg/日, 内服併用

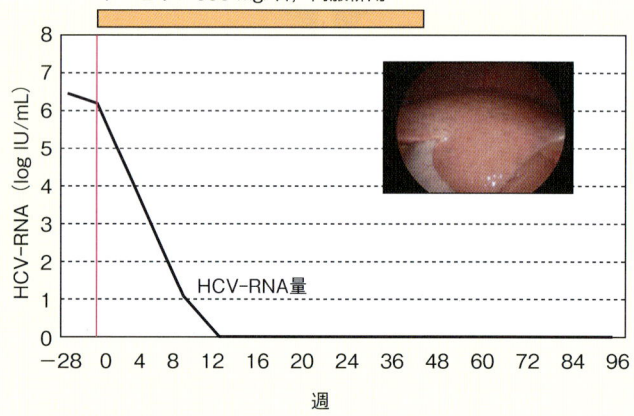

❽ 症例1の臨床経過

セログループ1型かつ高HCV-RNA量の症例に対しペグインターフェロンα2b（ペグイントロン®）とリバビリン（レベトール®）内服併用によって治療中にHCV-RNA量が順調に低下して12週に陰性化している（p.230, 図1参照）

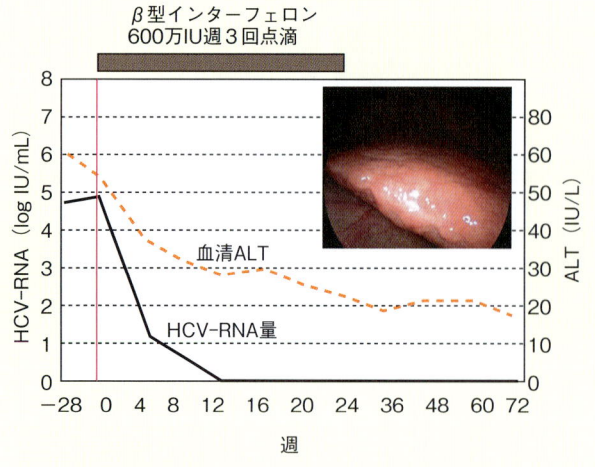

β型インターフェロン
600万IU週3回点滴

❾ 症例2の臨床経過

遺伝子型2α型のC型代償期肝硬変に対してβ型インターフェロンの点滴による治療を受けたHCV-RNA量が順調に低下し, 12週目に陰性化している（p.232, 図2参照）

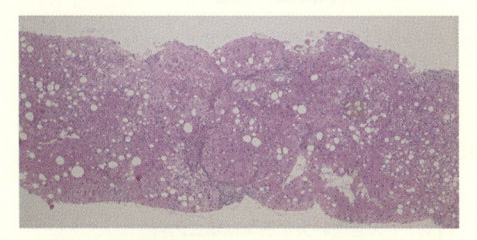

❿ **NASHの病理組織**

肝小葉内に大滴性脂肪沈着が認められ，ところどころ肝細胞の風船状膨化（ballooning）が存在する．また軽度のリンパ球浸潤と，肝細胞周囲の線維化，小葉間の線維化も認められる（p.260，図1参照）

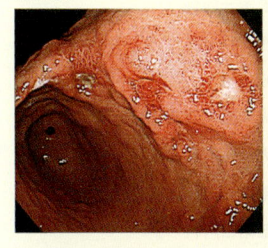

除菌前　　　　　　　　　　除菌3カ月後：CR

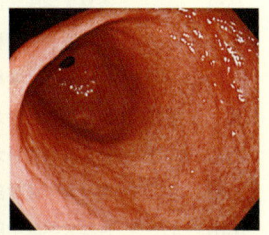

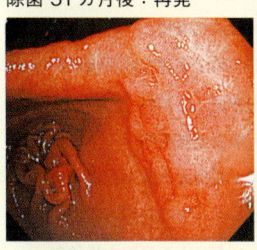

除菌51カ月後：再発　　　　放射線療法3カ月後：CR

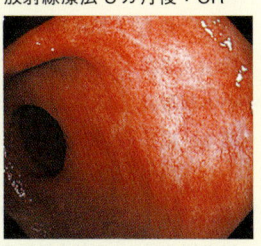

⓫ **胃MALTリンパ腫の*H.pylori*除菌と放射線療法の治療後の所見**
(p.311，図2参照)

執筆者一覧

■ 編集

高橋　信一　　杏林大学医学部第三内科

■ 執筆者（掲載順）

春間　　賢	川崎医科大学消化管内科
竹内　利寿	大阪医科大学医学部第二内科
樋口　和秀	大阪医科大学医学部第二内科
依田有紀子	大阪医科大学医学部第二内科
梅垣　英次	大阪医科大学医学部第二内科
谷川　徹也	大阪市立大学大学院消化器内科学
荒川　哲男	大阪市立大学大学院消化器内科学
藤原　靖弘	大阪市立大学大学院消化器内科学
德永　健吾	杏林大学医学部第三内科
高橋　信一	杏林大学医学部第三内科
佐藤　伸悟	防衛医科大学校内科
三浦総一郎	防衛医科大学校内科
玄　　世鋒	東京医科歯科大学医学部消化器内科
渡辺　　守	東京医科歯科大学医学部消化器内科
山田　雄二	杏林大学医学部第三内科
小山　元一	杏林大学医学部第三内科
櫻庭　彰人	杏林大学医学部第三内科
泉　　並木	武蔵野赤十字病院消化器科
森山　光彦	日本大学医学部内科学系消化器肝臓内科学分野
小木曽智美	東京女子医科大学消化器内科
橋本　悦子	東京女子医科大学消化器内科
中島　尚登	東京慈恵会医科大学附属病院消化器・肝臓内科
中野　　茂	東邦大学医療センター大森病院内視鏡部
五十嵐良典	東邦大学医療センター大森病院内視鏡部
山口　康晴	杏林大学医学部第三内科
町田　　望	静岡県立静岡がんセンター消化器内科

朴　　成和	静岡県立静岡がんセンター消化器内科
鈴木英一郎	杏林大学医学部内科学腫瘍科
長島　文夫	杏林大学医学部内科学腫瘍科
古瀬　純司	杏林大学医学部内科学腫瘍科
柴田　剛志	名古屋大学医学部附属病院化学療法部
安藤　雄一	名古屋大学医学部附属病院化学療法部
市川　　度	防衛医科大学校病院腫瘍化学療法部
土岐　真朗	杏林大学医学部第三内科
野村　久祥	杏林大学医学部附属病院薬剤部
竹内　　望	大阪医科大学医学部第二内科
越智　正博	大阪市立大学大学院消化器内科学
富永　和作	大阪市立大学大学院消化器内科学
時岡　　聡	大阪医科大学医学部第二内科
山上　博一	大阪市立大学大学院消化器内科学
渡辺　憲治	大阪市立大学大学院消化器内科学
林田　真理	杏林大学医学部第三内科
長堀　正和	東京医科歯科大学医学部消化器内科
長沼　　誠	東京医科歯科大学医学部消化器内科
早坂　健司	防衛医科大学校内科
大平俊一郎	日本大学医学部内科学系消化器肝臓内科学分野
松岡　俊一	日本大学医学部内科学系消化器肝臓内科学分野
中村　仁美	日本大学医学部内科学系消化器肝臓内科学分野
長尾　健太	東京女子医科大学消化器内科
白鳥　敬子	東京女子医科大学消化器内科
久保木友子	東京女子医科大学消化器内科
清水　京子	東京女子医科大学消化器内科
中村　健二	杏林大学医学部第三内科
松本　和也	鳥取大学医学部第二内科
澤木　　明	愛知県がんセンター中央病院消化器内科部
小林　敬明	杏林大学医学部消化器・一般外科
杉山　政則	杏林大学医学部消化器・一般外科
仲地　耕平	国立がんセンター東病院肝胆膵内科

I. 薬剤編

1）消化管疾患薬　　　　16
2）肝・胆道疾患薬　　　72
3）膵疾患薬　　　　　　104
4）抗悪性腫瘍薬　　　　108
5）その他　　　　　　　139

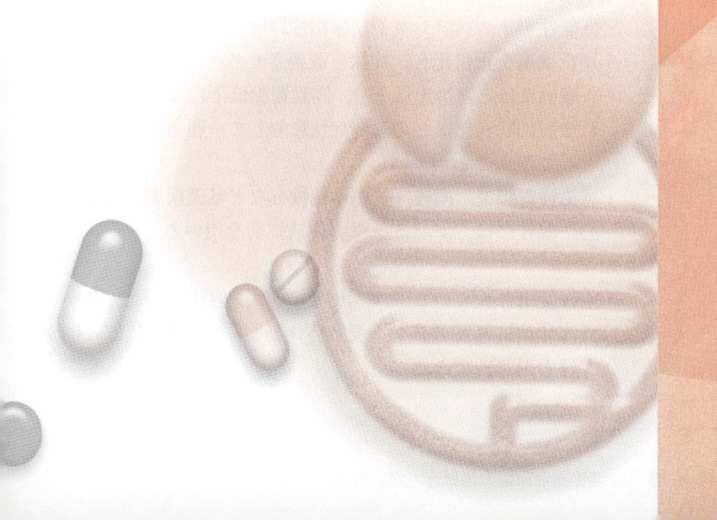

Ⅰ. 薬剤編

1）消化管疾患薬
1. 消化管運動機能改善薬（プロカイネティクス）

使用頻度の高い薬剤

一般名	商品名	製造販売元*-販売元
イトプリド塩酸塩	ガナトン	アボット*-アステラス
モサプリドクエン酸	ガスモチン	大日本住友
トリメブチンマレイン酸塩	セレキノン	田辺三菱
六君子湯	六君子湯	ツムラ
メトクロプラミド	プリンペラン	アステラス
ドンペリドン	ナウゼリン	協和発酵キリン
大建中湯	大建中湯	ツムラ

使用される主な疾患

機能性ディスペプシア		麻痺性イレウス	
（慢性胃炎）	p.155	単純性便秘	
GERD	p.146	消化性潰瘍	p.146

1 薬の特徴と分類

◆ 特徴

- 機能性ディスペプシアや糖尿病性胃麻痺など，低下した消化管運動機能を正常化し，症状を改善させる[1, 2)]
- 一般的には，胃排出低下や，腸管運動低下により起こる胃もたれや腹部膨満感などの停滞症状に対して，運動促進作用を目的として使うことが多い
- 感染性胃腸炎，術後，抗がん剤投与など基礎疾患にともなう悪心，嘔吐には，ドパミン受容体拮抗薬を用いる

◆ 分類

- 主に使用されているのは，セロトニン受容体作動薬，ドパミン受容体拮抗薬，オピアト受容体作動薬，漢方製剤（六君子湯，大建中湯等）である

2 薬の作用機転（図）

- 副交感神経コリン作動性神経はアセチルコリンを遊離し，消化管平滑筋にあるムスカリン受容体を介して促進的に作用する
- 消化管粘膜の筋層にあるアウエルバッハ神経叢には，ドパミンやセロトニンの受容体が存在し，アセチルコリンによる平滑筋の収縮を調節している．現在，最も用いられているセロトニン受容体作動薬，ドパミン受容体拮抗薬，漢方製剤である大建中湯の主な作用機序である
- マレイン酸トリメブチンは，低濃度ではアセチルコリンの遊離を増加させ消化管運動を促進し，高濃度ではアセチルコリンの遊離を減少させ，消化管運動を低下させる

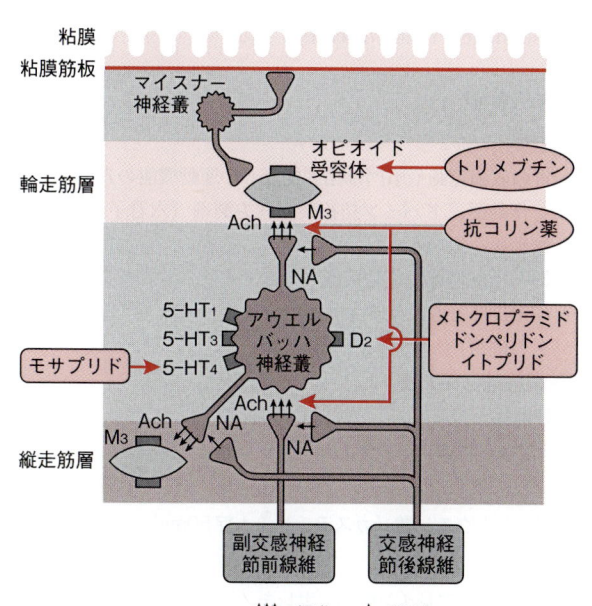

図◆消化管の自律神経支配と主な薬剤の作用機序
M_3：ムスカリン受容体，D_2：ドパミンD_2受容体，Ach：アセチルコリン，5-HT：セロトニン受容体，NA：ノルアドレナリン
文献3，pp.30より引用

1. 消化管運動改善薬（プロカイネティクス）

- 食事摂取時には，胃噴門部の拡張能が早期飽満感や食後の膨満感の発現に関わっており，六君子湯やセロトニン作動薬のモサプリドクエン酸は拡張能を改善させる作用がある

3 こんなとき使う

- 機能性ディスペプシアによる胃もたれ，食後の膨満感，食事中の早期飽満感など
- 悪心，嘔吐が強いときは，消化管運動亢進作用だけでなく嘔吐中枢にも作用するドパミン受容体拮抗薬（メトクロプラミド，ドンペリドン）を用いる
- 術後の癒着性イレウス，便秘症状のある過敏性腸症候群では大建中湯の効果が期待できる
- H_2受容体拮抗薬やプロトンポンプ阻害薬が奏効しない，胃もたれなどの停滞症状を伴うGERD（逆流性食道炎：gastro-esophageal reflux disease）

4 処方の実際

◆ 目的
- 胃の収縮運動や噴門部拡張能などの運動機能の亢進，セロトニン作動薬，ドパミン拮抗薬，漢方製剤（六君子湯），オピアト作動薬を用いる
- 低下した腸管の運動機能の亢進
- GERDにともなうディスペプシア症状の改善（胃酸分泌抑制薬との併用）

◆ 具体的な処方量

＜機能性ディスペプシアに対して＞

イトプリド塩酸塩（ガナトン® 1錠50mg）

⇒150mg/日 分3 食前

モサプリドクエン酸（ガスモチン® 1錠50mg）

⇒150mg/日 分3 食前または食後

トリメブチンマレイン酸塩（セレキノン® 1錠100mg）

⇒300mg/日 分3

六君子湯（六君子湯® 1包2.5g）

⇒7.5g/日 分3 食前あるいは食間

メトクロプラミド（プリンペラン® 1錠5mg）
⇒10〜30mg/日 分2〜分3 食前
ドンペリドン（ナウゼリン® 1錠10mg）　⇒30mg/日 分3 食前

5 使い方のポイント

Point 1. セロトニン作動薬の機序と安全性

選択的セロトニン5-HT₄作動薬（モサプリドクエン酸）は消化管のコリン作動性神経上の受容体を選択的に刺激することにより、間接的にアセチルコリン作動性を示し、胃を中心とした消化管運動を促進する．ドパミン受容体遮断作用やQT延長作用など副作用は少ない．

Point 2. ドパミン拮抗薬の機序

ドパミン受容体拮抗薬は、ドパミンD_2受容体にドパミンが結合することを抑制し、アセチルコリンの遊離を促進する．塩酸イトプリド、ドンペリドン、メトクロプラミドなどがあり、ドンペリドンとメトクロプラミドは中枢性の制吐作用があり、吐気が強いときは有用．

Point 3. 多彩な症状には漢方薬

機能性ディスペプシアでは、単一ではなく複数の症状をともなうことが多いので、複数の生薬が含まれている漢方薬が効果的なことも多い． 六君子湯には、食欲促進ホルモンであるグレリン分泌、胃排出能、胃体部拡張能の促進がある．

6 臓器障害・合併症のある場合の注意点

・高齢者、肝障害および腎障害がある患者には慎重投与
・メトクロプラミド、ドンペリドンは消化管の器質的閉塞、消化管出血、穿孔がある場合は禁忌
・メトクロプラミドは褐色細胞腫、ドンペリドンはプロラクチン分泌性の下垂体腫瘍には禁忌

7 副作用と投与の際の留意事項

◆ 注意すべき副作用

① ショック、アナフィラキシー様症状、肝障害

1. 消化管運動改善薬（プロカイネティクス）

② ドパミン受容体拮抗薬では振戦などの錐体外路症状，プロラクチン上昇，女性化乳房

◆ **その他の留意事項**
① 抗コリン薬の作用を減弱させる
② 感染性胃腸炎や下痢型過敏性腸症候群の症状を増悪させることがある
③ **胃癌，消化性潰瘍，イレウスなどの器質的疾患をマスクすることがあるので注意する**
④ ２週間あるいは４週を目処に使用し，効果のないときは作用機序の異なる薬剤に切り替える

● 参考にしたいガイドラインとエビデンス ●

1) Hiyama T, et al.：Treatment of functional dyspepsia with serotonin agonists: a meta-analysis of randomized controlled trials. J. Gastroenterol. Hepatol., 22：1566-1570, 2007
2) Moayyedi P, et al.：Pharmacological interventions for non-ulcer dyspepsia. Cochrane Database Syst Rev. 18（4）：CD001960. Review, 2006
3) 春間 賢：消化管運動機能改善薬「看護のための最新医学講座4 消化管疾患（第2版）」（千葉 勉 編）中山書店，2001

<春間　賢>

Ⅰ. 薬剤編

1) 消化管疾患薬

2. 酸分泌抑制薬:プロトンポンプ阻害薬

使用頻度の高い薬剤

一般名	商品名	販売元
オメプラゾール錠	オメプラール錠 10・20 オメプラール注用 20	アストラゼネカ
	オメプラゾン錠 10・20	田辺三菱
ランソプラゾール 口腔内崩壊錠	タケプロンカプセル 15・30 タケプロン OD 錠 15・30 タケプロン静注用 30 mg	武田
ラベプラゾール ナトリウム製剤	パリエット錠 10・20 mg	エーザイ

使用される主な疾患

胃潰瘍 p.161	非びらん性胃食道逆流症
十二指腸潰瘍 p.161	(NERD) p.146
acute gastric mucosal lesion	胃潰瘍または十二指腸潰瘍に
(AGML) p.150	おけるヘリコバクター・ピロ
吻合部潰瘍	リ (*H.pylori*) の除菌の補助
逆流性食道炎 p.146	p.161
Zollinger-Ellison 症候群	

1 特徴と分類

◆ 特徴

① 24 時間安定した胃酸分泌抑制作用
② 高い内視鏡的治癒率
③ 胸やけ等の自覚症状の早期改善
④ *H.pylori* 除菌療法の一次・二次除菌における高い除菌効果の実現

◆ 分類

どのプロトンポンプ阻害薬 (proton pump inhibitor:PPI) もほぼ同等の優れた効果,安全性を示す.

2 薬の作用機転

　胃酸を分泌しているのは，胃底腺に存在する壁細胞である．この壁細胞の受容体にアセチルコリン，ガストリン，ヒスタミン等の各種の胃酸分泌刺激物質が結合することで，壁細胞内で一連の胃酸分泌プロセスが開始される．この反応の最終過程では，壁細胞内からH^+（水素イオン）を放出し，代わりにK^+（カリウムイオン）を壁細胞内に取り込む「プロトンポンプ」とよばれる酵素H^+, K^+-ATPaseが働いている．PPIはこのプロトンポンプ自体に結合し，その働きを阻害するため，他の作用機序を有する胃酸分抑制薬と比較し，現時点では最も確実な胃酸分泌抑制効果が得られる（図）．

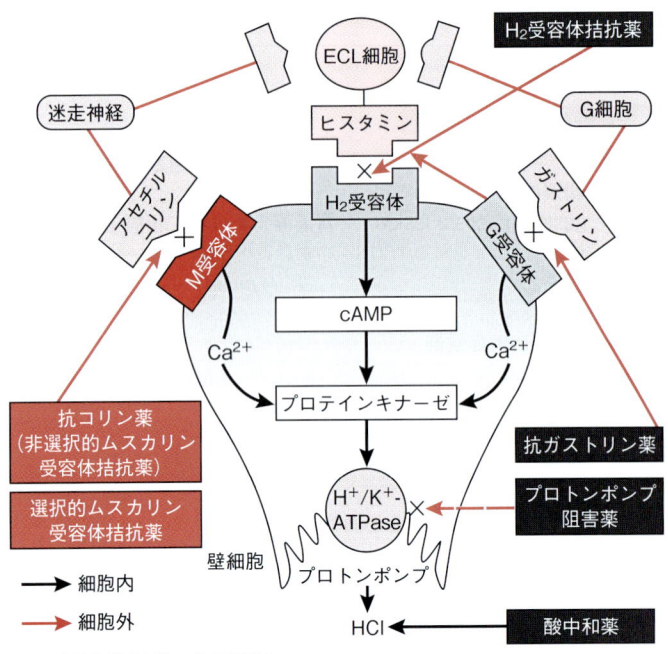

図 ◆ 酸分泌抑制薬の作用機転
ECL細胞：腸クロム親和性細胞 (enterochromaffin-like cell),
G細胞：ガストリン分泌細胞 (gastrin-secreting cell),
G受容体：ガストリン受容体 (gastrin receptor),
文献1より引用

3 こんなときに使う

① 消化性潰瘍,急性胃粘膜病変(AGML)
② *H.pylori* が陽性の消化性潰瘍患者には,*H.pylori* 除菌療法が潰瘍の治癒,および再発防止に対して用いられる
③ 胸やけ等の症状を有する逆流性食道炎患者に対して用いられる
④ 非びらん性胃食道逆流症(NERD)患者を含む胃食道逆流症(GERD)患者に対して用いられる

4 処方の実際

◆ 目的
① 消化性潰瘍の治療・再発予防
② 胸やけ症状を有する逆流性食道炎の治療
③ NERD を含む GERD の症状緩和

◆ 具体的な処方量
① *H.pylori* 陽性の消化性潰瘍に対する具体的な処方例
   除菌療法:

   (一次除菌)
   オメプラゾール錠(オメプラール®,1錠20mg)20 mg 2錠,
   または,
   ランソプラゾール(タケプロン®,1錠30mg)30 mg 2錠,または,
   ラベプラゾールナトリウム(パリエット®,1錠10mg)10 mg 2錠,クラリスロマイシン(クラリシッド®,1錠200mg)200 mg 4錠,アモキシシリン水和物(サワシリン® カプセル,1カプセル250 mg)250 mg 6錠

   ⇒分2,朝・夕食後,1週間

   (二次除菌)
   オメプラール®,20 mg 2錠,
   または,
   タケプロン®,30 mg 2錠,
   または,
   パリエット®,10 mg 2錠,メトロニダゾール(フラジール®)250 mg 2錠,アモキシシリン 250 mg 6錠

   ⇒分2,朝・夕食後,1週間

2. 酸分泌抑制薬:プロトンポンプ阻害薬

胃潰瘍治療：
　オメプラール® 20 mg 1錠，またはタケプロン® 30 mg 1錠，
　または，パリエット® 10 mg 1錠　　　　⇒分1，8週間

十二指腸潰瘍：
　オメプラール® 20 mg 1錠，またはタケプロン® 30 mg 1錠，
　または，パリエット® 10 mg 1錠　　　　⇒分1，6週間

② 胸やけ症状を有する逆流性食道炎患者への具体的な処方例
　初期治療： オメプラール® 20 mg 1錠　　⇒分1，8週間
　維持療法： オメプラール® 10 mg 1錠　　⇒分1　など

③ NERDへの具体的な処方例
　オメプラール® 10 mg 1錠　　　　　　　　⇒分1，4週間など
　(オメプラール®，タケプロン®には適応があるが，パリエット®
　には適応がない)

④ 難治症例に対するPPIの倍量投与
　パリエット® 20 mg 1錠　　　　　　　　　⇒分1，8週間

5 使い方のポイント

Point 1. 酸分泌抑制効果

- どのPPIも確実な酸分泌抑制効果を有し，適応症に優れた効果を発揮する
- 「効能・効果」ごとに投与期間，1回の投与量が規定されている．また，逆流性食道炎の初期治療と維持療法において，各PPIの投与量の設定が異なるため，用法・用量に注意を要する
- 除菌治療のタイミングとしては胃・十二指腸潰瘍の診断がついた時点で行っても，潰瘍治療を先行させ瘢痕期になってから行っても，除菌率には差がない．また，除菌治療自体が潰瘍の治癒に悪い影響を与えることがないため，いつ除菌治療を行ってもよいとされている
- 出血性潰瘍の除菌開始時期については本邦では明確なエビデンスはないが，まず潰瘍治療を優先し，出血の急性期が過ぎて食事開始の時期とともにはじめるのがよいとされている
- 潰瘍治療後の維持療法が必要かどうかは，*H.pylori* 感染・NSAIDsの服用状況で考慮すべきであり，その際に用いる薬剤

としてはPPIが最も効果が高いとされている．しかし本邦においてはNSAIDs潰瘍予防の適応をもつ薬剤がない

Point 2．止血効果

PPIの注射剤は，止血や再出血を抑制するための胃の環境を整える．

6 臓器障害・合併症がある場合の注意点

主に肝臓で代謝されるため，肝機能障害患者において，消失半減期が延長しAUC（薬物血中濃度–時間曲線下面積）※が増大することが報告されている．それゆえ，肝障害のある患者では慎重に投与する必要がある．さらにPPIは肝臓のチトクロームP450系薬物代謝酵素CYP2C19で代謝されるため，併用薬剤との相互作用により効果が増強・減弱することのあること，PPI間で肝臓における代謝に差のあること，CYP2C19の遺伝子多型のあることなどに注意を要する．

※ **AUC**：薬物濃度時間曲線下面積で，薬が使用された後の血中薬物濃度をY軸に，時間をX軸にとったときに描く山なりのカーブの下側の面積部分である．体内の薬物総吸収量の指標になる．

7 副作用と投与の際の留意点

◆ 注意すべき副作用

① 軟便・下痢
② 味覚異常

- *H.pylori*除菌療法による潰瘍の再発予防等のメリットは大きいが，PPIは常用量の倍量，アモキシシリン水和物は常用量の1.5倍，クラリスロマイシンは常用量または倍量を投与する．そのため，軟便・下痢は抗生物質による腸内細菌叢のバランスの変化，味覚異常はクラリスロマイシン自体の苦さが原因と考えるが，副作用の発症リスクが高くなる
- 副作用による服薬中止により除菌が失敗すると，高率に二次耐性の獲得につながるので，軽微な副作用で除菌治療を自己中断しないようにインフォームド・コンセントが重要である

③ PPIの重大な副作用は約0.1％未満と少なく，主な副作用はAST，ALT上昇などである

◆ その他の注意点

治療にあたっては，経過を十分に観察し，症状に応じ治療上必要最小限の使用にとどめること．また，血液像，肝機能，腎機能等に注意する．

H.pylori 除菌療法において，PPIは *H.pylori* に対する静菌作用を有し，感染診断が偽陰性になることがあるので，除菌終了後は4週間以上経過した後に ^{13}C尿素呼気試験により除菌判定を行うことが望ましい．

PPI，アモキシシリン水和物，クラリスロマイシンの3剤投与による *H.pylori* 菌除菌療法に失敗した際の再除菌療法は1回のみ保険適応が認められ，クラリスロマイシンをメトロニダゾールに替えて行われる．

● 参考にしたいガイドラインとエビデンス ●
1)「EBMに基づく胃潰瘍診療ガイドライン (第2版)」(胃潰瘍ガイドラインの適用と評価に関する研究班 編)，じほう，2007
・「消化性潰瘍診療ガイドライン」(日本消化器病学会 編) 南江堂，2009
・「胃食道逆流症 (GERD) 診療ガイドライン」(日本消化器病学会 編) 南江堂，2009
・ 日本ヘリコバクター学会：*"H.pylori* 感染の診断と治療のガイドライン" 2009改訂版．日本ヘリコバクター学会誌，10 (2) supple., 104-128, 2009

<竹内利寿，樋口和秀>

Ⅰ. 薬剤編

1) 消化管疾患薬
3. 酸分泌抑制薬：ヒスタミン H_2 受容体拮抗薬

使用頻度の高い薬剤

一般名	商品名	販売元
ファモチジン	ガスター	アステラス
ラニチジン塩酸塩	ザンタック	グラクソ・スミスクライン
ニザチジン	アシノン	ゼリア
ラフチジン	プロテカジン	大鵬
シメチジン	タガメット	大日本住友
ロキサチジン酢酸エステル塩酸塩	アルタット	あすか，武田

使用される主な疾患

胃潰瘍　　　　　　　p.161	機能性ディスペプシア　p.155
十二指腸潰瘍　　　　p.161	NSAIDs/低用量アスピリンに
逆流性食道炎　　　　p.146	よる胃粘膜障害　　　p.150
急性胃炎　　　　　　p.150	

1 薬の特徴と分類

◆ 特徴

- ヒスタミン H_2 受容体拮抗薬は壁細胞のヒスタミン受容体に可逆的に結合し，胃酸分泌を抑制する
- 胃酸分泌抑制の効果発現は早いが，抑制効果はプロトンポンプ阻害薬が優れている
- 機能性ディスペプシアに相当する急性胃炎あるいは慢性胃炎の急性増悪として，保険適用のもとに，半量を用いることができる

◆ 分類

- 6種類のヒスタミン H_2 受容体拮抗薬があるが，消化性潰瘍に対する治癒率は同等である

2 薬の作用機転（図）

- 食事刺激により分泌されるガストリン，あるいは迷走神経刺激により，胃粘膜のECL細胞（腸クロム親和性細胞様細胞：enterochromaffin-like cell）からヒスタミンが分泌され，壁細胞にあるヒスタミンH_2受容体に作用し，胃酸が分泌される
- ヒスタミンH_2受容体拮抗薬は壁細胞のH_2受容体に可逆的に結合し，ヒスタミンによる酸分泌を特異的に抑制する

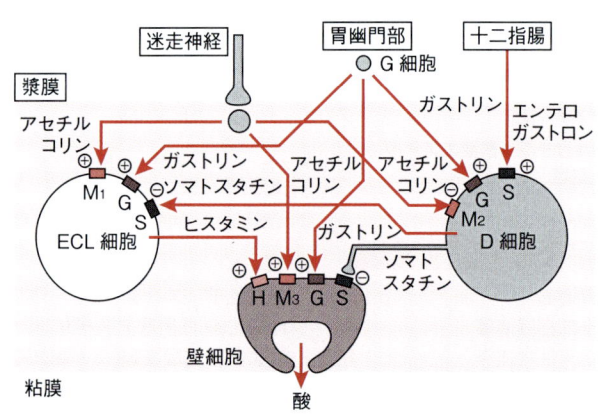

H：ヒスタミンH_2受容体　　　M：ムスカリン受容体
G：ガストリン/CCK-B受容体　S：ソマトスタチン受容体
D細胞：ソマトスタチン分泌細胞：somatostatin-secreting cell
G細胞：ガストリン分泌細胞：gastrin-secreting cell
⊕：促進　⊖：抑制

図◆酸分泌の調節
アセチルコリン，ガストリン，ヒスタミンは酸分泌を促進し，ソマトスタチンは抑制する．文献3，pp.15より引用

3 こんなとき使う

- 活動性の胃潰瘍，十二指腸潰瘍，吻合部潰瘍
- 潰瘍治癒後の維持療法
- 急性胃炎，上部消化管出血（点滴静注にて）
- 逆流性食道炎（ロキサチジンのみ適応はない）
- 機能性ディスペプシア-急性胃炎，慢性胃炎の急性増悪として保険適応あり

4 処方の実際

◆ 目的
- 逆流性食道炎,消化性潰瘍では症状の改善,潰瘍の治癒,再発予防
- 機能性ディスペプシアでは症状の改善
- NSAIDs/低用量アスピリン内服による上部消化管障害の予防

◆ 具体的な処方量

＜消化性潰瘍,逆流性食道炎に対して＞

ファモチジン(ガスター® 1錠20mg)
　　　　　　　　⇒40mg/日 分2 朝食後,夕食後または就寝前

ラニチジン塩酸塩(ザンタック® 1錠150mg)
　　　　　　　　⇒300mg/日 分2 朝食後,就寝前

ニザチジン (アシノン® 1錠150mg)
　　　　　　　　⇒300mg/日 分2 朝食後,就寝前

ラフチジン(プロテカジン® 1錠10mg)
　　　　　　　　⇒20mg/日 分2 朝食後,夕食後または就寝前

シメチジン(タガメット® 1錠400mg)
　　　⇒800mg/日 分2 朝食後,就寝前または分4 食後,就寝前

ロキサチジン酢酸エステル塩酸塩(アルタット® 1錠75mg)
　　　⇒150mg/日 分3 朝食後,就寝前または分4 食後,就寝前

＜機能性ディスペプシアに対して＞
　使用量はいずれも半量となる.

5 使い方のポイント

Point 1. 歴史の長い薬剤

胃酸分泌抑制効果はプロトンポンプ阻害薬より弱いが,日本では昭和57年のシメチジン発売以来,長い歴史のある薬剤であり,一部はOTC薬として市販されている.

Point 2. 軽症型が適応

症状の軽い消化性潰瘍,軽症型の逆流性食道炎がよい適応である.

Point 3．安価な薬剤費

逆流性食道炎，消化性潰瘍の治癒率，再発抑制効果はプロトンポンプ阻害薬が高いが，薬剤費は安価である．

Point 4．NSAIDs潰瘍，一部粘膜障害に有効

ファモチジンでは，NSAIDs潰瘍/低用量アスピリンによる粘膜障害に対する有効性が明らかにされている．

6 臓器障害・合併症のある場合の注意点

- 高齢者，肝障害および腎障害がある患者には慎重投与し，場合により減量
- いずれも血液–脳関門，胎盤を通過し，乳汁中に分泌されるので妊婦，授乳婦には禁忌
- メトクロプラミドは褐色細胞腫，ドンペリドンはプロラクチン分泌性の下垂体腫瘍には禁忌

7 副作用と投与の際の留意事項

◆ 注意すべき副作用
① ショック，アナフィラキシー様症状，肝障害
② 再生不良性貧血，汎血球減少症，血小板減少
③ 皮膚粘膜眼症候群（Stevens–Johnson症候群），中毒性表皮壊死症（Lyell症候群）
④ 心ブロック

◆ その他の留意事項
① 血液–脳関門を通過するため，せん妄，精神錯乱，抑うつNERD（非びらん性胃食道逆流症：non-erosive reflux disease）の副作用を起こすことがある．肝腎障害者あるいは高齢者
② シメチジン，ラニチジンではプロラクチン上昇および乳汁分泌，女性化乳房
③ シメチジンではインポテンツ，性欲減退の報告あり
④ 胃癌をマスクすることがあるので注意する

● 参考にしたいガイドラインとエビデンス ●

1) Taha, A., et al.：Famotidine for the prevention of peptic ulcers and oesophagitis in patients taking low-dose aspirin (FAMOUS)：a phase Ⅲ, randomised, double-blind, placebo-controlled trial. Lancet. 374 (9684)：119-125, 2009
2) Haruma, K., et al.：Are proton pump inhibitors really superior to famotidine in Japanese ulcer patients？ Hepatogastroenterology. 56：1059-63, 2009
3) 春間 賢：消化管運動機能改善薬「看護のための最新医学講座4 消化管疾患」（千葉 勉 編）中山書店，2001

＜春間　賢＞

Ⅰ. 薬剤編

1) 消化管疾患薬
4. 酸分泌抑制薬：その他

使用頻度の高い薬剤

分類	一般名	商品名	販売元
制酸薬	炭酸水素ナトリウム	重曹「ホエイ®」	マイラン
	沈降炭酸カルシウム	炭カル	旭化成ファームなど
	水酸化アルミニウム・ゲル	アルミゲル	中外製薬
抗コリン薬	ピレンゼピン塩酸塩水和物	ガストロゼピン	ベーリンガー
	チキジウム臭化物	チアトン	アボット
	ブチルスコポラミン臭化物	ブスコパン	ベーリンガー
	ブトロピウム臭化物	コリオパン	エーザイ
	チメピジウム臭化物水和物	セスデン	田辺三菱

使用される主な疾患

胃・十二指腸潰瘍　p.161　　胃炎　　　　　p.150, 155

1 薬の特徴と分類

◆ 特徴（図）

- **制酸薬**は胃の塩酸（胃酸）と反応して塩と水を生成することによって塩酸を中和し，胃内腔のpHを上昇させる．制酸薬には酸の中和・緩衝作用のほかに粘膜への吸着・被覆などの作用を有するものも多い
- **抗コリン薬**はムスカリン受容体レベルで酸分泌を抑制する．また，抗コリン薬は酸分泌抑制とともに胃排出能も抑制するため，制酸薬との併用では制酸効果を持続させるなどの治療効果もあげている．しかし，一般的なムスカリン拮抗薬は非選択的な薬であり，唾液腺（M_3受容体），胃腸平滑筋（M_2受容体），心臓（M_2受容体）などの他の臓器のムスカリン受容体も同時に抑制するため，口渇，排尿障害，便秘，散瞳および頻脈などの副作用が認められる

◆ 分類 (表1, 2)

表1 ◆ 制酸薬

分類	一般名
吸収性制酸薬	炭酸水素ナトリウム
局所性制酸薬	沈降炭酸カルシウム 乾燥水酸化アルミニウム・ゲル 合成ケイ酸アルミニウム ヒドロタルサイト 酸化マグネシウム

表2 ◆ 抗コリン薬

分類	一般名
選択的ムスカリン受容体拮抗薬	ピレンゼピン塩酸塩水和物 チキジウム臭化物
四級アンモニウム塩合成抗コリン薬	ブチルスコポラミン臭化物 ブトロピウム臭化物 チメピジウム臭化物水和物 プロパンテリン臭化物 N-メチルスコポラミンメチル硫化物 プリフィニウム臭化物 ヨウ化チエモニウム オキサピウムヨウ化物 トロスピウム塩化物
三級アミン合成抗コリン薬	ピペリドレート塩酸塩

2 薬の作用機転 (図)

◆ 特徴

＜制酸薬＞

①吸収性制酸薬

　酸を中和した後，吸収されて血液のアルカリ予備を増大するため速効性であるが持続時間は短い．

②局所性制酸薬

　消化管から吸収されにくい化合物であるため，血液の酸・塩基平衡にはほとんど影響することなく，強い制酸効果を発揮する．

＜抗コリン薬＞

　ムスカリン受容体レベルで酸分泌を抑制する．

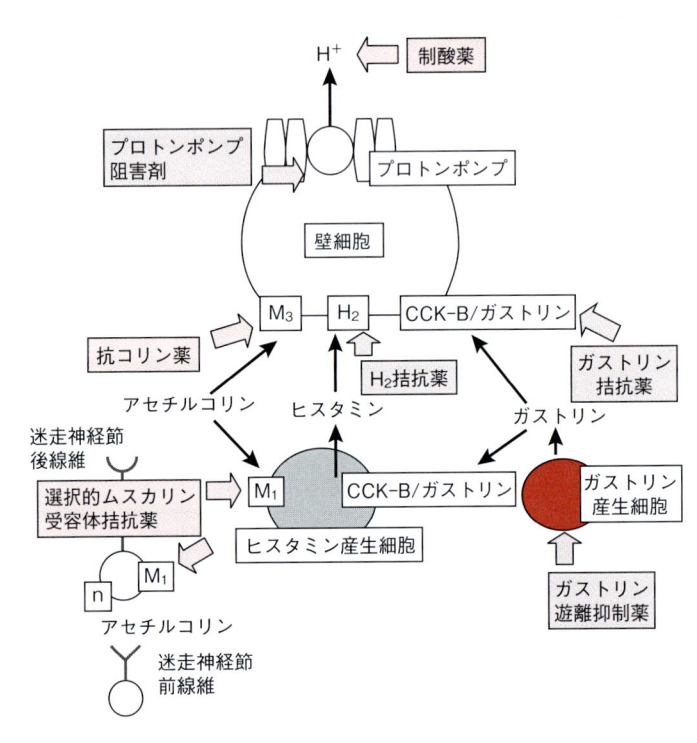

図 ◆ 胃酸分泌機構ならびに各種薬剤の作用点
CCK-B：コレシストキニンB受容体，M_1：M_1受容体，M_2：M_2受容体，M_3：M_3受容体．文献1より引用

① 選択的ムスカリン受容体拮抗薬

選択的ムスカリン受容体拮抗薬はM_1受容体の選択的な拮抗薬であり，迷走神経刺激による酸分泌を強力かつ選択的に抑制する．

② 四級アンモニウム塩合成抗コリン薬

副交感神経節遮断作用を示すものが多く，抗コリン作用は強力である．

③ 三級アミン合成抗コリン薬

抗コリン作用のほかにパパベリン様鎮痙作用を示したり，また血液脳関門を通過して中枢興奮作用を示すものが多い．

3 こんなときに使う

- 急性胃炎などに速効性を期待し,急性期に短期間用いられる
- 抗コリン薬は腹痛に対して用いられる

4 処方の実際

◆ 目的

潰瘍治療の目的の1つとして胃酸の影響を軽減し,胃内pHを上昇させることである.抗コリン薬を併用することで酸分泌を抑制しさらに胃排出能も抑制し,制酸効果を持続させ治療効果をあげる.

◆ 具体的な処方量

炭酸水素ナトリウム(炭酸水素ナトリウム,重曹)
⇒1〜3g,数回分服

沈降炭酸カルシウム(沈降炭酸カルシウム,炭カル®)
⇒1〜3g,3〜4回分服

乾燥水酸化アルミニウム・ゲル〔アルミゲル®,細粒:99%(990 mg/g)〕
⇒1〜3g,数回分服

ピレンゼピン塩酸塩水和物(ガストロゼピン®,1錠25 mg)
⇒1回1錠,1日3〜4回

チキジウム臭化物(チアトン®,1カプセル5・10 mg)
⇒1回5〜10 mg,1日3回

ブチルスコポラミン臭化物(ブスコパン®,1錠10 mg)
⇒1回10〜20 mg,1日3〜5回

ブトロピウム臭化物(コリオパン®,1錠10 mg)
⇒1回10 mg,1日3回

チメピジウム臭化物水和物(セスデン®,1カプセル30 mg)
⇒1回30 mg,1日3回

5 使い方のポイント

- プロトンポンプ阻害薬(PPI)やヒスタミンH_2阻害薬(H_2RA)の補助的に投与することが多い
- 腹痛に対する頓用で使用する

6 臓器障害・合併症がある場合の注意点

- 甲状腺機能低下症・副甲状腺機能亢進症に沈降炭酸カルシウムは禁忌
- 透析患者には合成ケイ酸アルミニウム，乾燥水酸化アルミニウム・ゲルは禁忌
- 緑内障，前立腺肥大症による排尿障害，重篤な心疾患，麻痺性イレウスには抗コリン薬禁忌

7 副作用と投与の際の留意事項

◆ 注意すべき副作用

　炭酸水素ナトリウム製剤ではアルカローシス，カルシウム製剤では高カルシウム血症，アルミニウム製剤では便秘，アルミニウム脳症，アルミニウム骨症などである．

●参考にしたいガイドラインとエビデンス●
1)「標準薬理学 第5版」(海老原 昭夫 監，鹿取 信，今井 正 編)，医学書院，2001
・「EBMに基づく胃潰瘍診療ガイドライン」(胃潰瘍ガイドラインの適用と評価に関する研究班)，じほう，2007

<依田 有紀子，梅垣英次>

Ⅰ. 薬剤編

1) 消化管疾患薬
5. プロスタグランジン製剤

使用頻度の高い薬剤

一般名	商品名	製造販売元*−販売元
ミソプロストール	サイトテック	科研製薬*−ファイザー
エンプロスチル	カムリード	田辺三菱

使用される主な疾患

胃潰瘍	p.161
非ステロイド性消炎鎮痛剤 (NSAIDs) の長期投与時にみられる胃潰瘍および十二指腸潰瘍の予防と治療	p.161

注意:ミソプロストールに関しては②についてのみ保険適応あり

1 薬の特徴と分類

◆ 特徴
 胃酸分泌抑制作用,細胞保護作用,粘液分泌促進作用,粘膜血流増加作用といった,胃粘膜防御機構・創傷治癒機構を賦活・調節する主要な生理活性物質であるプロスタグランジン (PG) の誘導体である.

◆ 分類
・ミソプロストール (サイトテック®) :PGE_1誘導体
・エンプロスチル (カムリード®) :PGE_2誘導体

2 薬の作用機転

 本薬剤はPGE受容体を介して生理作用を発揮する.PGE受容体は4つのサブタイプ (EP_1, EP_2, EP_3, EP_4) に分類される.各サブタイプ (EP受容体) はプロスタグランジンあるいはその誘導体により下記 (表) のような作用を発現する.

表 ◆ プロスタグランジンの生理作用

プロスタグランジンの生理作用	関連する EP 受容体
胃粘膜血流増加作用	$EP_2/EP_3/EP_4$
粘液産生・分泌促進作用	EP_4
十二指腸における重炭酸イオン分泌促進作用	EP_3/EP_4
胃酸分泌抑制作用	EP_3
潰瘍・びらん組織における血管新生促進作用	EP_3
抗細胞傷害作用	EP_2/EP_4

3 こんなときに使う

NSAIDsは予防薬を併用しない場合,高率に消化性潰瘍を引き起こす.プロスタグランジン製剤の有効性はNSAIDsによる消化性潰瘍の予防に関して多くのランダム化比較試験およびメタアナリシスで証明されている.

4 処方の実際

◆ 目的
・胃潰瘍の再発予防と治療(エンプロスチルのみ保険適応あり)
・非ステロイド性消炎鎮痛剤の長期投与時にみられる胃潰瘍および十二指腸潰瘍の予防と治療

◆ 具体的な処方量

ミソプロストール(サイトテック®, 1錠 100・200 μg)

⇒ 800 μg/日 分4

エンプロスチル(カムリード® カプセル, 1カプセル 12.5・25 μg)

⇒ 100 μg/日 分2

・NSAIDs潰瘍の治療にはNSAIDsの中止が第一選択であるが,関節リウマチや骨関節疾患などの基礎疾患を持つ患者の多くはNSAIDsの中止は困難であることよりNSAIDs継続投与下での治療が重要となる.その際にはプロトンポンプ阻害薬あるいはプロスタグランジン製剤を投与することがガイドライン[1, 2]で推奨されている
・最近NSAIDsが胃・十二指腸のみならず小腸に対しても粘膜傷害を誘発することが明らかとなっている.小腸粘膜傷害は胃酸

非依存性の傷害であり，小腸粘膜におけるプロスタグランジンの減少が病態の一因と考えられている．プロスタグランジン製剤はNSAIDs起因性小腸傷害の予防・治療薬としても期待されている
・主な副作用に下痢があるが，便秘を伴う症例に対してはむしろ便秘の緩和といった副次作用が期待できる

5 臓器障害・合併症がある場合の注意点

妊婦または妊娠している可能性のある婦人には投与しないこと（本剤には子宮収縮作用があり，妊婦で完全または不完全流産および子宮出血がみられたとの報告がある）．

6 副作用と投与の際の留意事項

◆ 注意すべき副作用
本剤は，小腸の蠕動運動を亢進させ，小腸からの水，ナトリウムの吸収を阻害し，下痢を生じさせる．

◆ その他の留意点
・マグネシウム含有制酸剤には緩下作用があるので，両者の併用で下痢が発現しやすくなる
・ミソプロストールについてはNSAIDsと併用する場合に限り保険適応が認められている

● 参考にしたいガイドラインとエビデンス ●
・「EBMに基づく胃潰瘍診療ガイドライン 第2版」（胃潰瘍ガイドラインの適用と評価に関する研究班 編），じほう，2007
・「消化性潰瘍診療ガイドライン」（日本消化器病学会 編），南江堂，2009

<谷川徹也，荒川哲男>

Ⅰ. 薬剤編

1) 消化管疾患薬
6. 粘膜防御因子増強薬

使用頻度の高い薬剤

一般名	商品名	販売元
レバミピド	ムコスタ	大塚
テプレノン	セルベックス	エーザイ
ソファルコン	ソロン	大正富山
エカベトナトリウム	ガストローム	田辺三菱
ポラプレジンク	プロマック	ゼリア
セトラキサート塩酸塩	ノイエル	第一三共
ゲファルナート	ゲファニール	大日本住友
ブラウノトール	ケルナック	第一三共
イルソグラジンマレイン酸塩	ガスロンN	日本新薬
スクラルファート	アルサルミン	中外

使用される主な疾患

消化性潰瘍（胃潰瘍）	p.161
急性胃炎，急性胃・十二指腸粘膜病変	p.150
機能性ディスペプシア（慢性胃炎）	p.155
食道炎・食道潰瘍	p.146
小腸潰瘍	p.169
NSAIDs消化管粘膜傷害	p.150

1 薬の特徴と分類

◆ 特徴

　胃粘膜防御を増強させる様々な作用（内因性プロスタグランジン増加，粘液分泌増加，粘膜被覆，粘膜血流増加，組織修復，抗酸化作用）を持つ．薬剤により有する作用は異なる．

◆ 分類（表）

表◆粘膜防御因子増強薬の分類

世代	薬剤名	臨床応用 開発年(本邦)	スクリーニング方法 (実験潰瘍モデル)
第一世代	セトラキサート	1979	急性胃粘膜傷害（ストレス，NSAIDsなど）の予防
	ゲファルナート	1981	
第二世代	ソファルコン	1984	サイトプロテクション（壊死惹起性物質による胃粘膜傷害発生の予防)
	テプレノン	1984	
	プラウノトール	1986	
	ポラプレジンクなど	1994	
第三世代	レバミピド	1990	慢性胃潰瘍（酢酸潰瘍）の治癒効果

文献1より引用

2 薬の作用機転

①胃粘膜防御機構を統括的に賦活するプロスタグランジン産生を増加する
②胃酸など攻撃因子に対するバリア機構として存在する上皮表層の粘液産生を増加する
③胃粘膜血流，特に微小循環において血流を増加させる
④胃粘膜上皮細胞増殖や肉芽組織形成を促進し組織修復する
⑤活性酸素などフリーラジカルに対して消去作用を有する
⑥*H.pylori*，NSAIDs，ストレスで誘導される炎症性サイトカインがトリガーとなり，潰瘍瘢痕部に多数存在するマクロファージが活性化される．これらのマクロファージから炎症性サイトカインが産生され，サイトカインネットワークが刺激される．さらに，接着分子発現増加を介して，瘢痕部局所に好中球を浸潤させ，胃酸の存在下に潰瘍再発を惹起する．防御因子増強薬は炎症性サイトカイン誘導やプロスタグランジン欠乏による慢性炎症を阻害することでより良い潰瘍治癒を導き，再発しない潰瘍瘢痕（good QOUH[※]）として治癒できる（図）

3 こんなときに使う

・*H.pylori*陽性胃潰瘍に対して除菌療法後の治療薬として用いる
・胃粘膜びらんなど急性・慢性の胃粘膜傷害の治療薬として用いる

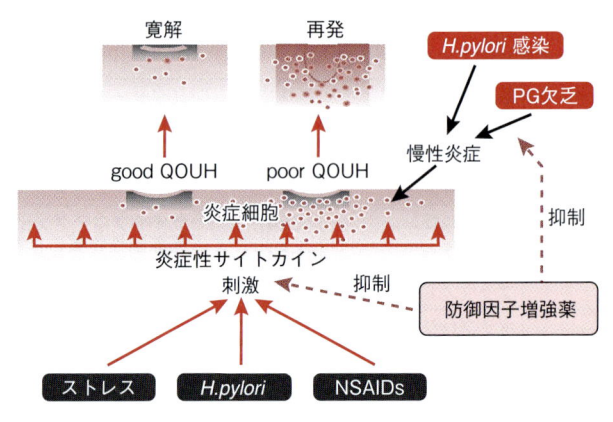

図 ◆ QOUHと再発の関係と防御因子増強薬の作用点
*H. pylori*やPG欠乏は慢性炎症を引き起こしQOUHは低下する．ストレス，*H. pylori*，NSAIDsなどの炎症性サイトカインを刺激する因子が働くと，Poor QOUHでは炎症が増幅し潰瘍が再発する．QOUHが良ければ炎症の増幅はわずかに留まり寛解が維持できる

・NSAIDs潰瘍を含めた消化管粘膜傷害の治療・予防薬として用いる

※ QOUH（潰瘍の質：quality of ulcer healing）：潰瘍瘢痕部の成熟度に基づく概念で，機能的・組織的成熟度を加味した形態学的成熟度を内視鏡診断により判定するものである．色素内視鏡によって，瘢痕部再生粘膜パターンが周辺健常粘膜と差のない平坦なもの（平坦型）と結節状で凹凸を示すもの（結節型）に分類される．潰瘍再発率は，平坦型が結節型や中間型に比べて有意に低い．

4 処方の実際

◆ 目的
胃潰瘍や胃びらんなどの粘膜傷害に対する治癒の質の向上．

◆ 具体的な処方量
レバミピド（ムコスタ®，1錠100 mg）　　　⇒300 mg/日　分3
テプレノン（セルベックス®，1カプセル50 mg）
　　　　　　　　　　　　　　　　　　　　⇒150 mg/日　分3
ソファルコン（ソロン®，1カプセル50 mg）⇒150 mg/日　分3

ポラプレジンク（プロマック®，顆粒15％）⇒150 mg/日　分2
エカベトナトリウム（ガストローム®，顆粒66.7％）⇒2 g/日　分2

5 使い方のポイント

Point 1．QOUH向上

除菌療法後に防御因子増強薬を追加することで，より良いQOUHが得られる．*H.pylori*陰性胃潰瘍や非除菌治療としても有効である．

Point 2．*H.pylori*抗菌作用

プラウノトールとソファルコンは*H.pylori*に対して抗菌作用を有するが，抗生物質には劣るため除菌補助薬としては現在用いられない．

Point 3．亜鉛含有効果

ポラプレジンクは亜鉛を含有していることから，亜鉛欠乏が病態に考えられる味覚障害などに補助的に投与が試みられる．

Point 4．粘膜保護・損傷治癒促進作用

通常の治療で治癒が得られない食道炎・食道潰瘍，小腸潰瘍などの特に消化管粘膜傷害に対する治療薬として投与が試みられる．

6 臓器障害・合併症がある場合の注意点

- 透析患者ではスクラルファートを長期内服することによりアルミニウム脳症やアルミニウム骨症などを惹起する可能性がある
- 血栓のある患者（脳血栓，心筋梗塞，血栓性静脈炎など）や消費性凝固障害のある患者ではセトラキサートは代謝されてトラネキサム酸を生じるので，血栓を安定化するおそれがある

7 副作用と投与の際の留意事項

◆ 注意すべき副作用

全般的に大きな副作用はないが，下記の薬剤について注意を要する．

- スクラルファート（アルサルミン®）：透析患者
- セトラキセート（ノイエル®）：血栓症および消費性凝固障害の患者

◆ その他の留意点

錠剤・カプセル，顆粒，OD錠などの剤型がそれぞれの薬剤にあり，患者に応じて選択できる．

● 参考にしたいガイドラインとエビデンス ●
1) 荒川哲男，樋口和彦，他：防御因子阻害剤，医学と薬学，37：1321-1329, 1997
・「消化性潰瘍診療ガイドライン」（日本消化器病学会 編），南江堂，2009
・Arakawa, T. & Kobayashi, K.: Quality of ulcer healing-A new concept to rank healed peptic ulcers. Gastroenterol. Jpn. 28: 158-162, 1993

＜藤原靖弘，荒川哲男＞

Ⅰ. 薬剤編

1）消化管疾患薬
7. ヘリコバクター・ピロリ（*H.pylori*）除菌薬

使用頻度の高い薬剤

一般名	商品名	販売元
ランソプラゾール	タケプロン	武田
ラベプラゾールナトリウム	パリエット	エーザイ
オメプラゾール	オメプラール	アストラゼネカ
	オメプラゾン	田辺三菱
アモキシシリン水和物	サワシリン	アステラス
	パセトシン	協和発酵キリン
クラリスロマイシン	クラリス	大正富山
	クラリシッド	アボットジャパン
メトロニダゾール	フラジール	塩野義製薬
パック製剤	ランサップ400	武田
	ランサップ800	〃

使用される主な疾患[1]

胃潰瘍[1]　　　　　　　　p.161　　機能性ディスペプシア[7]
十二指腸潰瘍[2]　　　　　p.161　　　　　　　　　　　　　p.155
慢性胃炎[3]　　　　　　　　　　　特発性血小板減少性紫斑病
胃MALTリンパ腫[4]　　　p.307　　　（ITP）[8]
早期胃癌に対する　　　　　　　　慢性蕁麻疹[9]
　内視鏡的切除術後胃[5]　　　　　鉄欠乏性貧血[10]
胃過形成性ポリープ[6]

注意：一次，二次除菌ともに保険適応疾患は①②④⑤⑧のみ．それ以外は保険適応外疾患となるが，日本ヘリコバクター学会ガイドラインでは除菌が推奨されている

1 薬の特徴と分類

◆ 特徴

・酸分泌抑制剤であるプロトンポンプ阻害薬と抗菌薬2剤を7日間併用することにより，一次除菌では80％，二次除菌は90％

の除菌率が得られる
・クラリスロマイシン耐性菌※の増加により,一次除菌率が70％台の地域が増えている

> ※**クラリスロマイシン耐性菌**:一次除菌不成功の最大の原因はクラリスロマイシン耐性菌の存在である.クラリスロマイシンに対する耐性菌は年々増加し,一次除菌率を低下させ,臨床上問題となっている.クラリスロマイシンは一般感染症で多用されるため,その際に胃内の*H.pylori*菌も影響を受け耐性を獲得したと推測されている.

◆ 分類(表)
・単剤では除菌できず,3剤併用療法により高い除菌率が得られる

表◆*H.pylori*除菌薬の分類

一般名	薬剤の分類	薬剤の種類
ランソプラゾール	酸分泌抑制薬	プロトンポンプ阻害薬
ラベプラゾールナトリウム	〃	〃
オメプラゾール	〃	〃
アモキシシリン	抗菌薬	ペニシリン系
クラリスロマイシン	抗菌薬	マクロライド系
メトロニダゾール	抗原虫剤	抗トリコモナス剤

2 薬の作用機転(図)

プロトンポンプ阻害薬による十分な胃酸分泌抑制効果により,酸に不安定で最小発育阻止濃度(MIC)がpH依存性である抗菌薬の効果を高め,また抗菌薬の胃粘液層への移行を良好とする.

3 こんなときに使う

・胃潰瘍または十二指腸潰瘍の確定診断がなされ(保険診療の場合),①迅速ウレアーゼ試験,②鏡検法,③培養法,④尿素呼気試験,⑤便中*H.pylori*抗原測定法,⑥血清もしくは尿中*H.pylori*抗体測定法の6つの検査法のいずれか1法,もしくは

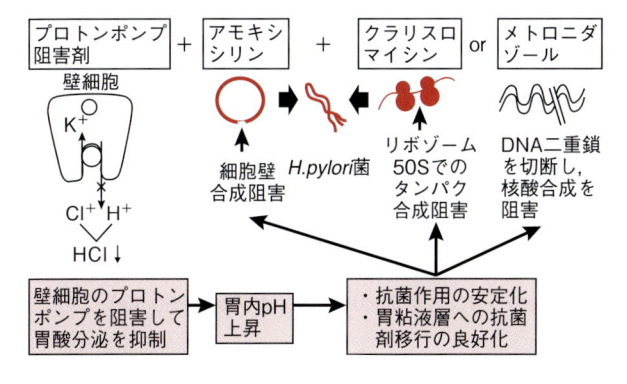

図◆除菌薬の作用機転
抗菌薬2剤併用により殺菌作用を相乗する

「①+②」「④+⑤」「④+⑥」「⑤+⑥」で*H.pylori*陽性と診断された症例に一次除菌を行う
・一次除菌薬内服終了後，4週間以上期間をあけて，**前述の10種類のうち1法もしくは④⑤⑥のうち2項目同時に除菌判定を行い，不成功となった場合が二次除菌の対象**となる

4 処方の実際

◆ 目的

・*H.pylori* 陽性胃潰瘍，十二指腸潰瘍の再発予防
・難治性 *H.pylori* 陽性胃潰瘍，十二指腸潰瘍の治療
・全ての *H.pylori* 感染胃炎で，胃癌発症，再発の予防
・胃 MALT リンパ腫の寛解（約70％）
・胃過形成性ポリープの消失もしくは縮小（約70％）
・機能性ディスペプシアので症状軽快（約10％）
・特発性血小板減少性紫斑病の血小板数の増加（約半数）
・鉄欠乏性貧血の改善（特に思春期で期待できる）

◆ 具体的な処方量

＜一次除菌＞

プロトンポンプ阻害薬〔パリエット®（10）2錠〕＋アモキシシリン〔サワシリン®（250）6カプセル〕＋クラリスロマイシン〔クラリシッド®（200）2錠〕
⇒分2，朝・夕 7日間

<二次除菌>

プロトンポンプ阻害薬＋アモキシシリン＋メトロニダゾール

⇒分2，朝・夕 7日間

ランソプラゾール（タケプロン® OD，1錠30 mg）

⇒60 mg/日 分2

ラベプラゾールナトリウム（パリエット®，1錠10 mg）

⇒20 mg/日 分2

アモキシシリン（サワシリン®，1カプセル250 mg）

⇒1,500 mg/日 分2

クラリスロマイシン（クラリス®，1錠200 mg）

⇒400 mgもしくは800 mg/日 分2

メトロニダゾール〔フラジール®（250）2 T，1錠250 mg〕

⇒500 mg/日 分2

パック製剤（ランサップ400®，1シート）　⇒1シート/日 分2

5 使い方のポイント

Point 1．クラリスロマイシンの用量

クラリスロマイシンの用量の違いによる除菌率は同等であるため，副作用が少なく薬価の安価である1日400 mgが推奨される．

Point 2．プロトンポンプ阻害薬の種類

プロトンポンプ阻害薬の種類の相違により除菌率は影響されない．

Point 3．内服コンプライアンスの向上

一度の内服量が3種類，5〜6錠と多く，内服コンプライアンスの向上のためにパック製剤であるランサップ®は有用である．1日服用分を朝と夕に分けて1シートに包装されている．ランサップ®400，800の数字はクラリスロマイシンの用量である．

6 臓器障害・合併症がある場合の注意点

・高度の腎機能障害がある場合は，適宜抗菌薬を減量する．透析症例を含めて確立したレジメンは無い
・プロトンポンプ阻害薬およびクラリスロマイシンにより，ジゴ

キシン血中濃度が上昇するため，除菌中はジゴキシンを適宜減量する
・QT延長症候群では，クラリスロマイシンの使用は控える

7 副作用と投与の際の留意事項

◆ 注意すべき副作用（除菌による）

①下痢，軟便（10〜20％），②味覚異常（5％），③肝機能障害（5％）
（重大な副作用として出血性腸炎，高度の薬疹があるが，0.1％と稀である）

◆ その他の留意点

・薬剤アレルギーの問診：アモキシシリン水和物を使用するため，**ペニシリンアレルギーの有無を除菌前に必ず問診**する必要がある
・二次除菌では，メトロニダゾールによるアルコール反応として腹痛，嘔吐，ほてりなどが現れることがあり，禁酒を指導する
・プロトンポンプ阻害薬と抗菌剤は静菌作用があるため，感染診断を行うには2週間の休薬を要する
・治療のタイミング：活動性のNSAIDs潰瘍に対する除菌療法は治癒を遅らせる可能性が指摘されており，除菌を要する場合は潰瘍治癒後に行う
・除菌後に胃酸分泌の回復による逆流性食道炎が発生することがあるが，ほとんど軽症である

● 参考にしたいガイドラインとエビデンス ●

1) 日本ヘリコバクター学会："*H.pylori* 感染の診断と治療のガイドライン2009改訂版". Helicobacter Research, 10, suppl.：1-25, 2009
・「EBMに基づく胃潰瘍診療ガイドライン」（科学的根拠に基づく胃潰瘍診療ガイドラインの策定に関する研究班 編）じほう，2003
・「消化性潰瘍診療ガイドライン」（日本消化器病学会 編），南江堂，2009

<徳永健吾，高橋信一>

> I. 薬剤編

1) 消化管疾患薬
8. 腸運動抑制薬（止痢剤・乳酸菌製剤）

使用頻度の高い薬剤

分類名	一般名	商品名	販売元
腸管蠕動抑制剤	ロペラミド塩酸塩	ロペミン	ヤンセン
	アヘンアルカロイド塩酸塩水和物	アヘンチンキ	武田
収斂剤	ビスマス製剤	次硝酸ビスマス「イワキ」	岩城
	タンニン酸アルブミン	タンナルビン	ニプロファーマ
吸着剤	天然ケイ酸アルミニウム	アドソルビン	第一三共
整腸剤	ビフィズス菌製剤	ラックビー微粒	興和
	乳酸菌製剤	ビオフェルミンR	ビオフェルミン
止しゃ剤	ベルベリン塩化物水和物・ゲンノショウコエキス錠	フェロベリン	MSD
抗コリン薬	ロートエキス	ロートエキス散	健栄
	ブチルスコポラミン臭化物	ブスコパン	ベーリンガー

使用される主な疾患

下痢（感染性腸炎，出血性腸炎を除く）　　　p.194, 200

1 薬の特徴と分類

◆ 特徴（図）

- 腸管蠕動抑制剤は自律神経または腸管神経叢に作用して腸の運動を抑制する
- 収斂剤は腸粘膜のタンパク質を沈殿させ被膜を作り，腸粘膜の保護と腸液分泌の抑制をする
- 吸着剤は腸内毒素，腐敗性発酵物（ガス）などを吸着して，止痢作用を示す
- 乳酸菌製剤は正常な腸内優勢細菌叢を増加させ，有害細菌の増殖を抑制する[1]

図◆止瀉整腸薬の作用

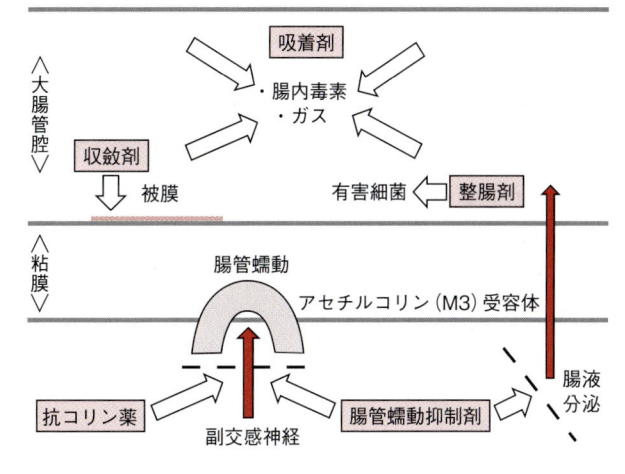

◆ 分類

止瀉整腸剤は作用機序により，腸管蠕動抑制剤（ロペラミド，アヘンアルカロイド），抗コリン薬（ロートエキス，ブチルスコポラミン），収斂剤（ビスマス製剤，タンニン酸アルブミン），吸着剤（天然ケイ酸アルミニウム），整腸剤（ビフィズス菌製剤，乳酸菌製剤）に分けられる．

2 薬の作用機転

- ロペラミドは副交感神経節後線維のオピオイド$\mu 1$受容体に作用し，副交感神経終末からのアセチルコリンの遊離を抑制する
- アヘンアルカロイドは中枢で副交感神経を抑制するとともに直接腸の壁内神経叢に作用して腸の知覚神経を麻痺させる
- 抗コリン（抗ムスカリン）薬は，アセチルコリンと競合して刺激伝達を妨げ神経節または筋後線維末端に作用して副交感神経を遮断する
- 収斂剤のうちビスマス製剤は腸内の異常発酵で生じた硫化水素と結合し，ガス刺激を緩和する作用をもつ．またタンニン酸アルブミンは膵液により緩徐に分解されたタンニン酸が，腸粘膜に対し収斂作用を示す

3 こんな時にこう使う

- 下痢の原因に応じて適切に選択する必要がある
- 感染性腸炎が否定できない場合は,病原体や毒素の排出を遷延させないよう,整腸剤以外の使用を控えるべきであろう

4 処方の実際

◆ 目的
- 下痢症状の緩和

◆ 具体的な処方例

ロペラミド（ロペミン®）　　　　　　　　⇒1～2 mg/日・分1～2

タンニン酸アルブミン（タンナルビン®）　⇒3～4g/日・分3～4

天然ケイ酸アルミニウム（アドソルビン®）
　　　　　　　　　　　　　　　　　　　⇒3～10g/日・分3～4

ビフィズス菌製剤（ラックビーN®）　　　⇒3～6g/日・分3

＜抗菌剤を併用している場合＞

耐性乳酸菌製剤（ビオフェルミンR®）　　⇒3g/日・分3

ベルベリン・ゲンノショウコエキス錠（フェロベリン®）
　　　　　　　　　　　　　　　　　　　⇒3～6錠/日・分3

5 使い方のポイント

Point 1. 初診の下痢症例にどう対応するか？

下痢の原因はさまざまであるが,急性の下痢の場合は特に感染性腸炎,薬剤性腸炎を念頭におく必要がある.この場合,基本的には腸内の異物を排泄しようとする生体の防御反応であるため,その旨を十分に説明した上で,安易に止痢剤を処方せず自然経過を観察するべきである.

Point 2. 下痢と便秘を繰り返す患者にどう対応するか？

過敏性腸症候群の可能性がある.診断基準（RomeⅢ）は別項に譲るが,本邦における外来患者の30％が過敏性腸症候群に該当するとされ,器質的疾患が除外される場合は積極的に疑う必要がある（p.62を参照）.

> Point 3．漢方薬はどうか？

止瀉剤の効果が認められない症例に対して，経験的に水分吸収機能の改善効果や抗炎作用を有するとされる，柴苓湯や五苓散，半夏瀉心湯が汎用されている．

6 臓器障害・合併症がある場合の注意点

- 重篤な呼吸器疾患症例ではアヘンアルカロイドの使用を避ける
- 緑内障，心疾患，前立腺肥大症に抗コリン薬は禁忌である
- 透析患者には吸着剤（天然ケイ酸アルミニウム）の使用を慎重にする．定期的なアルミニウム，リン，骨代謝マーカーの測定を行う
- 潰瘍性大腸炎の場合，腸管蠕動抑制作用を持つ止瀉剤を用いると，中毒性巨大結腸症の原因となることがある

7 副作用と投与の際の留意事項

◆ 注意すべき副作用

①便秘
②イレウス
③アナフィラキシー症状
④ビスマス製剤：連続投与による精神症状，亜硝酸中毒
⑤アヘンアルカロイド：麻薬中毒，呼吸抑制

◆ その他の留意点

- 吸着剤は併用薬の吸収を吸着し，その作用を減弱させる可能性があるため服用時間をずらす工夫が必要となる
- タンニン酸アルブミンは経口鉄剤の吸収を阻害する可能性がある．また便が黒色調になる場合があり注意を要する
- 乳酸菌製剤は比較的副作用が少ないが，牛乳アレルギーのある症例には控える

● 参考にしたいガイドラインとエビデンス ●

1) Yan, F. & Polk, D. B.：Probiotics as functional food in the treatment of diarrhea. Current Opinion in Clinical Nutrition & Metabolic Care. 9 (6)：717-21, 2006

<佐藤伸悟，三浦 総一郎＞

I. 薬剤編

1) 消化管疾患薬

9. 炎症性腸疾患治療薬

使用頻度の高い薬剤

分類	一般名	商品名	販売元
アミノサリチル酸(ASA)製剤	サラゾスルファピリジン	サラゾピリン	ファイザー, 他
	メサラジン	ペンタサ	キョーリン
		アサコール	ゼリア
副腎皮質ステロイド薬	プレドニゾロン	プレドニン, 他	塩野義, 他
免疫調節剤	メルカプトプリン (未保険適応)	ロイケリン	大原
	アザチオプリン	イムラン	グラクソ・スミスクライン
		アザニン	田辺三菱
その他	シクロスポリン (未保険適応)	サンディミュン	ノバルティス
	タクロリムス水和物 (UCのみ保険適応)	プログラフ	アステラス
	インフリキシマブ (CDのみ保険適応)	レミケード	田辺三菱

使用される主な疾患

潰瘍性大腸炎（Ulcerative colitis：UC）	p.185
Crohn病（Crohn's disease：CD）	p.178

1 薬の特徴と分類

◆ 特徴

　いずれの薬剤も，後述する免疫系に作用し，臨床的薬効が確認されている薬剤である．治療に際しては大きく，活動期導入効果と緩解維持効果に分けて治療する．

◆ 分類 (表)

表◆炎症性腸疾患治療薬の分類

一般名	活動期導入効果		寛解維持効果	
	UC	CD	UC	CD
サラゾスルファピリジン	○	○	○	△
メサラジン	○	○	○	△
プレドニゾロン	○	○	×	×
メルカプトプリン	○	○	○	○
アザチオプリン	○	○	○	○
シクロスポリン	○	用いない	×	用いない
タクロリムス	○	不明	不明	不明
インフリキシマブ	○	○	○	○

2 薬の作用機転

＜アミノサリチル酸 (ASA) 製剤 (サラゾスルファピリジン, メサラジン) ＞

組織中のシクロオキシゲナーゼ (cycloxygenase) やリポキシゲナーゼ (lipoxygenase) 阻害によるプロスタグランジンやロイコトリエンB4の産生抑制, リンパ球マクロファージ機能抑制, 腸管粘膜上皮のMAPキナーゼやNF-κBなどの細胞内シグナル伝達阻害, アポトーシス誘導作用などが報告されている.

＜副腎皮質ステロイド薬 (プレドニゾロン) ＞

炎症性サイトカインの分泌に必要な遺伝子転写を抑制することで, ほとんどのサイトカインの合成を抑制, また白血球遊走能, 好中球と単球の貪食能, T細胞機能を低下させる.

＜免疫調節剤 (メルカプトプリン, アザチオプリン) ＞

メルカプトプリン (6-MP) は活性代謝体である6-チオグアミンヌクレオチド (6TGN) となり, プリン拮抗薬としてDNAの合成を阻害し, cytotoxic T-cell (細胞傷害性T細胞) と natural killer cell (ナチュラルキラー細胞) の機能を阻害し抗炎症作用を示すといわれている. アザチオプリン (AZA) はプロドラッグであり, 吸収された後, 速やかに6-MPに変換される.

<シクロスポリン>

炎症性腸疾患の免疫反応に重要なヘルパーT細胞の細胞質のカルシニューリンを抑制し、核内への転写因子であるNFA-TやNF-κBの細胞内移入を抑制し、最終的にはIL-2などの転写を抑制すると考えられている。IL-2はactivated T細胞の増殖を抑えることから、強い免疫作用を有し、炎症、潰瘍を改善することができると考えられている。

<タクロリムス>

本邦で開発された免疫抑制剤でシクロスポリンと同様に細胞質のカルシニューリンを抑制し、IL-2の転写を抑制することにより強い免疫抑制を持つと考えられている。シクロスポリンと比べ100倍程度強い薬効がある。

<インフリキシマブ>

IgG1に属する免疫グロブリンで75％（定常領域）がヒト由来、25％（可変領域）がマウス由来のタンパクで構成されたキメラ型抗TNFα抗体であり、作用機序は可溶性TNFαの中和や細胞の膜型TNFαに結合し抗体依存性細胞障害で産生細胞を死滅させることによる。

3 こんな時に使う

潰瘍性大腸炎（UC）およびCrohn病（CD）の治療法は罹患範囲（部位）、臨床的重症度、治療経過、腸管外合併症などによって決定される。それぞれの薬剤の有効性、副作用を理解し治療にあたる。主にアミノサリチル製剤は軽症から中等症に用い、その他はアミノサリチル製剤の無効例や重症、難治例に用いる。

4 処方の実際

本邦では2006年に難治性炎症性腸管障害に関する調査研究班による「エビデンスとコンセンサスを統合した潰瘍性大腸炎の診療ガイドライン」[1]が示され、これらと合わせ治療に際しては、「治療指針平成20年改定案　潰瘍性大腸炎」[2]などを参考に行う。Crohn病の診療ガイドラインは近日中に発表予定であり、これらと合わせ治療に際しては、「治療指針平成20年改定案　クローン病」[2]などを参考に行う。図1、2に示したのは平成19年度の治療指針改定案におけるものであり、平成20年度指針は基本的に

Ⅰ 薬剤編 1 薬物治療総論 消化管

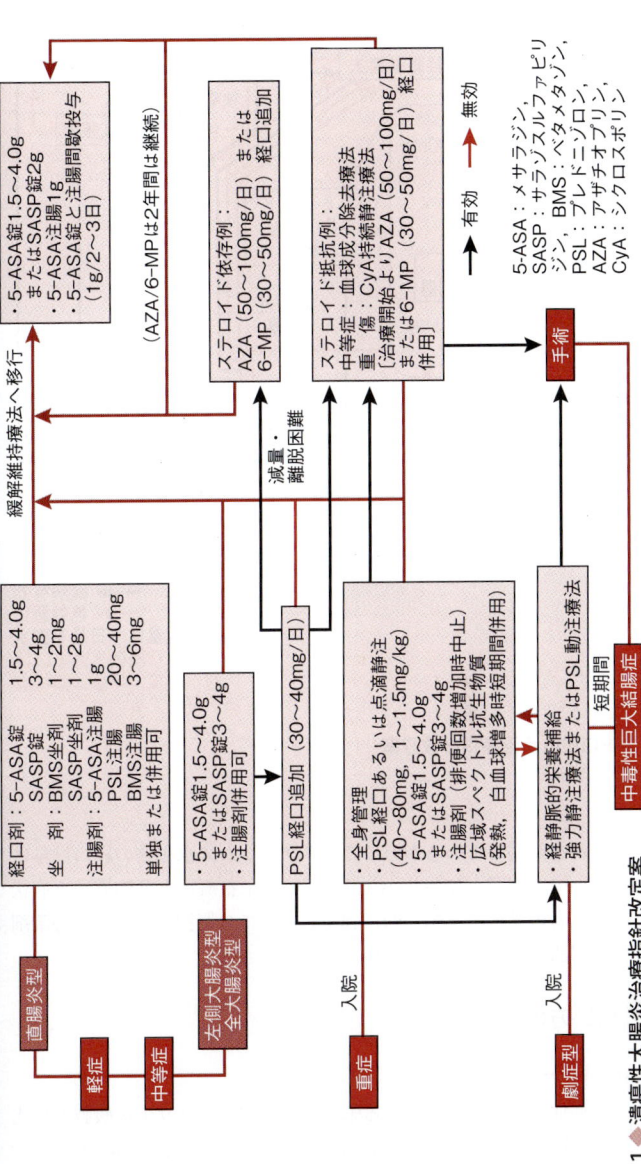

図1 ◆ 潰瘍性大腸炎治療指針改定案

凡例:
- → 有効
- → 無効

略語:
- 5-ASA: メサラジン
- SASP: サラゾスルファピリジン
- BMS: ベタメタゾン
- PSL: プレドニゾロン
- AZA: アザチオプリン
- CyA: シクロスポリン

軽症

- 直腸炎型
  - 経口剤: 5-ASA錠 1.5〜4.0g
  - SASP錠 3〜4g
  - 坐剤: BMS坐剤 1〜2mg
  - SASP坐剤 2g
  - 注腸剤: 5-ASA注腸 1g
  - PSL注腸 20〜40mg
  - BMS注腸 3〜6mg
  - 単独または併用可

- 左側大腸炎型 / 全大腸炎型
  - 5-ASA錠 1.5〜4.0g
  - またはSASP錠 3〜4g
  - ・注腸剤併用可

中等症

PSL経口追加(30〜40mg/日)

重症 入院
- 全身管理
- PSL経口あるいは点滴静注(40〜80mg/日、1〜1.5mg/kg)
- 5-ASA錠 1.5〜4.0g
- またはSASP錠 3〜4g
- 注腸剤(排便回数増加時中止)
- 広域スペクトル抗生物質(発熱、白血球増多時短期間併用)

劇症型 入院
- 経静脈的栄養補給
- 強力静注療法またはPSL動注療法

→ **中毒性巨大結腸症** → **手術**

短期間 ←→ 手術

経解離維持療法へ移行
- 5-ASA錠 1.5〜4.0g
- または5-ASA注腸 1g
- 5-ASA錠と注腸間歇投与 (1g/2〜3日)

(AZA/6-MPは2年間は継続)

ステロイド依存例:
AZA (50〜100mg/日)
または
6-MP (30〜50mg/日) 経口追加

減量・離脱困難 ↑

ステロイド抵抗例:
中等症・重症: 血球成分除去療法
重症(治療開始時よりCyA持続静注 (50〜100mg/日)
またはは6-MP (30〜50mg/日) 併用)

図1 ◆ 潰瘍性大腸炎治療指針改定案
文献3より引用

9. 炎症性腸疾患治療薬

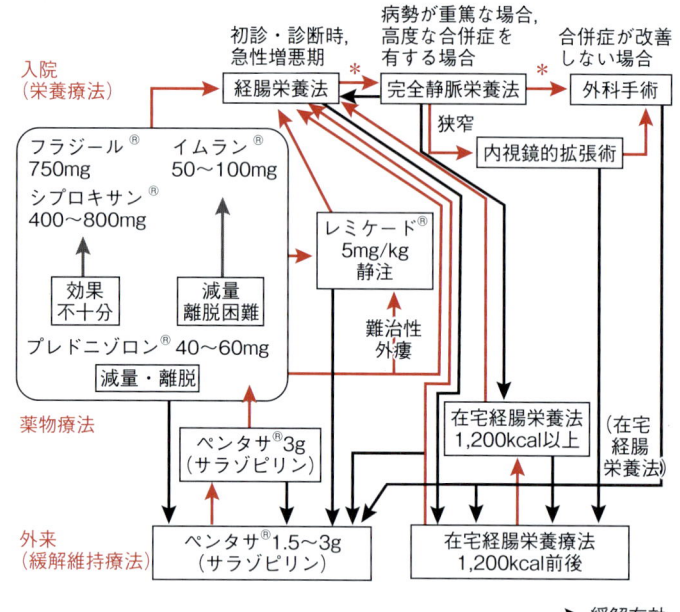

```
                              病勢が重篤な場合,
               初診・診断時,  高度な合併症を      合併症が改善
               急性増悪期    有する場合        しない場合
入院                     *              *
(栄養療法)      経腸栄養法 ──→ 完全静脈栄養法 ──→ 外科手術
                                  狭窄
   フラジール®   イムラン®              ┌→ 内視鏡的拡張術
   750mg      50〜100mg
   シプロキサン®              レミケード®
   400〜800mg              5mg/kg
         ┌──┐  ┌──┐    静注
         │効果│  │減量│
         │不十分│ │離脱困難│  難治性
         └──┘  └──┘   外瘻
   プレドニゾロン® 40〜60mg
   ┌──────┐                      (在宅
   │減量・離脱│                      在宅経腸栄養法  経腸
   └──────┘                      1,200kcal以上  栄養法)
薬物療法         ペンタサ®3g
             (サラゾピリン)

外来       ペンタサ 1.5〜3g      在宅経腸栄養療法
(緩解維持療法)  (サラゾピリン)       1,200kcal前後
```

──→ 緩解有効
──→ 無効悪化
用量は1日量を表す
＊栄養療法が無効,あるいは
  病勢が重篤な場合は薬物療
  法を併用する

図2 ◆ Crohn病治療指針改訂案
文献3より引用

これを踏襲しているがUCではタクロリムス水和物の経口投与についての記載が加わり，Crohn病では栄養療法と薬物療法を病状と患者の受容性を総合的に判断した上での選択制とした．各薬剤の用法，用量に変更はない．

5 使い方のポイント

Point 1. 一般的事項

軽症から中等症に用いる栄養療法やアミノサリチル酸製剤は比較的安全に用いられる反面，他の薬剤に比べ有効率が低い．一方，

ステロイド薬や免疫調節剤，インフリキシマブなどは有効率が高いが，重篤な副作用が現われやすいという特徴がある．

Point 2. ステロイド薬の使用上の注意

ステロイド薬は活動期炎症性腸疾患の緩解導入のための中心的薬剤として汎用されてきたが，未だ適切に投与されない症例が少なくない．ステロイド薬には緩解維持効果がないことを留意し，投与期間を適切に判断し副作用発現を回避するための適切な実施法や工夫が必要である．

6 臓器障害・合併症がある場合の注意点

感染症や担癌患者では，ステロイド薬，免疫調節剤，インフリキシマブといった強力な免疫抑制作用を有する薬剤の使用前にそれらに対して適切な治療を行う．

7 副作用と投与の際の留意事項

◆ 注意すべき副作用
＜アミノサリチル酸製剤＞

皮疹，発熱，無顆粒球症，膵炎や頭痛，胃部不快感などの不耐症状などがある．ほかに，間質性肺炎，肝障害，溶血，下痢や潰瘍性大腸炎が増悪する事がある．サラゾピリンに精子の抑制作用，葉酸の吸収障害などがある．

＜ステロイド薬＞

一般に，初期にはニキビ，満月様顔貌，浮腫や食欲増多，睡眠あるいは気分障害，耐糖能異常をよく認める．その他，ステロイド離脱症候群，白内障・緑内障，日和見感染，血栓症などに注意する．特に感染症と小児では成長障害に注意する．長期投与では，白内障，骨粗鬆症，大腿骨頭壊死，筋症，易感染症などが問題となる．

＜免疫調節剤＞

最も多い症状は嘔気，嘔吐で，骨髄抑制，肝障害は用量依存性に起こる．膵炎，発熱，皮疹，間質性肺炎などのアレルギー機序は用量に関係なく起こる．ほかに，感染，悪性リンパ腫のリスクの可能性があがるが，これらのリスクを上回る効果があると判断した場合は躊躇なく用いる．挙児希望時には原則禁忌だがAZA/6-MPの妊娠，出産への影響は，必ずしもコンセンサスを得ていないのが実情で，妊娠に関わるリスクの増加に肯定的な意見

と否定的な見解があり現時点のエビデンスを示しながら十分なインフォームド・コンセントのもとに投与計画を立てる．

＜シクロスポリン＞

神経障害，感染症，腎機能障害，高血圧などがあり，これらの疾患を有す症例では使用できない．低コレステロール，低マグネシウム血症でけいれんのリスクが増えるので，投与前に注意する．血中濃度が600 ng/mLを超えないよう頻回の採血を行う．

＜タクロリムス＞

多毛症，神経障害（振戦，知覚異常など），高血圧，歯肉肥厚などがある．また，腎毒性，糖尿病誘発も注意が必要である．シクロスポリン同様に血中濃度のモニターは必須であることより専門施設での投与が望ましいと考えられている．副作用は血中濃度が，25 ng/mL以上になると増加すると報告[4]されている．

＜インフリキシマブ＞

本邦の使用成績調査の中間報告で，平均投与回数7.1回で副作用発現頻度は28％，そのうち8.7％が重篤な副作用を発症した．発熱（3.4％），頭痛（2.8％），白血球数減少，呼吸困難，発疹，肝機能以上，腸閉塞の順に多かった．また，ステロイド薬や免疫調節剤との併用で感染症のリスクを増大させる．

◆ その他の留意点

Crohn病において従来行われていたアミノサリチル酸製剤から開始し，無効例に対して，ステロイド薬を中心とした，より強力な薬へとステップアップする治療に対し，**早期からインフリキシマブと免疫調節剤を併用するトップダウン療法**の有効性が示されるようになり，適切な治療選択は今後の課題となっている．現在，世界的にコンセンサスの得られた治療指針はないが，狭窄や入院を要するといった予後不良のハイリスク群として，喫煙，ステロイド使用歴，若年，肛門病変を有する症例，内視鏡的に重度の症例があげられ，このような患者ではステロイド薬や免疫調節剤，生物製剤で早期の強い治療が必要と考えられている．

インフリキシマブはUCについても，すでに欧米では国の承認のもと一般臨床で使用されている．本邦における臨床試験は終了しており，データの解析結果が待たれるところである．2009年6月に保険適応に向け申請され，その結果次第では，UCの治療体系が大きく変化する可能性がある．

● 参考にしたいガイドラインとエビデンス ●

1) 「エビデンスとコンセンサスを統合した潰瘍性大腸炎の診療ガイドライン」(難治性炎症性腸管障害に関する調査研究班), 2006
2) 「潰瘍性大腸炎・クローン病治療方針 平成20年度改定案」(厚生労働科学研究費補助金難治性疾患克服対策事業「難治性炎症腸管障害に関する研究調査班(渡辺班)」平成20年度研究報告書, 2009
3) 松本譽之:「難治性炎症性腸管障害に関する調査研究(渡辺班)」平成19年度研究報告書, pp3-4, 2008
4) Baumgart, D. C., et al.: Tacrolimus is safe and effective in patients with severe steroid-refractory or steroid-dependent inflammatory bowel disease – a long-term follow-up. Am. J. Gastroenterol. 101 (5): 1048-1056, 2006
・ 松本譽之:厚生労働科学研究費補助金難治性疾患克服対策研究事業「難治性炎症性腸管障害に関する調査研究班(渡辺班)」平成20年度研究報告書 別冊, pp3-5, 9-10, 2009

<玄　世鋒, 渡辺　守>

Ⅰ. 薬剤編

1）消化管疾患薬
10. 過敏性腸症候群治療薬

使用頻度の高い薬剤

一般名	商品名	販売元
ラモセトロン塩酸塩	イリボー	アステラス
ポリカルボフィルカルシウム	コロネル	アステラス
	ポリフル	アボット
メペンゾラート臭化物	トランコロン	アステラス
トリメブチンマレイン酸塩	セレキノン	田辺三菱

使用される主な疾患

下痢型IBS（過敏性腸症候群：Irritable bowel syndrome）
p.194
便秘型IBS　p.194
混合型IBS　p.194

1 薬の特徴と分類

◆ 特徴

- ラモセトロンは，男性における下痢型IBSのみ保険適応である．現時点で得られている臨床成績では，女性における本剤の有効性は認められず副作用発現率が高いことから，女性に対して投与禁
- ポリカルボフィルカルシウムは，消化管から吸収されることなく，便中の水分を調節しながら排泄される
- メペンゾラートは，消化管平滑筋の緊張を抑制し鎮痙作用を有する
- トリメブチンは，胃腸運動調節作用を有する

◆ 分類（表）

- セロトニン※5-HT_3受容体拮抗薬とオピアト作動薬は，消化管運動機能改善薬に含まれる（p.16参照）

表◆過敏性腸症候群治療薬の分類

商品名	分類	特徴
イリボー	5-HT$_3$受容体拮抗薬	男性における下痢型IBSに適応
コロネル	高分子重合体	便の水分バランスをコントロール
トランコロン	抗コリン薬	消化管攣縮を抑制
セレキノン	オピアト作動薬	胃腸運動調節作用

※**セロトニン**:生理活性アミンの一種で,脳・脾臓・胃腸・血小板に多く含まれ,平滑筋の収縮,血管収縮,止血,脳における神経伝達,松果体でのメラトニン合成などに作用し,また脳の活動を高める.

近年セロトニンがIBSの病態に関与していることが明らかとなり,セロトニン受容体を介する薬剤が,消化管運動異常,内蔵知覚過敏に対する治療効果を有すると報告されている.

2 薬の作用機転

① ラモセトロン

5-HT$_3$受容体を選択的に阻害することで,消化管運動亢進に伴う便通異常を改善するとともに,大腸痛覚伝達を抑制し,腹痛および内臓知覚過敏を改善する(図1)[1].

② ポリカルボフィルカルシウム

小腸や大腸の中和条件下で高い吸水性を示し,膨潤・ゲル化する.下痢および便秘には消化管水分保持作用および消化管内容物輸送調節作用により効果を発現する[1].

③ メペンゾラート

胃,小腸および結腸の自動運動を抑制し,またフィゾスチグミン-AChおよび迷走神経刺激による消化管攣縮を抑制する[1].

④ トリメブチン

消化管平滑筋に直接作用し,上部消化管運動機能を調整し,また,末梢性の制吐作用も呈する.

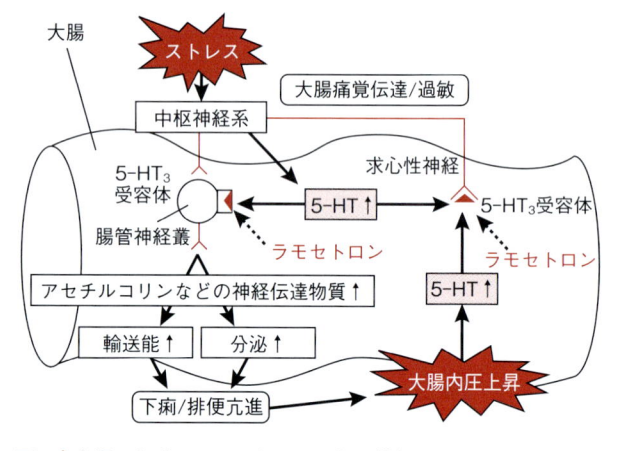

図1 ◆ 大腸におけるラモセトロンの作用機転
文献2より引用

3 こんなときに使う

① 男性における下痢型IBS
② 下痢・便秘・混合型IBS
③ 腹痛症状の強い下痢型IBS
④ 下痢型IBS

4 処方の実際

◆ 目的
・亢進した腸管運動の抑制
・腸管の刺激に対する過敏性反応の抑制

◆ 具体的な処方量

ラモセトロン（イリボー®，1錠2.5・5μg）　　　⇒5μg/日 分1

ポリカルボフィルカルシウム（コロネル®，1錠500 mg）

⇒1,500 mg〜3,000 mg/日 分3

メペンゾラート（トランコロン®，1錠7.5 mg）

⇒45 mg/日 分3

トリメブチン（セレキノン®，1錠100 mg）

⇒300 mg〜600 mg/日 分3

```
IBS ──→ 優勢症状
           │
   ┌───────┼───────┐
   ▼       ▼       ▼
  下痢    腹痛    便秘
```

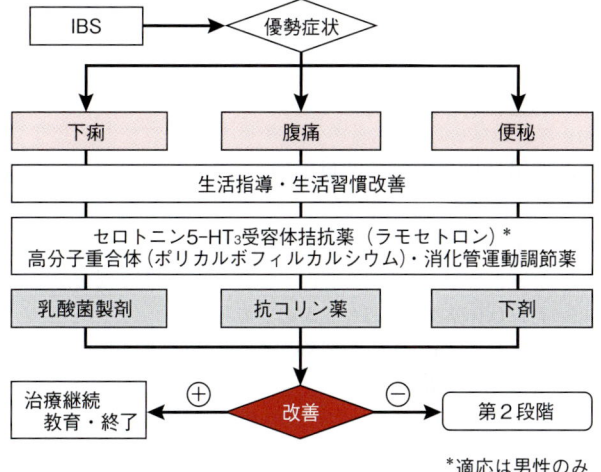

生活指導・生活習慣改善

セロトニン5-HT₃受容体拮抗薬(ラモセトロン)＊
高分子重合体(ポリカルボフィルカルシウム)・消化管運動調節薬

| 乳酸菌製剤 | 抗コリン薬 | 下剤 |

治療継続 ←(＋) 改善 (−)→ 第2段階
教育・終了

＊適応は男性のみ

図2 ◆ IBS治療ガイドライン：第1段階
文献3より引用

5 使い方のポイント

IBS治療ガイドラインに基づいた薬物療法が推奨される(図2)[3]．

Point 1．消化管運動の調整

基本的には，まず高分子重合体や消化管運動調節薬を投与する．

Point 2．病型に基づいて追加治療

上記処方で改善が得られない場合には，優勢症状に基づいて下痢型には乳酸菌製剤，便秘型には緩下剤，腹痛が強い場合には抗コリン薬などを追加投与する[4]．

Point 3．心理的要因が強い場合

上記にて改善が得られなければ心理的異常の関与を考慮し，必要に応じて抗不安薬や抗うつ薬を投与する[4]．

6 臓器障害・合併症がある場合の注意点

・ポリカルボフィルカルシウムの場合，1,000 mg当たり200 mgのカルシウムを含有しているので，高カルシウム血症のおそれ

のある患者，ジゴキシンなどの強心配糖体を併用している患者
では血清カルシウム濃度をモニタリングするなど注意を要する
・メペンゾラートは，緑内障・前立腺肥大症・重篤な心疾患のあ
る患者に対しては禁忌である

7 副作用と投与の際の留意事項

◆ 注意すべき副作用
・ラモセトロンは，虚血性大腸炎，重篤な便秘などをきたす可能
性があるため，腹痛の悪化，血便，便秘，硬便などが現れた場
合には休薬あるいは中止が必要である
・メペンゾラートは，視調節障害があるので服用中は車の運転は
しないように指導する

◆ その他の留意点
・ラモセトロンは，1日1回5〜10μgまで増量可能であるが，
1カ月程度の症状推移を確認してから用量調整を行う
・下痢型IBSでは，ポリカルボフィルカルシウムは1日1,500 mg
からの開始が望ましい
・トリメブチンは，どちらかといえば消化管運動の抑制方向に働
くため，便秘型IBSの場合には症状が増悪することがある

● 参考にしたいガイドラインとエビデンス ●
1)「治療薬マニュアル2010」(高久史磨，矢崎義雄 監，北原光夫，他編)，医学書院，2010
2) 平田拓也，他：新規下痢型過敏性腸症候群治療薬ラモセトロン塩酸塩（イリボー錠）の薬理学的特徴および臨床試験成績．日薬理誌，133：281-291，2009
3) 松枝 啓：IBSの診断と治療：臨床消化器内科 24：27-35，2009
4)「今日の治療指針2010」(山口 徹，他編)，医学書院，2010

<山田雄二，小山元一，高橋信一>

Ⅰ. 薬剤編

1) 消化管疾患薬
11. 下剤

使用頻度の高い薬剤

一般名	商品名	製造販売元*−販売元
カルメロースナトリウム	バルコーゼ	エーザイ*−サンノーバ
酸化マグネシウム	マグラックス	吉田
ラクツロース	モニラック	中外
センノシド	プルゼニド	ノバルティス
ピコスルファートナトリウム	ラキソベロン	帝人*−ベーリンガーインゲルハイムインターナショナル
ビサコジル	テレミンソフト	味の素
炭酸水素ナトリウム・無水リン酸二水素ナトリウム配合	新レシカルボン	ゼリア
グリセリン	グリセリン	テイコク
クエン酸モサプリド	ガスモチン	大日本住友

使用される主な疾患

便秘　　　　　　　　　　　　　　　　　　　　　　　　p.194

1 薬の特徴と分類

◆特徴

　腸内容物の容量を増加させ柔らかくし，排泄を容易にするなど物理的に働く**機械的下剤**と，腸の蠕動を亢進させる**刺激性下剤**の2つに大きく分類される．

◆分類（表1）

- 機械的下剤には，**膨張性下剤，塩類下剤，糖類下剤**がある
- 刺激性下剤には，**大腸刺激性下剤**があり，アントラキノン誘導体とジフェノール誘導体に分けられる
- 経肛門的投与として，坐薬と浣腸がある
- その他に腸蠕動賦活剤などがあげられる

表1 ◆ 下剤の分類

機械的下剤	膨張性下剤	バルコーゼ®	ほとんど吸収されず安全性が高く習慣性がない．効果は2～3日連用後に出現
	塩類下剤	マグラックス®	膨張性下剤より確実な効果が期待できる．比較的安全性が高く，習慣性も少なく長期投与に適している．大量の水分で服用すると効果的である．錠剤と細粒の効果は同等である
	糖類下剤	モニラック®	欧米では老人に対し頻用されるが，本邦では肝性脳症，産婦人科術後，小児の便秘に保険適応が限られる
刺激性下剤（大腸刺激性下剤）	アントラキノン系誘導体	プルゼニド®	効果が強い．OTCでも使用される．もっとも多くの患者に使用されていると思われる．耐性と習慣性が高い
	ジフェノール誘導体	ラキソベロン®	調節しやすい．習慣性がなく，幼小児，高齢者でも頻用される
坐薬		テレミンソフト®	排便反射を促進させるため，排便習慣の確立に有効な場合がある
		新レシカルボン®	
浣腸		グリセリン®	正常の腸反射の回復を妨げるので，一時的な処置として使用する
その他		ガスモチン®	2009年4月に経口腸管洗浄剤によるバリウム注腸X線造影検査前処置の補助にも適応追加されているように，下部消化管運動促進にも有効である

2 薬の作用機転

表2のように便の軟化と腸蠕動亢進が主な作用機転となる．

3 こんなときに使う

便が出にくく，苦痛を伴う便秘に使用する．

大腸癌などの狭窄性病変による便秘は，腸穿孔の恐れがあり使用禁忌となる．

表2 ◆ 薬の作用機転

薬剤名	作用機転
膨張性下剤（バルコーゼ®）	消化吸収されず腸内で粘性のコロイド液となり、便塊に浸透して容積を増大させ、物理的刺激を与えて無理なく排便させる
塩類下剤（マグラックス®）	難吸収性の重炭酸塩または炭酸塩となり、浸透圧維持のため腸壁から水分を奪い内容物を軟化することにより緩下作用を現す
糖類下剤（モニラック®）	消化吸収されず大腸に達し、浸透圧作用により緩下作用を発揮し、また生成された有機酸により腸管運動を亢進させる
アントラキノン系誘導体（プルゼニド®）	胃、小腸では吸収されずに大腸に至り、直接アウエルバッハ神経叢を刺激して大腸の蠕動運動を亢進させる
ジフェノール誘導体（ラキソベロン®）	胃、小腸ではほとんど作用せず、大腸にて腸管蠕動運動の亢進作用と腸管粘膜への水分吸収阻害作用により瀉下作用を示す
テレミンソフト®	蠕動運動を促進し、また排便反射を刺激する。水分の吸収を抑制し内容積を増大させる
新レシカルボン®	腸内で炭酸ガスを発生し、蠕動運動を亢進させる
グリセリン浣腸	腸管壁からの水分を吸収することに伴う刺激作用により腸管の蠕動を亢進させ、また、浸透作用により糞便を軟化、潤滑化させる
ガスモチン®	消化管内在神経叢に存在する 5-HT$_4$ 受容体を刺激し、上部および下部消化管運動促進作用を示す

4 処方の実際

◆ 目的

便性状の正常化と排便反射の促進、および適切な腸管運動の維持と排便習慣の確立.

◆ 具体的な処方量

カルメロースナトリウム（バルコーゼ®） ⇒顆粒2〜8g/日 分3

酸化マグネシウム（マグラックス®、1錠200・250・300・330・400・500mg） ⇒2g/日 分3

ラクツロース（モニラック®） ⇒30〜60mL/日 分2〜3

センノシド（プルゼニド®、1錠12mg）
 ⇒12〜24mg/日 分1、1回48mgまで増量可能

ピコスルファートナトリウム（ラキソベロン®）
　　　　　　　　　　　⇒10〜15滴（0.67〜1.0mL）/日 分1
ビサコジル（テレミンソフト®）　　　　　　⇒10ｍｇ/日 分1
炭酸水素ナトリウム・無水リン酸二水素ナトリウム配合（新レシカルボン®）　　　　　　　　　　　　　　　　　⇒1〜2個/日 分1
グリセリン（グリセリン浣腸液50％®）⇒10〜150ｍＬ/日 分1
クエン酸モサプリド（ガスモチン®，1錠2.5・5.0ｍｇ）
　　　　　　　　　　　　　　　　　　　　⇒15ｍｇ/日 分3

5 使い方のポイント

Point 1．下剤投与の前に，生活習慣の改善を

　食物繊維の摂取や規則正しい食事，十分な水分摂取などの食事指導を行う．

　排便習慣を身につける．適切な運動や，ストレスの発散を心がける．

Point 2．慢性的な持続的便秘にはまず塩類下剤を

　酸化マグネシウムなどをベースに，大腸刺激性下剤で調整する．アントラキノン系には即効性を期待し，ジフェノール誘導体で長期的なコントロールを図る．

Point 3．長期投与による耐性化に注意

　アントラキノン系は耐性化の問題があるため漫然と投与せず短期の使用につとめる．

6 臓器障害・合併症がある場合の注意点

・妊婦または妊娠の可能性のある場合は，酸化マグネシウム，ラクツロースを使用する．酸化マグネシウムは稀に長期使用で胎児の低カルシウム血症を引き起こすため注意する．ピコスルファートナトリウムは妊婦，胎児への安全性はほぼ確立されており比較的使用しやすい．アントラキノン系は大量投与により子宮収縮を誘発し，流早産を起こす危険性があり原則禁忌とされる

- 授乳中の場合は，アントラキノン系の投与により乳児に下痢を生じることがあるため投与を控える
- 腎障害がある場合は，マグネシウム製剤の排泄遅延により高マグネシウム血症を起こす恐れがある
- 心機能障害がある場合は，マグネシウム製剤の投与により徐脈を生じる恐れがある

7 副作用と投与の際の留意事項

◆ 注意すべき副作用

酸化マグネシウムの長期投与による高マグネシウム血症に注意し，定期的に血清マグネシウム濃度を測定する．

● 参考にしたいガイドラインとエビデンス ●
- 「下痢・便秘診療のコツと落とし穴」（平塚秀雄 編），中山書店，2005
- 「便秘の薬物療法 第1版」（日比紀文，吉岡政洋 編），協和企画，2007

＜櫻庭彰人，小山元一，高橋信一＞

Ⅰ. 薬剤編

2) 肝・胆道疾患薬
1. インターフェロン製剤

使用頻度の高い薬剤

一般名	商品名	製造販売元*－販売元
天然型インターフェロンα	スミフェロン	大日本住友
	オーアイエフ	大塚
遺伝子組換え型α 2b型	イントロンA	MSD
コンセンサスインターフェロン	アドバフェロン	アステラス
天然型インターフェロンβ	フエロン	第一三共*－東レ
ペグインターフェロンα 2a	ペガシス	中外
ペグインターフェロンα 2b	ペグイントロン	MSD

使用される主な疾患

B型慢性肝炎　　　　　p.223　　C型肝硬変　　　　　p.227
C型慢性肝炎　　　　　p.227

1 薬の特徴と分類

◆ 特徴
- 肝細胞の受容体に結合し，シグナル伝達系を活性化して，抗ウイルス活性物質を放出させる
- ウイルスに直接作用して抗ウイルス作用を発揮するのと，感染細胞を排除することによるウイルス排除作用を有する

◆ 分類（表）
- 筋注あるいは皮下注用のα型製剤と，点滴あるいは静注用のβ型製剤がある
- α型では遺伝子組み換え型と天然型がある
- α型ではポリエチレングリコール（PEG）を結合させ，作用時間を延長させるペグインターフェロン製剤がある
- ペグインターフェロンには結合するPEGの分子量や側鎖の違いによってα 2a型とα 2b型がある

表◆インターフェロン製剤の分類

商品名	通常投与量	投与経路
スミフェロン®	300，600万 IU	筋肉または皮下注射
オーアイエフ®	500，1,000万 IU	筋肉注射
イントロン®A	300，600万 IU	筋肉注射
アドバフェロン®	900，1,200，1,800万 IU	筋肉または皮下注射
フエロン®	100，300，600万 IU	点滴または静脈注射
ペガシス®	90，180 μg/mL	皮下注射
ペグイントロン®	50・100・150 μg/0.5 mL	皮下注射

2 薬の作用機序

- 肝細胞膜に存在する受容体に結合してJAKやSTATのシグナル伝達系のリン酸化を起こす
- 抗ウイルス活性物質である2′-5′オリゴアデニル酸（25AS），プロテインキナーゼR（PKR）やミクソウイルス抵抗性タンパク質（Mx）などを誘導する
- 免疫賦活作用により，細胞障害性Tリンパ球を活性化して感染細胞を排除させる
- ペグ化インターフェロンでは結合するポリエチレングリコールの分子量や側鎖，結合様式によって血中濃度の推移が異なる（図1）
- インターフェロン投与後のウイルス減少率をモニターすると，**直接作用の第1相と感染細胞除去を表す第2相が観察される**（図2）

3 こんなときに使う

◆目的

- B型・C型慢性肝炎の抗ウイルス療法が適応になる場合に使用する
- B型慢性肝炎ではHBV-DNA量が5 logIU/mL以上でAST，ALTが異常値の症例に用いる
- C型慢性肝炎では**HCV-RNAが陽性であれば，肝障害が生命予後規定因子**になる場合には投与する
- 間質性肺炎，自己免疫性疾患ではα型インターフェロンは使用できない

1．インターフェロン製剤

図1 ◆ インターフェロンの血中濃度の推移

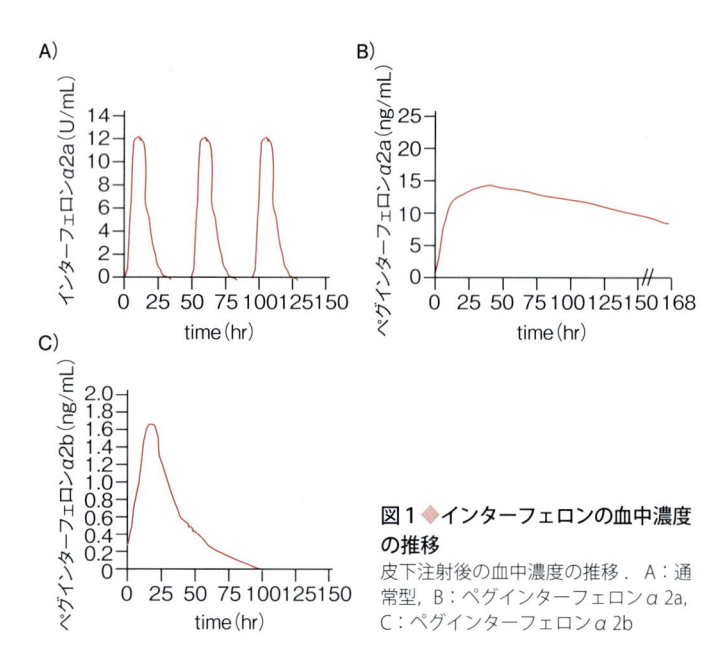

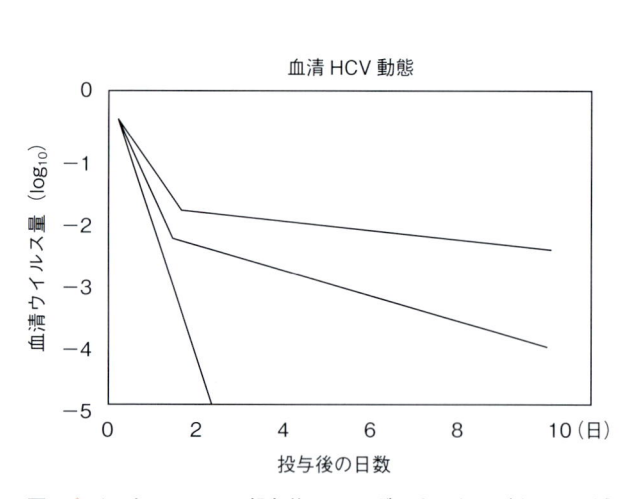

皮下注射後の血中濃度の推移．A：通常型，B：ペグインターフェロンα2a，C：ペグインターフェロンα2b

図2 ◆ インターフェロン投与後のHCVダイナミクス（ウイルス減少率）

減少率の差は個人によるウイルス量の低下の仕方が異なることを示す

4 処方の実際

◆ 目的
- HBV-DNA陽性のB型慢性肝炎では,ウイルスの活動性を低下させ進行を食い止める
- C型慢性肝炎ではウイルスを消滅させ慢性肝炎の治癒をめざす
- 治癒しなかった場合や,リバビリン内服が適応とならない場合には,肝硬変への進展防止や肝発癌抑止目的で少量を長期投与する

◆ 具体的な処方量

インターフェロンα(スミフェロン®)(300万・600万IU)
⇒300万単位　皮下注,週3回

ペグインターフェロン(ペガシス®)(皮下注 90・180μg/1 mL)
⇒180μg　週1回皮下注

ペグインターフェロンアルファー2b(ペグイントロン®)
(皮下注,50・100・150μg/0.5 mL)
⇒80μg　週1回皮下注(体重50kgの場合)

インターフェロンベータ(フエロン®)
(100万・300万・600万IC)
⇒600万IU＋生食100 mL点滴,週3回

5 使い方のポイント

- B型慢性肝炎では6カ月間注射を続け,その後6カ月経過観察する.終了3カ月目あたりにALTが上昇しHBe抗原のセロコンバージョンがみられることがある
- C型肝炎では治療前のHCV-RNA量が5 logIU/mL以下の低ウイルス量例ではスミフェロン®600万IU週3回,ペガシス®180μg週1回あるいはフエロン®600万IU週3回の点滴を24週間から48週間行う
- HCVセロタイプ1型の場合にはリバビリン内服併用し,ペガシス®180μgあるいはペグイントロン®1.5μg/kgを週1回皮下注し,48週間の治療を行なう.HCV-RNAの陰性化時期が12週以降36週目までの場合には,注射の期間を72週間に延長する

1. インターフェロン製剤

6 臓器障害・合併症がある場合の注意点

- ヘモグロビン値が12g/dL以下の貧血がある場合や，血清クレアチニン値が1.0 mg/dLを超える**腎障害がある場合には，リバビリンによる貧血をきたしやすいため**，ヘモグロビン値をモニターして投与量を変更する
- 間質性肺炎がある場合にはインターフェロンは禁忌である
- うつ症状を合併する場合にはフエロン®点滴の方が悪化が少ない

7 副作用と投与の際の留意事項

◆ 注意すべき副作用

- 血小板数や好中球数が減少することがあるため，血算を定期的に行う
- 眼底出血を合併することがあるため，眼底検査を定期的に行う
- **α型では精神神経症状を合併する**ことがあり，うつ症状がみられる場合には精神科医に受診させる
- から咳がみられる場合には，間質性肺炎を疑い胸部X線撮影を行う

◆ その他の留意事項

- 医療費助成制度の活用をすすめる
- 医療連携によって地域で共同で治療にあたる

<泉　並木>

Ⅰ. 薬剤編

2) 肝・胆道疾患薬
2. 抗肝炎ウイルス薬

A：C型慢性肝炎に対する抗ウイルス薬

使用頻度の高い薬剤

一般名	商品名	販売元
リバビリン	レベトール	MSD
	コペガス	中外

使用される主な疾患

C型慢性肝炎　　　　　　　　　　　　　　　　　p.227

1 薬の特徴と分類

◆ 特徴
- C型肝炎ウイルス（HCV）感染例に対してインターフェロン（IFN）製剤との併用のみが適応である
- **単独投与での肝機能改善効果はみられない**

◆ 分類
- 分子量244.22のプリンヌクレオチド類似体（アナログ）であり，RNAおよびDNAウイルスの増殖を複数の作用点で阻害する薬剤である
- **リバビリンとインターフェロンα2bの併用投与にてHCV-RNAの陰性化率が高くなる**
- 現在ではペグインターフェロン製剤と併用されC型慢性肝炎治療の中心である

2 薬の作用機転

Error catastropheとして，リバビリンはRNAに取り込まれたのちにRNAウイルスのゲノムの変異を誘発することでRNAウイルス影響を及ぼすと考えられる．

3 こんなときに使う

インターフェロン治療ならびにC型慢性肝炎の項（p.72, 227）を参照．

4 処方の実際

◆ 目的
- HCV-RNA陽性例に対する**HCVの駆除**
- ALT値の持続低値とそれによる**肝細胞癌発生の抑止**
- 肝予備能の改善とそれによる**生命予後の改善**
- **急性C型肝炎の慢性化の抑止**（保険適応外）

◆ 具体的な処方量

体重により使用量が異なる（レベトール®，コペガス®同一である）．
（レベトール®，1カプセル200 mg，コペガス®，1錠200 mg）

80kg超	⇒ 朝食後400 mg	夕食後600 mg
60kg超～80kg以下	⇒ 400 mg	400 mg
60kg以下	⇒ 200 mg	400 mg

5 使い方のポイント

Point 1．インターフェロン製剤との併用のみしか適応がない

Point 2．貧血が予測される患者にも規定量の投与が望ましい

貧血が必発であるがHCV駆除を目指すためには，高齢者や貧血例などの合併例であっても，治療開始当初は規定量より投与開始して，その後適宜減量することがHCV駆除に重要とされている．減量が必要になっても**予定投与量の60％以上の投与量がHCV駆除には必要である．**

6 臓器障害がある場合の注意点

　主排泄経路は腎排泄であり，慢性腎不全またはクレアチニンクリアランスが50 mL/分以下の腎機能障害のある方は，リバビリンの血中濃度が上昇し，重大な副作用が生じることがある．

7 副作用と投与の際の留意事項

◆ 注意すべき副作用
①インターフェロン製剤と併用することより，様々な副作用が出現するためインターフェロン製剤の項（p.72）も参照すること
②高血圧症・糖尿病を合併している症例では，脳血管障害・心疾患障害が生じる可能性がある
③貧血はほぼ必発であり時に高度の貧血をきたすことがある
④搔痒感をはじめ多彩な皮膚症状・所見を呈する
⑤腎排泄性であり**腎障害を有する症例では投与量の調整が必要である**
⑥腎機能障害をきたすことがあるので定期的に腎機能のチェックが必要である

◆ その他の留意事項
・合併症などにより減量・中止が必要となっても，HCV駆除を目指すならばできる限り中止せず投与量を調節して投与を継続すべきである
・**催奇形成および精巣・精子の形態変化が動物実験で認められている．治療終了半年後まで妊娠可能な女性ないし男性の場合は避妊を確実に指導すること．**対象例が妊娠した場合にはただちに産婦人科医に相談すること

B：B型慢性肝炎・肝硬変に対する抗ウイルス薬

使用頻度の高い薬剤

一般名	商品名	販売元
ラミブジン（LAM）	ゼフィックス	グラクソ・スミスクライン
アデホビルピボキシル（ADV）	ヘプセラ	グラクソ・スミスクライン
エンテカビル（ETV）	バラクルード	ブリストルマイヤーズ

使用される主な疾患

B型慢性肝炎・肝硬変　　　　　　　　　　　　　　　　p.223

1 薬の特徴と分類

◆ 特徴
B型肝炎ウイルス（HBV）持続感染例に有効である．

◆ 分類（表1）
- 核酸の類縁体により3種類の薬剤が本邦では承認されている
- **3薬剤ともにHBVの有する逆転写酵素を特異的に阻害することにより抗ウイルス作用を有するヌクレオチド類縁体である**
- リン酸化された類縁体がウイルスの複製過程において，dGTP（2′-deoxyguanosine 5′-triphosphate：ETVの場合），dATP（ADV），dCTP（LAM）と置換することにより，DNAの伸長を阻止し結果としてHBVの複製を抑止する（図）
- ウイルスの耐性株の出現により肝機能の急性増悪をきたすことがある
- 3薬剤の分類ならびに耐性株出現頻度などを表1に示す

表1 ◆ B型慢性肝炎・肝硬変に対する抗ウイルス薬の分類と耐性株出現頻度

一般名	類縁体の種類	抗ウイルス効果（LAMを1とする）	半減期（時間）	耐性株の出現頻度 1年	耐性株の出現頻度 3年
LAM	シトシン	1	7.2	37%	70%
ADV	アデニン	1.72	8.2	0%	7%
ETV	グアニン	1523	96.9	0%	3%

（ブリストル・マイヤーズ社インタビューフォームより引用）

① プライミング阻害

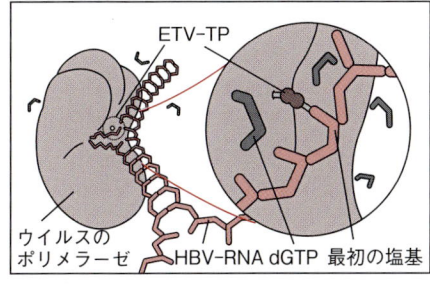

ETV-TP はプライミングの段階において、ポリメラーゼとプライマーの鋳型となる最初の塩基の両方に結合し（本来結合するべき dGTP に ETV-TP が置き換わる）、HBV 複製の開始を阻害する

② 逆転写阻害

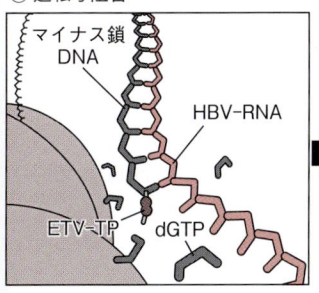

ETV-TP が、天然の塩基と置き換わることにより、マイナス鎖 DNA の合成がストップする

③ DNA 合成阻害

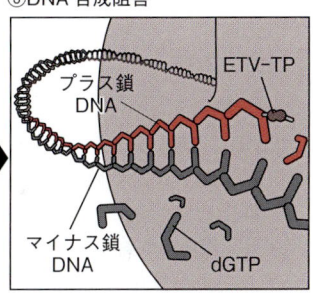

ETV-TP が、天然の塩基と置き換わることにより、プラス鎖 DNA の合成がストップする

図◆ETVの作業機序
ETV-TP：エンテカビル三リン酸．
文献1より引用

2 薬の作用機転

- 逆転写酵素を特異的に阻害することにより抗ウイルス作用を示す
- 図にETVの主な作用機序を示す．ETVの作用機序は①プライミングの阻害，②逆転写の阻害，③DNAの合成阻害によるこ

とが報告されている
- ETVは細胞内に取り込まれた後に細胞性キナーゼにより一，二および三リン酸エステルへとリン酸化される
- HBVポリメラーゼのETV三リン酸への親和性はdGTPよりも高いと考察され，HBVポリメラーゼに対する速度論的解析により，ETVはHBVポリメラーゼの基質であるdGTPに対して競合的阻害作用を示すことにより抗ウイルス効果を有する

3 こんな時に使う

- 厚生労働省の肝硬変を含めたウイルス性肝疾患の治療の標準化に関する研究班の治療ガイドライン[2, 3]に準拠する症例
- **原則として35歳以上のALT値異常が持続している症例**
- **劇症化を予知した場合**
- 肝細胞癌根治治療後の慢性肝炎症例に対して使用することにより，肝細胞癌再発の危険性が低下することが推測されている

4 処方の実際

◆ 目的
- HBV–DNA陽性例に対するウイルス量の減少
- ALT値の持続低値とウイルス量の減量による肝細胞癌発生の抑止
- 肝予備能の改善とそれによる生命予後の改善

◆ 具体的な使用量（表2も参照）

LAM（ゼフィックス®，1錠100 mg）　　　　⇒100 mg/日 分1

ADV（ヘプセラ®，1錠10 mg）　　　　　　⇒10 mg/日 分1

ETV（バラクルード®，1錠0.5 mg・1.0 mg）⇒0.5 mg/日 分1

⇒1.0 mg/日 分1（ただしLAM耐性株への投与の場合のみ適応）

5 使い方のポイント

Point 1．B型慢性肝炎・肝硬変に適応がある

比較的副作用の少ない薬剤であるが，妊娠の有無の確認，腎機能障害の出現などに留意すること．

表2 ◆ 腎障害を有する患者に投与する場合

		クレアチニンクリアランス（mL/分）				
		≧ 50	49〜30	29〜10	10未満	血液透析患者
推奨用量	アデホビル・ピボキセル（ヘプセラ®）	10mgを1日に1回	10mgを2日に1回	10mgを3日に1回	10mgを週に1回	透析後に10mgを週に1回
	エンテカビル（バラクルード®）	0.5mgを1日に1回	0.5mgを2日に1回	0.5mgを3日に1回	0.5mgを週に1回	透析後に10mgを週に1回

Point 2．YMDD変異ウイルス（耐性株）の出現

YMDD変異ウイルスとはHBV増殖に必要な酵素であるDNAポリメラーゼの活性中心のアミノ酸配列がYMDDからYIDDまたはYVDDに変異したウイルスである．薬剤投与により，このYMDDなどの特徴的なアミノ酸変異を生ずることがあり，**いずれも薬剤耐性となりHBV-DNA量の著増をみる**．

Point 3．耐性株出現の予知に留意すること

現在LAMは耐性株の出現頻度により使用例は限られている．**ガイドラインではETVが第一選択薬剤**であるがADVの選択も可能である．**LAM耐性例に使用する場合，ETV投与例では3年で30％程度にETV耐性株が出現するため，このような例ではLAMにADVの併用治療が推奨される**．

Point 4．HBV-DNAの増加のチェックとその対策

耐性株出現の予知としてHBV-DNA量の測定は1〜3カ月ごとに測定することが望ましい．HBV-DNA量の増加を認めた場合には，ただちにLAMないしETV投与例ではADVの併用を行う．ADVの場合にはLAMの追加かETVへの変更を行う．LAMとADVの併用治療時にHBV-DNA量の増加が認められた場合には，フマル酸テノホビルジソプロチシルへの変更の有効性が報告されているが，保険適応外である．

Point 5．LAMをすでに投与中の調整に留意

LAMをすでに投与中で**ALT値が持続正常**である例は，LAMの投与期間が3年未満か以上か，HBV-DNA量が2.6log copies/mL未満か以上か，さらにbreakthrough hepatitis（BTH）やLAM

耐性変異の有無をみて，LAM継続かETVへの変更を考慮する．
BTHを発症した場合には絶対にLAMを中止せずにADVの併用とともに強力ミノファーゲンシー®大量療法なども行うこと

Point 6. 肝硬変などの進展例に留意

薬剤耐性株の出現や薬剤の投与中止により，急性増悪をきたし肝不全状態に陥ることがある．特に肝硬変などの進展例では致命的になる場合があることより，投与中の慎重なる経過観察ないし薬剤の中止は慎重に行うこと．

Point 7. 35歳までの治療は別に考慮

35歳前後までは自然のセロコンバージョンが期待できるため，急性増悪時にはインターフェロン単独ないしはウルソ®，強力ミノファーゲンシー®等にて治療を開始することが望ましい．

Point 8. 投与は終生．インフォームドコンセントが重要

現在のところ薬剤投与の中止基準は明確でなく，投与開始の際には終生投与を覚悟すること．高価な薬剤であるため投与開始前に十分なインフォームドコンセントを得ること．

Point 9. 慢性化抑止のエビデンスなし

急性B型肝炎の慢性化抑止として使用するエビデンスは今のところなく保険適応外でもある．genotype A型の慢性化率は約20％とされている．

Point 10. 抗ウイルス薬剤に対する遺伝学的障壁

- HBVのETV耐性が発現するには，アミノ酸の204番目と180番目のLAM耐性置換，および184，202または250番目のETV耐性変異少なくとも1つが必要である
- LAM不応例では，ウイルスがすでに204番目と180番目のLAM耐性置換を両方有しており，これが下地となりETV耐性と関連がある3種類の置換のうちの1つが追加されればETV耐性が発現する
- 核酸アナログ未治療例では，ウイルスがETV耐性を発現するには少なくとも3つの置換を同時に獲得する必要がある．ETVの耐性株出現頻度が低い理由とLAM耐性株へETVを切り替えた場合の耐性株の出現頻度が高い理由は，これらの遺伝学的障壁の方がウイルスにとって克服が難しいためと考えられている

6 臓器障害がある場合の注意点

いずれの薬剤も腎排泄性であることより腎機能障害を合併することがある．

7 副作用と投与の際の留意事項

◆ 注意すべき副作用

①同種薬剤による過敏症の既往以外の禁忌はない．いずれの薬剤も腎排泄性であることより，腎機能障害を有する症例への投与は腎機能を悪化させることがあるため用量の調節が必要である

②**薬剤の投与中止により急性増悪による肝不全を呈することがあるため，薬剤の中止は慎重に行うこと．現状では中止基準はない**

③血小板減少・貧血が出現することがある（1〜5％程度）．CK上昇ないし掻痒感を呈することがある

④腎機能障害をきたすことがあるので定期的に腎機能のチェックが必要である

⑤特に**ADV投与では急性尿細管壊死，乳酸アシドーシス**などの重篤な合併症が発生することがある

⑥**膵炎を発症することがある**ためアミラーゼ値の定期的な測定を行うこと

◆ その他の留意事項

・耐性株の出現による急性増悪に十分注意するため，頻回なHBV-DNA量の測定が必要である
・HBV-DNA量の増加傾向がみられたら，耐性株の出現を考慮してただちに他の薬剤への変更ないし追加を開始する
・急性増悪例などでは投与後に一時的にALT値の上昇をきたすことがある
・HBV-DNA量の低値例であっても化学療法剤やステロイド剤の使用が必要な例では治療前より投与を開始する必要がある
・妊産婦には治療上の有益性が危険性を上回ると判断された場合のみ投与すること．胎盤通過性であり動物実験にて胎児毒性が報告されている．また，これらの薬剤は乳汁移行が認められるため，薬剤投与中は授乳を避けさせること
・HBV-DNA量が4.5log/mL以上でALT値の異常例については，LAV投与により肝細胞癌（HCC）発生を軽減することが報告さ

れている
- 無症候性キャリアに対する,3種の薬剤投与による肝細胞癌発癌抑止ならびに肝細胞癌根治治療後の再発抑制効果については,現在のところ明確なエビデンスは報告されていない

● 参考にしたいガイドラインとエビデンス ●
1) Seifer, M. et al.：In vitro inhibition of hepandnavirus polymerase by the triphosphates of BMS-200475 and lobucavir. Antimicrob. Agents. Chemother., 42 (12)：3200-3208, 1998
2) 「慢性肝炎の治療ガイド2008」(日本肝臓学会 編) 文光堂, 2008
3) 「B型慢性肝炎の治療ガイドライン2008」(厚生労働省班研究班 編), 2008
- 「C型慢性肝炎の治療ガイドライン」(肝硬変を含めたウイルス性肝疾患の治療の標準化に関する研究班 編, 熊田博博代表 監), 2010
- 「核酸アナログ時代のB型肝炎治療」肝胆膵, 56 (5)：アークメディア, 2008
- Locarnini, S., et al.：Management of antiviral resistance in patients with chronic hepatitis B. Antivir. Ther., 9：679-693, 2004
- Locarnini, S. & Mason, W. S.：Cellular and virological mechanisms of HBV drug resistance. J. Hepatol., 44：422-431, 2006
- Tenney, D. J., et al.：Clinical emergence of entecavir-resistant hepatitis B virus requires additional substitutions in virus already resistant to Lamivudine. Antimicrob Agents. Chemother, 48：3498-3507, 2004

<森山光彦>

Ⅰ. 薬剤編

2）肝・胆道疾患薬
3. 肝機能改善薬（肝庇護薬）

使用頻度の高い薬剤

一般名	商品名	製造販売元*-販売元
ウルソデオキシコール酸（UDCA）	ウルソ	田辺三菱
グリチルリチン酸モノアンモニウム	強力ネオミノファーゲンシー	ミノファーゲン製薬
	グリチロン配合錠	ミノファーゲン製薬
ポリエンホスファチジルコリン	EPL	アルフレッサファーマ
アミノエチルスルホン酸	タウリン	大正*-大正富山
肝臓加水分解物	プロヘパール	科研製薬
グルタチオン	タチオン	アステラス
肝臓抽出製剤	アデラビン9号	マイラン
マロチラート	カンテック	第一三共
漢方	小柴胡湯	ツムラ

使用される主な疾患

- グリチルリチン製剤〔強力ネオミノファーゲンシー®（SNMC®），グリチロン®配合錠〕

湿疹　　　　　　　　　　慢性肝疾患　　　　p.223, 227
皮膚炎・皮膚掻痒症

- ウルソデオキシコール酸（UDCA）

慢性肝炎（C型慢性肝炎など）　自己免疫性肝炎（AIH）
　　　　　p.223, 227　　　　　　　　　　p.234, 246
胆石症（胆囊結石症）　p.264　原発性硬化性胆管炎（PSC）
原発性胆汁性肝硬変（PBC）　薬剤性肝炎（胆汁うっ滞型）
　　　　　p.241, 246

肝機能改善薬としては，上記「使用頻度の高い薬剤の表」の薬剤が使用される

1 薬の特徴と分類

◆ 特徴

<グリチルリチン製剤>

・強力ネオミノファーゲンシー®（SNMC®）

　グリチルリチン0.2％，システイン0.1％，グリシン2.0％の配合剤〔グリチルリチン酸モノアンモニウム53 mg（グリチルリチン酸40 mg含有），グリシン400 mg，L-システイン22.29 mg/20 mL〕で生理的食塩水に溶解したもの．トランスアミナーゼ改善効果は他の薬剤と比し強い．

・グリチロン®配合錠

　グリチルリチン酸モノアンモニウム35 mg（グリチルリチン酸25 mg含有），グリシン25 mg，DL-メチオニン25 mgの配合錠．SNMC®と比し薬理作用は低い．

<UDCA>

・親水性胆汁酸製剤

　利胆，胆石溶解作用により胆石症，原発性胆汁性肝硬変，慢性ウイルス性肝炎などの胆汁うっ滞の改善およびUDCA（ウルソ®）そのものの有する肝細胞保護作用を期待して多くの適応症がある（ここでは，肝炎に対する肝機能改善目的でのUDCAについて記載する）（表）．

◆ 分類

　肝庇護薬としては，グリチルリチン製剤（SNMC®，グリチロン®配合錠）やUDCAの他に冒頭の「使用頻度の高い薬剤」の表のような薬剤がある．

2 薬の作用機転

<グリチルリチン製剤>

　主要成分であるグリチルリチンは生薬である甘草の一有効成分である．抗炎症作用，抗酸化作用，膜安定化作用，内因性インターフェロン誘導作用，抗アレルギー作用，およびジフテリア，破傷風，テトロドトキシンなどに対する解毒作用が報告されている．また，肝炎に対しては，血清トランスアミナーゼ値の改善効果を認めている．

<UDCA>（図，表）

　ウイルス感染や薬物による肝機能の低下は胆汁うっ滞を引き起

表◆UDCAの主な薬理作用

- 胆汁酸置換作用
- 利胆作用
- 肝細胞保護作用
- 抗酸化ストレス作用
- グルココルチコイド作用
- 抗アポトーシス作用
- 抗炎症作用

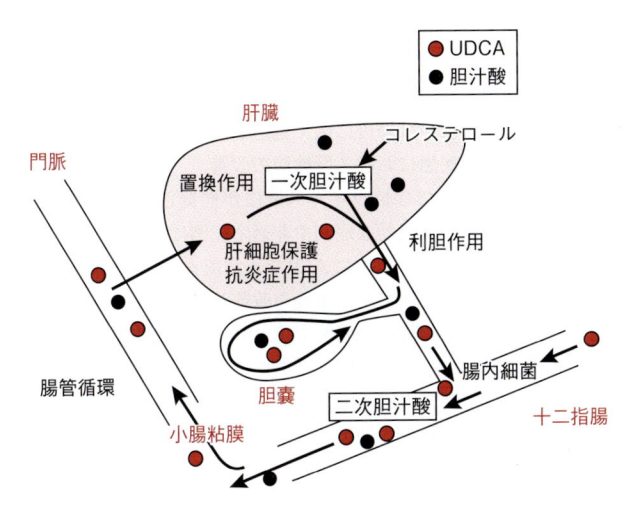

図◆腸管循環とUDCAの薬理作用
UDCAは腸管循環にて肝内に取り込まれ，蓄積した胆汁酸と置換され，細胞障害を軽減する．さらに，利胆作用により胆汁酸の排出に関わる．
また，肝臓においてはグルタチオンの産生を促進し，活性酸素を消去することや炎症細胞浸潤を抑制するなど多彩な薬理作用が推定されている．
一次胆汁酸：コール酸，ケノデオキシコール酸
二次胆汁酸：デオキシコール酸，リトコール酸

こす．蓄積した胆汁酸は疎水性であり細胞毒性を示し，肝障害を増悪させる．UDCAは親水性で細胞毒性を持たず，腸管循環によって肝臓に取り込まれ，蓄積した胆汁酸と置換されるため，細胞障害は軽減する．さらに利胆作用により胆汁酸の排出に関わる．また，肝臓においてはグルタチオンの産生を促進し，活性酸素を

消去することや，炎症性サイトカイン，ケモカイン産生を抑制し，肝臓への炎症細胞浸潤を抑制するなど多彩な薬理作用が推定されている．

3 こんなときに使う

＜グリチルリチン製剤＞
- 慢性肝炎においてトランスアミナーゼの改善効果を認める
- 慢性Ｃ型肝炎には抗ウイルス療法が推奨されるが，インターフェロン治療の無効な症例や非適応症例に投与される
- アレルギー性湿疹などの皮膚症状に対し使用され，改善効果を認める

＜UDCA＞
- 胆道閉塞のない肝障害に広く適応がある
- 慢性Ｃ型肝疾患における肝機能の改善
- 慢性Ｃ型肝炎には抗ウイルス療法が推奨されるが，インターフェロン治療の無効な症例や非適応症例に投与される
- PBCにおいて1年以内にALPを正常値または40％以下に軽減できるような症例で生命予後を改善したとの報告がある
- AIHでは炎症の軽度の症例では，単独投与で効果を認めるものもある．しかし，副腎皮質ステロイド（プレドニン®）との併用により，副腎皮質ステロイド（プレドニン®）の減量による早期再燃を抑制する効果を認める．いずれも長期投与が必要である

4 処方の実際

◆ 目的

＜グリチルリチン製剤＞
- 慢性肝炎におけるトランスアミナーゼ値の改善
- 湿疹や皮膚掻痒症の改善

＜UDCA＞
- 慢性肝炎におけるALT値の改善と肝癌抑制
- ウイルス性肝炎，特に慢性Ｃ型肝疾患における肝機能の改善が効能に追加された
- PBCの胆汁うっ滞の改善による掻痒感の改善と血清ビリルビン値，胆道系酵素の低下による生命予後の改善
- PSCの肝胆道系酵素などの血液データの改善

- 軽症のAIHや合併症を有し，副腎皮質ステロイド（プレドニン®）の投与が困難なAIH症例のトランスアミナーゼ値の改善．副腎皮質ステロイド（プレドニン®）投与例での減量による再燃の抑制

◆ **具体的な処方量**

＜グリチルリチン製剤＞

強力ミノファーゲンシー®（5・20・40mL）
⇒40～60mL 1回静注　週2～3回

慢性肝炎疾患に対して，無効例では保険適応上100mLまで増量可能．トランスアミナーゼ高値例では連日投与を行う．

グリチロン配合錠®　　　　　　　　　　　⇒3～9錠/日 分3

＜UDCA＞

UDCA（ウルソ®　1錠50・100 mg）　⇒600～900 mg/日 分3

5 使い方のポイント

- 慢性肝炎において，ALT値が100IU/L以上を変動する場合は，UDCA（ウルソ®）の内服とグリチルリチン製剤（SNMC®）の静注療法の併用が推奨される
- 通常グリチルリチン製剤（SNMC®）1回40～60 mL静注の連日投与で開始．ALTの改善を認めた場合には，維持療法として週2～3回継続する
- 中止によりALT値が上昇する例ではグリチルリチン製剤（SNMC®）40～60mLの週2～3回投与を継続する

6 臓器障害・合併症がある場合の注意点

＜グリチルリチン製剤＞

- アルドステロン症，ミオパチー，低カリウム血症，非代償性肝硬変の患者には禁忌
- 高齢者には慎重投与

＜UDCA＞

- 完全胆道閉塞や劇症肝炎時には禁忌
- 高齢者・膵疾患・消化性潰瘍併発時には慎重投与

7 副作用と投与の際の留意事項

◆ 注意すべき副作用
＜グリチルリチン製剤＞
- 血清カリウム値の低下，血圧上昇などのためアルドステロン症
- 上腹部不快感・嘔気・嘔吐などの消化器症状
- 全身倦怠感・筋肉痛・異常感覚
- 重大な副作用として，ショック，アナフィラキシーショックの報告がある
- 副作用は経口剤でやや多い

＜UDCA＞
- 下痢，悪心，腹痛，食欲不振などの消化器症状
- 発疹，掻痒感などの過敏症状，肝障害
- 間質性肺炎の報告がある

＜漢方（小柴胡湯など）＞
- インターフェロンとの併用は禁忌である
- 間質性肺炎を併発するため，肝硬変には禁忌である

◆ その他の留意点
- グリチルリチン製剤投与時には，甘草を含有する製剤との併用は避ける
- いずれも高齢者へは慎重に投与し，妊婦，産婦，授乳婦へは投与しないことが望ましい

● 参考にしたいガイドラインとエビデンス ●

- 「患者さんの背景・病態で考える 薬の選び方，使い方のエッセンス 肝・胆・膵 自己免疫性肝疾患」，治療，91，4月増刊号，南山堂，2009
- 「消化器疾患 ver.3 – state of the arts II. 肝・胆・膵」（竹井謙之，川崎誠治 編）別冊・医学のあゆみ，医歯薬出版，2006
- Kuiper, E. M. M., et al. : Improved prognosis of patients with primary biliary cirrhosis that have a biochemical response to Ursodeoxycholic acid. Gastroenterology, 136 : 1281-1287, 2009
- Corpechot, C., et al. : Biochemical response to ursodeoxycholic acid and long-term prognosis in primary biliary cirrhosis Hepatology, 48 : 871-877, 2008
- Miyake, K. et al. : Efficiency of stronger neo-minophagen C compared between two doses administered three times a week on patients with chronic viral hepatitis J of Gatroenterol. and Hepatol., 17 : 1198-1204, 2002

＜小木曽 智美，橋本悦子＞

I. 薬剤編

2) 肝・胆道疾患薬
4. 肝不全治療薬

使用頻度の高い薬剤

一般名	商品名	販売元
分枝鎖アミノ酸製剤	リーバクト顆粒	味の素
肝不全用成分栄養剤	ヘパンED	味の素
肝不全用経口栄養剤	アミノレバンEN	大塚
肝不全用アミノ酸注射液	モリヘパミン点滴静注	味の素
肝性脳症改善アミノ酸注射液	アミノレバン点滴静注	大塚
ラクツロース製剤	ラクツロース末・P/シロップ	興和
ラクツロース散	モニラック原末/シロップ	中外
ラクチトール水和物製剤	ポルトラック原末	日本新薬
カナマイシン硫酸塩カプセル	カナマイシンカプセル250mg「明治」	明治
グルタミン酸アルギニン	アルギメート点滴静注10%	味の素
L-グルタミン酸ナトリウム	点滴静注用アンコーマ20%	東亜
プレドニゾロン錠	プレドニン錠	塩野義
プレドニゾロン散	プレドニゾロン散	武田
注射用コハク酸プレドニゾロンコハク酸エステルナトリウム	水溶性プレドニン	塩野義
新鮮凍結人血漿	新鮮凍結血漿「日赤」	日本赤十字社

使用される主な疾患

急性肝不全	p.214	非代償性肝硬変	
慢性肝不全		肝性脳症	p.251
劇症肝炎	p.214	高アンモニア血症	p.251

1 薬の特徴と分類

◆ 特徴
- 急性肝不全用薬剤と慢性肝不全用薬剤に分かれる
- 分枝鎖アミノ酸製剤，肝不全用成分栄養散剤は，慢性肝不全に用いられる
- ラクツロース，ラクチトール，カナマイシンは肝不全時の高アンモニア血症の予防と是正
- 注射用アミノ酸製剤は，肝性脳症の改善に用いられる
- プレドニゾロンは，主に急性肝不全に用いられる
- 新鮮凍結血漿は，肝不全に伴う凝固因子低下時に用いる

◆ 分類（表）
- 分枝鎖アミノ酸，肝不全用成分栄養散剤は，血漿アミノ酸バランスとタンパク異化亢進状態の改善
- 肝不全用アミノ酸製剤は，分枝鎖アミノ酸を中心とした血漿アミノ酸バランスの是正
- ラクツロース，ラクチトール，カナマイシンは高アンモニア血症の予防と是正
- プレドニゾロンは，免疫抑制作用により肝壊死の進展を防止する

表 ◆ 本項で取り上げる薬剤の分類

一般名	適応	肝不全
分枝鎖アミノ酸製剤	非代償性肝硬変の低アルブミン血症の改善	慢性
肝不全用成分栄養剤	慢性肝不全の肝性脳症の栄養状態の改善	慢性
肝不全用アミノ酸注射液	慢性肝障害時の脳症の改善	慢性
ラクツロース散/シロップ	高アンモニア血症の改善	急性・慢性
ラクチトール水和物製剤	非代償性肝硬変の高アンモニア血症の改善	急性・慢性
カナマイシンカプセル	高アンモニア血症の改善	急性・慢性
グルタミン酸アルギニン	高アンモニア血症の改善	急性・慢性
L-グルタミン酸	高アンモニア血症の改善	急性・慢性
プレドニゾロン錠/散/注射用	肝細胞壊死抑制	急性
新鮮凍結人血漿	血液凝固因子の補充	急性・慢性

2 薬の作用機転

肝不全では，尿素合成の低下による高アンモニア血症をきたし，代償性に増加したアンモニアが筋肉や脳で代謝される．筋肉や脳ではアンモニアの解毒が分枝鎖アミノ酸（BCAA）の酸化と共役的に行われるため，BCAAの減少をきたす．このアミノ酸代謝異常に起因する高アンモニア血症の治療目的にBCAA高含有の輸液が開発され，血漿BCAAが著しく低下した肝性脳症に対して効果が認められている（図1A）．タンパク不耐症における脳症の予防には，BCAA高含有の経腸栄養剤の併用が有効である．タンパク不耐症がなく低タンパク血症を認める例にはBCAA顆粒の投与が長期予後の改善に有用である．

＜分枝鎖アミノ酸製剤＞

分枝鎖アミノ酸単剤である．肝硬変になると，肝で代謝される芳香族アミノ酸（AAA）が増加し，筋で代謝される分枝鎖アミノ酸（BCAA）が減少する．フィッシャー比（BCAA/AAA）を是正し，低アルブミン血症を改善する（図1B）．

フィッシャー比は，健常人では3～4でほぼ一定であるが，肝不全で低値を示し，1.8を下回ると治療する．

＜肝不全用成分栄養剤＞

血漿や脳内のAAA，BCAAのフィッシャー比を是正し，脳内モノアミン代謝異常を改善，また血漿アンモニア濃度を低下させ，肝性脳症の昏睡時間を短縮する効果とともに，栄養状態の改善をする．

＜肝不全用アミノ酸注射液＞

血漿や脳内のフィッシャー比を是正し，脳内モノアミン代謝異常を正常化して，脳症を改善する．

＜ラクツロース製剤/ラクチトール＞

下部消化管で細菌による分解を受け，有機酸を生成しpHを低下．このため乳酸菌産生の促進，緩下作用，アンモニア産生の減少と腸管吸収の抑制が生ずる．

＜カナマイシンカプセル＞

腸管から吸収されない抗生物質である．ラクツロース散/ラクチトールで効果が少ない場合，腸内細菌を減数し，アンモニア産生菌をおさえる．

A) 筋肉・脳

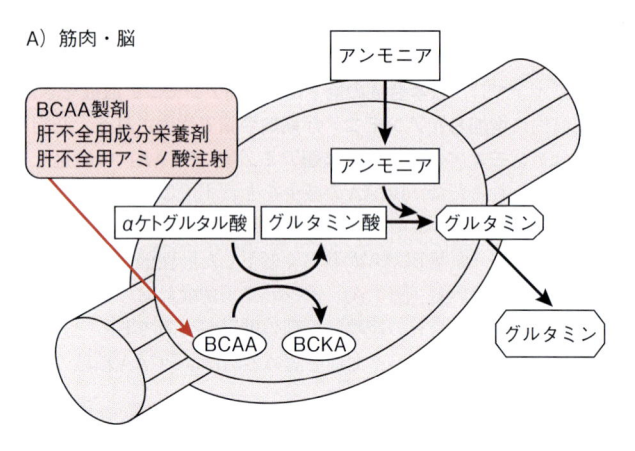

B) 肝臓

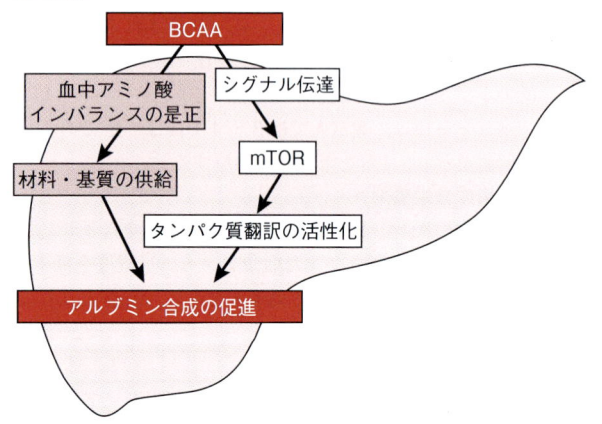

図1 ◆ 肝不全における BCAA の効果
BCKA:分岐鎖(α-)ケト酸,mTOR:ラパマイシン標的タンパク質

＜グルタミン酸アルギニン＞

 生体内でL-アルギニンとL-グルタミン酸に解離する.グルタミン酸からのグルタミン形成およびアルギニンからの尿素形成が血中アンモニア濃度を低下させる(図2).

＜L-グルタミン酸ナトリウム＞

 グルタミン酸からのグルタミン形成が血中アンモニア濃度を低

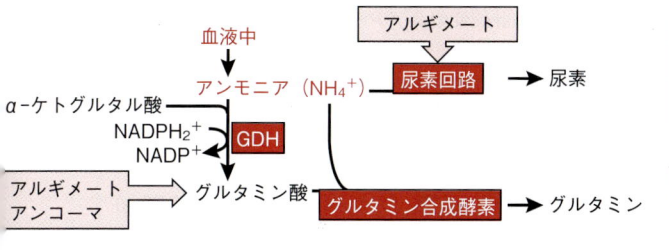

図2 ◆ アンモニアの処理

アルギメート，アンコーマは，尿素回路に作用し，尿素合成の低下による高アンモニア血症を改善する

下する（図2）．

＜プレドニゾロン錠/散/注射用＞

免疫抑制作用により，肝細胞壊死の進行を阻止する．

＜新鮮凍結人血漿＞

肝不全により複数の凝固因子活性が低下し，出血傾向のある場合に適応となる．PTがINR2.0以上（30％以下）で，かつ観血的処置を行う場合を除いて新鮮凍結血漿の予防的投与の適応はない．

3 こんなときに使う

- 急性肝不全の場合は，高アンモニア血症の改善に，ラクツロース/ラクチトール，カナマイシンを用いる
- 非代償性肝硬変で，低アルブミン血症による浮腫，腹水には分枝鎖アミノ酸製剤を用いる
- 非代償性肝硬変で，肝性脳症の場合は，肝不全用アミノ酸製剤注射液や肝不全用成分栄養散を用いる
- 非代償性肝硬変で，高アンモニア血症を呈する場合は，ラクツロース散/シロップかラクチトールを投与する．不十分な場合は，カナマイシンも併用する

4 処方の実際

◆ 目的

- 非代償性肝硬変の低アルブミン血症の改善
- 慢性肝不全の肝性脳症の栄養状態の改善

・非代償性肝硬変の高アンモニア血症の改善

◆ 具体的な処方量

分枝鎖アミノ酸製剤（リーバクト®顆粒，1包4.15 g）
⇒3包/日 分3

肝不全用成分栄養剤散（ヘパンED®，1包80 g）⇒2包/日 分2

肝不全用成分栄養剤散（アミノレバン®EN, 1包50 g）
⇒3包/日 分3

ラクツロース散（ラクツロース末・P/シロップ®）
⇒ラクツロースとして18〜36 g/日 分2〜3

ラクツロース散（モニラック®原末/シロップ）
⇒ラクツロースとして19.5〜30 g/日 分3

ラクチトール末（ポルトラック®）
⇒ラクチトールとして18〜36 g/日 分3

カナマイシンカプセル（カナマイシンカプセル®，1カプセル250 mg）
⇒2〜4 g/日 分4

5 使い方のポイント

Point 1．分枝鎖アミノ酸製剤

低アルブミン血症が適応．薬価が高く内服しづらいため，服用の意義を十分説明する．

Point 2．肝不全用成分栄養剤散

非代償性肝硬変で肝性脳症がある場合が適応．内服しやすいよう各種フレーバーが用意されている．アミノレバン®ENは，牛乳アレルギーがある場合は投与できない．

Point 3．ラクツロース散/ラクチトール水和物末

高アンモニア血症が適応．内服すると下痢になるため，服用の意義を十分説明する．

6 臓器障害・合併症がある場合の注意点

・肝不全用成分栄養剤散は，アミノレバン®ENは，1包50 gで約200 kcal，ヘパンEDは1包80 gで約310 kcalのため，糖尿病合併の場合は，摂取カロリーに注意を要する

- ラクツロース散は，糖分が含まれるため，糖尿病合併時は注意を要する

7 副作用と投与の際の留意事項

◆ 注意すべき副作用
- 分枝鎖アミノ酸製剤は栄養剤なので，副作用はほとんど認めない．下痢，腹満，吐き気や食欲不振等
- 肝不全用成分栄養剤散は栄養剤なので，副作用はほとんど認めない．下痢，腹満，吐き気や食欲不振等
- ラクツロース散/ラクチトール水和物末は，下痢，腹満や腹鳴，腹痛

◆ その他の留意事項
分枝鎖アミノ酸製剤，肝不全用成分栄養剤散，ラクツロース散/ラクチトール水和物末は，用法・用量は病状により幅が認められる．

● 参考にしたいガイドラインとエビデンス ●
- 国立国際医療センター，肝炎情報センターホームページ（http://www.ncgm.go.jp/center/index.html）
- 平成20年厚生労働省難治性肝炎班会議報告書
  難病の班会議報告書は，班会議より各医学部図書館に配布される

<中島尚登>

Ⅰ. 薬剤編

2）肝・胆道疾患薬
5. 胆石溶解剤，利胆薬

使用頻度の高い薬剤

一般名	商品名	製造元
ケノデオキシコール酸（CDCA）	チノ	藤本製薬
ウルソデオキシコール酸（UDCA）	ウルソ	田辺三菱製薬

使用される主な疾患

胆嚢結石症　　　　　　　　　　　　　　　　　　　　　p.264

1 薬の特徴と分類

◆ 特徴：どのような時に使うのか

胆石発作を伴う胆嚢結石のうち，併存疾患，全身状態，患者の希望などの理由で根治手術が不可能な場合に選択される．

◆ 分類

一次胆汁酸であるケノデオキシコール酸（chenodeoxycholic acid：CDCA）とその異性体であるウルソデオキシコール酸（ursodeoxycholic acid：UDCA）の2種類の製剤がある．

2 薬の作用機転

コレステロール胆石[※]では，コレステロール過飽和胆汁に結晶析出促進因子が作用して結石が形成される．経口胆石溶解療法は胆汁酸を補充して胆汁内のコレステロール溶存能を高めるものである．

CDCAとUDCAの作用機転には若干の相違が指摘されている．CDCAはミセルを形成して胆汁中のコレステロールを溶存させているが，UDCAではミセル形成能は弱くベシクルや結晶を形成しコレステロールを溶存させる．コレステロール胆石形成を抑制する核内受容体型転写因子であるファルネソイドX受容体（Farnesoid X receptor：FXR）の活性化作用はCDCAが強く，UDCA

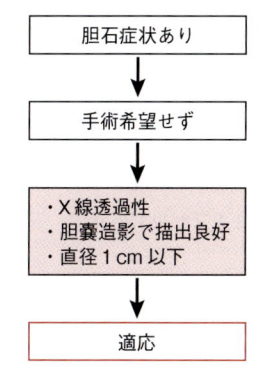

```
┌─────────────────┐
│  胆石症状あり    │
└────────┬────────┘
         ↓
┌─────────────────┐
│  手術希望せず    │
└────────┬────────┘
         ↓
┌─────────────────┐
│ ・X線透過性      │
│ ・胆嚢造影で描出良好│
│ ・直径1cm以下   │
└────────┬────────┘
         ↓
┌─────────────────┐
│     適応         │
└─────────────────┘
```

図◆胆石溶解療法のフローチャート

では弱い.

また，UDCAは腸管からのコレステロールの吸収と胆汁中への排泄を抑制し，CDCAはコレステロール合成の律速酵素であるHMG-CoA還元酵素を抑制する.

> ※**コレステロール胆石**：コレステロールは，胆汁中では水の200万倍も高い濃度で溶けている．これは両親媒性化合物である胆汁酸とリン脂質によりコレステロール・リン脂質小胞（ベシクル）が形成されることにより成立しているが，胆汁酸の欠乏により不安定化する．このような状態で胆汁が濃縮されると小胞の融合や凝集が起こり，より大きな多層性小胞となる．さらに進行するとコレステロール結晶が析出し，胆嚢の収縮低下，排泄機能障害等が合併することにより胆石形成に至る．

3 こんなときに使う

胆嚢機能が保たれた**非石灰化純コレステロール胆石が適応**となる．X線透過性で胆嚢造影で描出良好であり1cm以下の小結石であれば70％の溶解率といわれている（図）.

複数の胆石を認める症例では，UDCAにスタチン系薬剤を併用すると溶解効果が高いという報告があり，高コレステロール血症を合併した場合には考慮する．

4 処方の実際

◆ 目的
胆石の溶解を目的とする．

◆ 具体的な処方量
UDCA（ウルソ®，1錠50 mg・100 mg）　　⇒ 600 mg/分3
CDCA（チノ®，1カプセル125 mg）　　⇒ 375 mg/分3

5 使い方のポイント

Point 限定的な適応
胆石溶解療法の適応症例は全体の10％程度であり，再発の可能性が高い（15〜30％）ことからも適応は限定している．結石消失には長期投与が必要であり，再発予防も含めて投与の際には服薬コンプライアンスの維持が重要である．

6 臓器障害，合併症がある場合の注意点

完全胆道閉塞では利胆作用により症状の増悪をきたす可能性があり，禁忌である．

高度の黄疸を伴う肝硬変症例では症状の増悪をきたす可能性があり，慎重投与となる．

7 副作用と投与の際の留意事項

◆ 注意すべき副作用
CDCAは**下痢**の出現を比較的高頻度に認め，一過性の肝障害や**血清脂質への影響**が指摘されている．UDCAの副作用は少ないが，治療経過中に胆石へのカルシウムの沈着が認められるとの報告がある．

◆ その他の留意事項
有症状胆石の推奨される治療は腹腔鏡下胆嚢摘出術であり，胆嚢が残存する限り胆石症が再発する可能性は消失しないことは説明する必要がある．

CDCAには催奇形性が報告されているため妊婦または妊娠している可能性のある女性には投与するべきではない．

●参考にしたいガイドラインとエビデンス

- Podda, M., et al.：Efficacy and safety of a combination of chenodeoxycholic acid and ursodeoxycholic acid for gallstone dissolution：a comparison with ursodeoxycholic acid alone. Gastroenterology, 96：222-229, 1989
  X線陰性のコレステロール胆石にたいする経口胆石溶解療法の有効性：メタアナリシス
- Tomida, S., et al.：Long-term ursodeoxycholic acid therapy is associated with reduced risk of biliary pain and acute cholecystitis in patients with gallbladder stones：a cohort analysis. Hepatology, 30（1）：6-13, 1999
  胆石溶解療法による疝痛発作，手術移行に対する影響：前向きコホート研究

＜中野　茂，五十嵐 良典＞

Ⅰ. 薬剤編

3）膵疾患薬
タンパク分解酵素阻害薬

使用頻度の高い薬剤

一般名	商品名	製造販売元*−販売元
ガベキサートメシル酸塩	エフオーワイ	小野
	レミナロン	高田*−塩野義
	プロピトール	日医工
ナファモスタットメシル酸塩	フサン	鳥居
ウリナスタチン	ミラクリッド	持田

カモスタットメシル酸塩（フオイパン®）は，p.282「慢性膵炎」の項に譲る

使用される主な疾患

急性膵炎　　　　　　　　　　　　　　　　　　　　p.275
慢性再発性膵炎の急性増悪期　　　　　　　　　　　p.282

1　薬の特徴

　膵炎はトリプシンの活性化を引き金として，ホスホリパーゼA_2やエラスターゼなど膵酵素の活性化を引き起こし，浮腫や壊死，出血などを起こす．タンパク分解酵素阻害薬はトリプシンなどの活性化防止を目的として用いられる．

2　薬物の作用機転

　膵由来のタンパク分解酵素（トリプシン，カリクレインなど）の活性を阻害する．ガベキサート（エフオーワイ®）は，凝固線溶系のタンパク分解酵素（トロンビン，プラスミンなど）への阻害も強く汎発性血管内凝固症候群（DIC）にも有効である．

3　こんなときに使う

・急性膵炎
・慢性再発性膵炎の急性増悪

4 処方の実際

◆目的
トリプシンなどの膵由来のタンパク分解酵素の活性化防止を目的として用いられる[1, 2].

◆具体的な処方(表1, 2)
<ガベキサート(エフオーワイ®)>

600mg/日(1バイアル100mg)を5%ブドウ糖液500mLに溶解し,24時間持続点滴する.1日投与量は200～600mg/日とされるが,初期には保険適応最大量を点滴する.重症例はこの限りではなく,循環不全,DIC,多臓器不全を合併することから,投与量は20～39mg/kg/日とし,病勢に応じて漸減する投与法が望ましい.ときに他のタンパク分解酵素阻害薬としてミラクリッド®を併用する.

表1 ◆ 急性膵炎におけるタンパク分解酵素阻害薬の投与量の目安

薬剤	常用量(/日)	重症時投与量
エフオーワイ®	200～600mg	20～39mg/kg/日
フサン®	10～60mg	1.44～4.8mg/kg/日
ミラクリッド®	5～15万単位	10～30万単位/日

文献3より引用

表2 ◆ 急性膵炎におけるタンパク分解酵素阻害薬の投与例

	軽症	重症
阻害薬の選択	エフオーワイ® フサン® ミラクリッド®	エフオーワイ®＋ミラクリッド® フサン®＋ミラクリッド®
初期投与 (最初12時間)	最大1日常用量/12時間[*1] 持続点滴静注	最大1日常用量/12時間[*1] 持続点滴静注
～第3日[*2]	上記を24時間で	上記を24時間で
～第1週[*2]	漸減,間欠投与に	上記を維持
～第2週[*2]	漸減または中止	維持または漸減
～第3週[*2]	同上	同上

*1:1日投与量を診断から最初の12時間に投与する
*2:各時点で重症度を判定し,その重症度に応じて投与量を増減する
文献3より引用

＜ナファモスタット（フサン®）＞

1回30mgを5％ブドウ糖500mLに溶解．1日2回，約2時間かけて点滴静注する．1日投与量は10～60mg/日とされるが，初期には保険適応最大量を点滴し，漸減する．

重症例はエフオーワイ®と同様の理由で，投与量を1.44～4.8mg/kg/日とし，病勢に応じて漸減，あるいはミラクリッド®を併用する．

＜ウリナスタチン（ミラクリッド®）＞

1回5万単位を500mLの輸液に溶解し1日3回，1～2時間かけて点滴静注する．1日投与量は5～15万単位/日とされるが，初期には保険適応最大量を点滴し，漸減する．

重症例は投与量を10～30万単位/日とし，病勢に応じて漸減する投与法が望ましい．

5 使い方のポイント

Point 1．即時使用が原則

原則として急性膵炎と診断された時点，あるいは疑われた時点から使用する．膵炎の重症度に応じて早期に十分量を投与し，その後臨床経過に応じて増減する．

Point 2．保険適応最大量を用いる

いずれの薬剤も少量投与では膵組織への移行が悪く，かつ半減期が短いことから，軽症例でも初期投与量は保険適応最大量を用い，持続点滴静注や2回（ミラクリッド®は3回）に分け，2時間以上かけて点滴する．

6 副作用と投与の際の留意事項

◆ 注意すべき副作用

ショック，アナフィラキシー様症状（脈拍異常，血圧低下，チアノーゼ，呼吸困難など）をきたすことがあり，十分な問診を行い，投与開始後10分間は患者の全身状態の観察を行うこと．血清カリウムが上昇する場合があり，高カリウム血症を認めた場合は直ちに中止する．

◆ その他の留意事項

＜半減期が短い＞

いずれの薬剤も半減期は1～2時間以内である．血中有効濃度を維持するためには，持続点滴静注が必要である．

＜組織障害性が強い＞

ガベキサート（エフオーワイ®），ナファモスタット（フサン®）は注射部位の皮膚潰瘍・壊死をきたすことがあり，薬液の血管外への漏出がないよう注意を要する．また投与経路は血液うっ滞が起こらないようできるだけ太い血管を選択し，可能であれば中心静脈からの投与が望ましい．

＜配合変化＞

ガベキサート（エフオーワイ®）は抗生物質製剤，血液製剤，アミノ酸製剤，アルカリ性の薬剤，添加物として亜硫酸塩を含有する薬剤など，ナファモスタット（フサン®）はアルカリ製剤で配合変化きたすので注意を要する．上述のごとく溶解液は5％糖液あるいはリンゲル液を使用する．

● 参考にしたいガイドラインとエビデンス ●

1）「急性膵炎の診療ガイドライン2010（第3版）」（急性膵炎診療ガイドライン2010改訂出版委員会, 他編）, 金原出版, 2009
2）「急性膵炎における初期診療のコンセンサス　改訂第2版」（厚生労働省難治性疾患克服研究事業難治性膵疾患に関する調査研究班 編）, アークメディア, 2008
3）「膵疾患へのアプローチ」（下瀬川 徹 編）, 中外医学社, 2008

＜山口康晴，高橋信一＞

Ⅰ. 薬剤編

4) 抗悪性腫瘍薬

1. 代謝拮抗剤

使用頻度の高い薬剤

一般名	商品名	販売元
フルオロウラシル	5-FU	協和発酵キリン
ゲムシタビン塩酸塩	ジェムザール	日本イーライリリー
カペシタビン	ゼローダ	中外
テガフール・ウラシル配合剤	ユーエフティ（UFT）	大鵬
テガフール・ギメラシル・オテラシルカリウム配合剤	ティーエスワン（TS-1）	大鵬

使用される主な疾患

食道癌	p.294	胆道癌	p.334
胃癌	p.300	膵癌	p.338
大腸癌	p.319		

1 薬の特徴と分類

◆ 特徴

　代謝拮抗剤は核酸合成過程に必要な物質との構造的・機能的類似構造を持つことにより，核酸合成酵素の働きを拮抗阻害することで，細胞傷害性をもたらす抗がん剤である．

◆ 分類

- 消化器領域において抗がん剤として使用される代謝拮抗剤は，全てピリミジン系拮抗薬に分類され，代表的なものとしてフルオロウラシルをはじめとしたフッ化ピリミジン系薬剤と，シチジン類縁化合物であるゲムシタビンがあげられる
- UFT，TS-1，ゼローダ®は経口フッ化ピリミジン系抗がん剤とよばれ，最終的に体内でフルオロウラシルにまで代謝されて薬効を示す

2 薬の作用機転

◆ フルオロウラシル

フルオロウラシルの活性代謝物であるFdUMPがdUMPと拮抗し，thymidylate synthase（チミジル酸合成酵素：TS）を抑制することでDNAの合成阻害を引き起こす細胞障害作用機序と，5-FUがFUTPに代謝されRNAにも組み込まれF-RNAを生成しRNAの機能を障害することに起因する機序が考えられている（図1）．

◆ ゲムシタビン

ゲムシタビン（dFdC）は細胞内で代謝されて活性型のヌクレオチドである二リン酸化物（dFdCDP）および三リン酸化物（dFdCTP）となり，これらがDNA合成を直接的および間接的に阻害することにより殺細胞作用を示す．直接的には，dFdCTPがデオキシシチジン三リン酸（dCTP）と競合しながらDNAポリメ

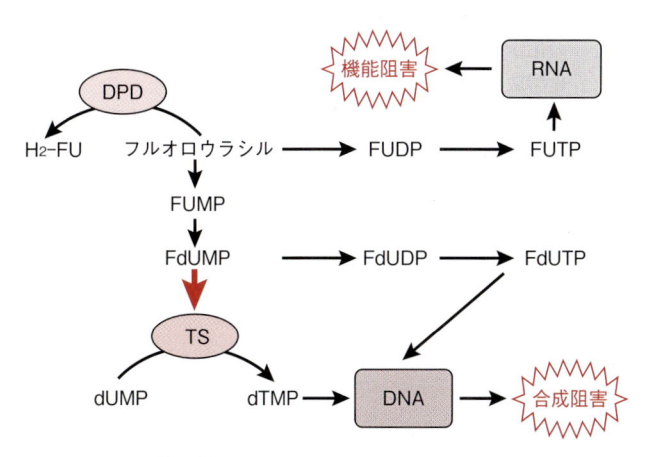

図1 ◆ 5-FUの作用機序

H_2-FU：フルツロン，DPD：ジヒドロピリミジンデヒドロゲナーゼ，TS：チミジル酸合成酵素，FUMP：フルオロウリジン一リン酸，FUDP：フルオロウリジン二リン酸，FUTP：フルオロウリジン三リン酸，FdUMP：フルオロデオキシウリジン一リン酸，FdUDP：フルオロデオキシウリジン二リン酸，FdUTP：フルオロデオキシウリジン三リン酸，dUMP：デオキシウリジン一リン酸，dTMP：デオキシウリチンジン一リン酸

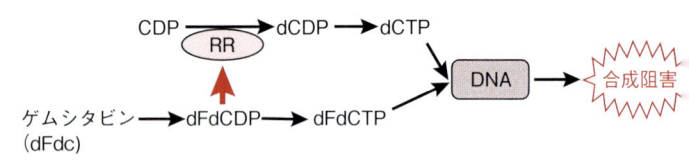

図2 ◆ ゲムシタビンの作用機序
CPP：デオキシチジン，dCDP：デオキシチジン二リン酸

ラーゼによりDNA鎖に取り込まれた後，細胞死（アポトーシス）を誘発する．また，dFdCDPはリボヌクレオチドレダクターゼ（RR）を阻害することにより，細胞内のdCTP濃度を低下させるため，間接的にDNA合成阻害が増強される（図2）．

3 こんなときに使う

- ジェムザール®：切除不能・再発膵臓癌・胆道癌の化学療法，膵臓癌の術後補助化学療法
- 5-FU：切除可能食道癌の術前補助化学療法・化学放射線療法，切除不能・再発食道癌・胃癌・胆道癌・膵臓癌・大腸癌の化学療法，切除不能・再発食道癌，局所進行切除不能膵癌の化学放射線療法，大腸癌術後補助化学療法
- UFT：切除不能・再発胆道癌・膵臓癌・大腸癌の化学療法，大腸癌術後補助化学療法
- TS-1：切除不能・再発胃癌・胆道癌・膵臓癌・大腸癌の化学療法，胃癌術後補助化学療法
- ゼローダ®：切除不能・再発大腸癌の化学療法，結腸癌術後補助化学療法

4 処方の実際

◆ 目的

- 放射線化学療法症例では治癒率の向上，延命
- 手術前後における補助化学療法対象例は治癒率の向上および無再発期間の延長
- 切除不能・再発症例に対しては延命・症状緩和

◆ 具体的な処方量

＜食道癌＞

・フルオロウラシル（5-FU, 1アンプル 250 mg）

①化学療法単独の場合

a) 切除不能・再発例

シスプラチン＋5-FU併用療法（FP療法）

⇒1コース（4週）（シスプラチン80 mg/m² 1日目との併用で）800 mg/m²/日持続静注 1〜5日を4週間ごと投与

b) 術前補助化学療法例

シスプラチン＋5-FU併用療法（FP療法）

⇒1コース（3週）（シスプラチン80 mg/m² 1日目）800 mg/m²/日持続静注 1〜5日を3週間ごと投与2コース繰り返す

c) 化学放射線療法例

胸部食道癌Stage Ⅱ/Ⅲ（T4除く）

シスプラチン＋5-FU併用療法（FP療法）

⇒1コース（4週）（シスプラチン75 mg/m² 1日目との併用で）1,000 mg/m²/日持続静注 1〜4日を4週間ごと投与

②T4胸部食道癌

シスプラチン＋5-FU併用療法（FP療法）

⇒1コース（4週）（シスプラチン70 mg/m² 1日目との併用で）700 mg/m²/日持続静注 1〜4日を4週間ごと投与

＜胃癌＞

・フルオロウラシル（5-FU, 1アンプル 250 mg）

5-FU持続静注療法 or シスプラチン＋5-FU併用療法（FP療法）

⇒1コース（4週）（シスプラチン80 mg/m² 1日目との併用ないしは単剤で）800 mg/m²/日持続静注 1〜5日を4週ごと繰り返す

メソトレキセート（MTX）＋5-FU療法（MF療法）

⇒（メソトレキセート100 mg/m² との併用で）500 mg/m² 急速静注を週1回繰り返す

1. 代謝拮抗剤

5-FU＋l-LV療法（PRMIレジメン）

⇒1コース（8週）（レボホリナートカルシウム250 mg/m²の併用で）500〜600 mg/m²の急速静注週1回投与を6週連続施行後，2週休薬する8週1コースを繰り返す

・テガフール・ギメラシル・オテラシルカリウム（TS-1，カプセル20・25 mg，顆粒20・25 mg）

TS-1単独療法

⇒1コース（6週）（単剤で）80 mg/m²を1日2回，4週内服し2週休薬する．これを1コースとして繰り返す

TS-1＋シスプラチン併用療法

⇒1コース（5週）（シスプラチン60 mg/m² 8日目との併用で）80 mg/m²を1日2回，3週内服し2週休薬する．これを1コースとして繰り返す

＜大腸癌＞

・フルオロウラシル（5-FU，1アンプル250 mg）

mFOLFOX6療法 or FOLFIRI療法

⇒（オキサリプラチン85 mg/m² 1日目ないしはイリノテカン150 mg/m² 1日目と，レボホリナートカルシウム200 mg/m² 1日目の併用で）400 mg/m²の急速静注と2,400 mg/m²の46時間持続静注を2週ごと繰り返す

5-FU/l-LV療法（PRMIレジメン）

⇒1コース（8週）（レボホリナートカルシウム250 mg/m²の併用で）500〜600 mg/m²の急速静注週1回投与を6週連続施行後，2週休薬する8週1コースを繰り返す（術後の場合は計3コース）

・テガフール・ギメラシル・オテラシルカリウム（TS-1，カプセル20・25 mg，顆粒20・25 mg）

TS-1単独療法

⇒1コース（6週）（単剤で）80 mg/m²を1日2回，4週内服し2週休薬する．これを1コースとして繰り返す

IRIS療法

⇒1コース（4週）（イリノテカン100〜125 mg/m² 1, 15日目との併用で）80 mg/m²を1日2回，2週内服し2週休薬する．これを1コースとして繰り返す

・テガフール・ウラシル（UFT，カプセル100 mg，顆粒100 mg，E顆粒20％ 0.5・0.75・1.0g）

UFT/LV療法

⇒1コース（35日）（ホリナート75 mg/2×と併用で）300 mg/m²を1日3回に分けて約8時間ごとに経口投与．28日間連日内服し，その後7日間休薬する．これを1コースとして繰り返す．（術後の場合は計5コース）

・カペシタビン（ゼローダ®, 300 mg錠）

ゼローダ®単独療法

⇒1コース（21日）（**B法**：結腸癌における術後補助化学療法）1,250 mg/m²を1日2回，14日間内服し7日間休薬する．これを1コースとして計8コース施行する

⇒1コース（21日）（**C法**：治癒切除不能な進行・再発の結腸・直腸癌）（オキサリプラチン130 mg/m² ±ベバシズマブ7.5 mg/kg 1日目との併用で）1,000 mg/m²を1日2回，14日間内服し7日間休薬する．これを1コースとして繰り返す

＜胆道癌＞

・ゲムシタビン（ジェムザール®，1バイアル 200 mg）

ジェムザール®単独療法

⇒1コース（4週）1,000 mg/m²を週1回．3週連続投与し1週休薬する．これを1コースとして繰り返す

ジェムザール®＋シスプラチン併用療法（2010年8月現在，保険適応なし）

⇒1コース（3週）（シスプラチン25 mg/m²/日，1，8日目との併用で）ジェムザール®1,000 mg/m²/日を週1回，2週連続投与し，1週休薬する．これを1コースとして繰り返す

- テガフール・ギメラシル・オテラシルカリウム（TS-1，カプセル 20・25 mg，顆粒 20・25 mg）

  TS-1単独療法

  ⇒1コース（6週）（単剤で）80 mg/m^{2}を1日2回，4週内服し2週休薬する．これを1コースとして繰り返す

<膵臓癌>

- ゲムシタビン（ジェムザール®，1バイアル 200 mg）

  ジェムザール®単独療法

  ⇒1コース（4週）1,000 mg/m^{2}を週1回．3週連続投与し1週休薬する．これを1コースとして繰り返す

- テガフール・ギメラシル・オテラシルカリウム（TS-1，カプセル 20・25 mg，顆粒 20・25 mg）

  TS-1単独療法

  ⇒1コース（6週）（単剤で）80 mg/m^{2}を1日2回，4週内服し2週休薬する．これを1コースとして繰り返す

5 使い方のポイント

Point 1．作用機序の違いを理解し使いこなす

- 5-FUをはじめとしたフッ化ピリミジン系薬剤は消化器癌のキードラッグとして認識されている．
- 5-FUの投与方法には急速静注法と持続静注法とがあり，前者がRNA障害，後者がDNA障害に傾きを持つというように作用機序が異なるといわれている．このため急速静注法に対し不応になった症例に対して持続静注法が試みられることがある．ちなみにTS-1，UFT，ゼローダ®といった経口フッ化ピリミジン系抗がん剤は持続静注法に類似した薬物動態を示す
- 近年，簡便性の点から，5-FU持続静注に代わって経口フッ化ピリミジン系抗がん剤が広く用いられている
- 5-FUにはメソトレキセート（MTX）やレボホリナートカルシウム（l-LV）などとの併用により薬理動態を変化させて，効果を増強したり毒性を軽減させるbiochemical modulation（BCM）が知られている．その他，各種薬剤との併用による相乗効果も報告されており各癌腫に応じて様々な併用療法が行わ

れている

Point 2. 膵癌におけるジェムザール®の優越性

ジェムザール®は膵癌において5-FUとの比較試験が行われた際,生存に対する有効性のみならず疼痛の症状緩和効果(clinical benefit response)についても評価され,5-FUよりも優れていると報告された.現在,ジェムザール®は切除不能・再発膵癌一次治療の標準治療と認識されており,フッ化ピソミジン系薬剤は,ジェムザール®治療に不応になった膵癌の二次治療として使用されている.

Point 3. 胆道胆道癌の標準治療における米国とのちがい

胆道癌では最近まで大規模な第Ⅲ相試験の報告が存在せず,第Ⅱ相試験の結果をもって薬剤承認が行われていた.本邦でも40例の第Ⅱ相試験の結果をもって,2006年6月にジェムザール®が保険承認されている.2009年の米国臨床腫瘍学会においてジェムザール®とジェムザール®+シスプラチン併用療法を比較する第Ⅲ相臨床試験の結果が報告され,ジェムザール®+シスプラチン併用療法の優越性が証明されたことから米国では標準治療として認識されているが,2010年8月現在,本邦ではシスプラチンが保険承認されていないため実地臨床では使用不能である.

6 臓器障害・合併症がある場合の注意点

- 骨髄抑制,肝・腎障害を認める場合は副作用が強く発現する可能性があるので,慎重な投与を行う
- ジェムザール®:画像上,明らかに存在し,かつ臨床症状のある間質性肺炎または肺線維症のある患者では禁忌(間質性肺炎発症リスクのため).既往/合併症の場合は慎重な投与を心がける

7 副作用と投与の際の留意事項

◆ 注意すべき副作用
① 骨髄抑制
② 粘膜炎(口内炎,胃腸炎など)(5-FU,TS-1,ゼローダ®,UFT)
③ 間質性肺炎(ジェムザール®)

その他,食欲不振,悪心・嘔吐,下痢,全身倦怠感,肝機能障害,発疹,色素沈着（フッ化ピリミジン系薬剤）などがあげられる.

◆ その他の留意事項

併用によりフェニトイン,ワルファリンカリウムの作用を増強する恐れがある.

● 参考にしたいガイドラインとエビデンス ●
- 「食道癌診断・治療ガイドライン第2版」（日本食道学会 編）,金原出版,2007
- 「胃癌治療ガイドライン 第2版」（日本胃癌学会 編）,金原出版,2004→本年中に改訂予定である（2010年8月現在）
- 「大腸癌治療ガイドライン2009年版」（大腸癌研究会 編）,金原出版,2009
- 「エビデンスに基づいた胆道癌診療ガイドライン」（胆道診療ガイドライン作成出版委員会 編）,医学図書出版,2007
- 「膵癌診療ガイドライン2009年版」（日本膵臓学会 編）,金原出版,2009
- 「新臨床腫瘍学 改訂第2版」（日本臨床腫瘍学会 編）,南江堂,2009

<町田 望,朴 成和>

Ⅰ. 薬剤編

4）抗悪性腫瘍薬
2. タキサン系薬剤

使用頻度の高い薬剤

一般名	商品名	販売元
パクリタキセル	タキソール	ブリストル・マイヤーズ
ドセタキセル水和物	タキソテール	サノフィ・アベンティス

使用される主な疾患

食道癌：ドセタキセル水和物（タキソテール®）　　　p.294
胃癌：パクリタキセル（タキソール®）　　　p.300

1 薬の特徴と分類

◆ 特徴と分類

- 元は太平洋イチイの抽出物から開発された天然化合物だったが，現在ではヨーロッパイチイからの抽出物である10-デアセチルバッカチンⅢを元に半合成されている
- タキサン系薬剤と分類されるが，これはイチイの学名が*Taxus*であることに由来する．後述のごとく微小管作用抗がん剤に分類される
- 水にはほとんど溶解しないためパクリタキセルはクレモホールEL，ドセタキセルはポリソルベート80で溶解されている．前者による過敏反応があるため，その予防に前投薬が必要となる
- 肝臓にて代謝される．パクリタキセルはCYP2C8やCYP3A4，ドセタキセルはCYP3A4といった酵素で代謝されるため，同様の酵素で代謝される薬剤との併用時に排泄が遅延する可能性がある（図1）

2 薬の作用機転

- 微小管の2つのサブユニットであるα-tubulinとβ-tubulinのうちβ-tubulinに結合することで，脱重合を阻害し，重合を促進・安定化させる．tubulinの重合・脱重合の動的平衡状態が

ドセタキセル

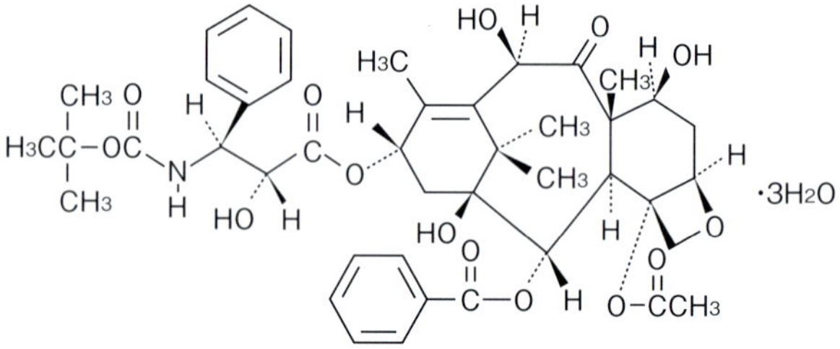

パクリタキセル

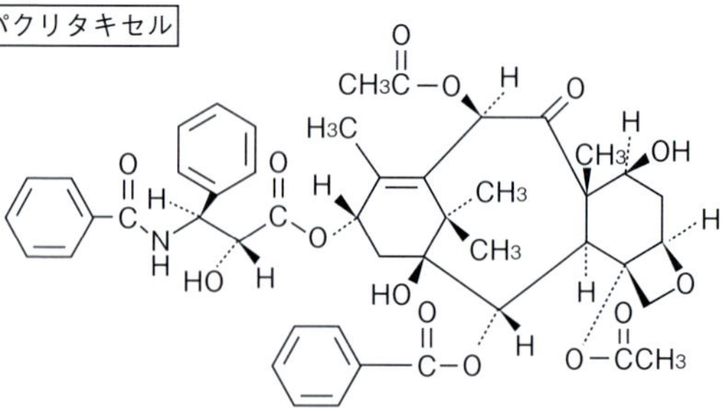

図1 ◆ ドセタキセルとパクリタキセルの構造

重合に傾くことで,微小管形成が過剰に促進され,細胞分裂が阻害されることにより細胞増殖が抑制される.

3 こんなときに使う

- パクリタキセル:切除不能・再発胃癌の化学療法
- ドセタキセル:切除不能・再発食道癌,胃癌の化学療法.切除不能・再発食道癌の放射線化学療法

4 処方の実際

◆ 具体的な処方量(図2)

- パクリタキセル(タキソール®,1アンプル30・100 mg)

<3週間ごと投与法>(標準投与法)

> ⇒1コース(3週):(210 mg/m^2)週1回点滴静注(3時間)×3週間ごと繰り返し

```
ドセタキセル      ↓    ↓    ↓   (↓)
(60〜70mg/m²)
                    3〜4週間ごと

3週間ごと投与法

パクリタキセル    ↓         ↓
(210mg/m²)
                  3週間ごと

毎週投与法

パクリタキセル    ↓  ↓  ↓     ↓  ↓ ……
(80mg/m²)
              週1回3週連続投与＋1週休薬
              └┘└┘└┘└┘└┘
               1  2  3  4  5 (週)
```

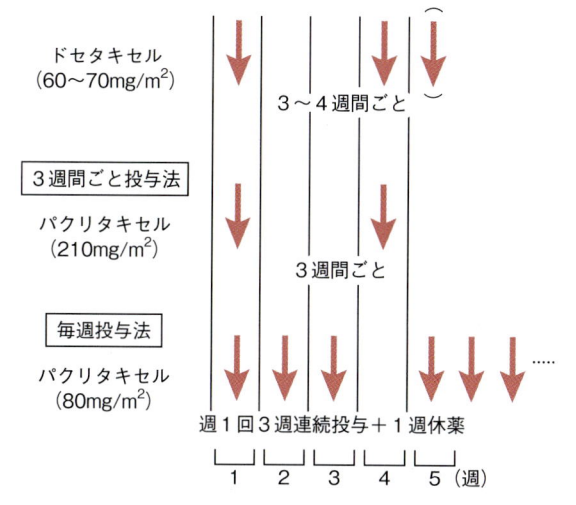

図2 ◆ ドセタキセル，パクリタキセルの投与スケジュール

＜毎週投与法＞

　　⇒1コース（4週）：（80 mg/m²）週1回点滴静注（1時間）×3週連続＋1週休薬

・ドセタキセル（タキソテール®，1バイアル20・80 mg）

【胃癌】

　　⇒1コース（3〜4週）：（60 mg/m²）週1回点滴静注（1時間以上）×3〜4週間ごと繰り返し

【食道癌】

　　⇒1コース（3〜4週）：（70 mg/m²）週1回点滴静注（1時間以上）×3〜4週間ごと繰り返し

5 使い方のポイント

Point 1. 3剤併用療法

　本邦とは異なり海外では，パクリタキセルは乳癌，非小細胞肺癌，卵巣癌，カポジ肉腫のみの適応であり，ドセタキセルも消化管においては胃癌の一次治療におけるシスプラチン＋5-FUとの

併用のみの適応である．胃癌における**ドセタキセルの3剤併用療法は，有効性は認められつつも血液毒性の強い点が海外でも問題視されている**．本邦でも食道癌・胃癌を対象に3剤併用の第Ⅰ/Ⅱ相臨床試験が行われたが，やはり血液毒性の強い点が問題視され，標準治療のひとつとしての十分なコンセンサスは得られていない．一次治療における3剤併用療法は国内外で，ドセタキセルを分割投与するなど，至適投与法を探索している状況である．このような現状から，本邦の実地臨床では両薬剤とも単剤で二次治療以降に使用されることが多い．

Point 2．3週間ごと投与法と毎週投与法

乳癌や卵巣癌とは異なり，胃癌における標準投与法である**3週間ごと投与法**と，**毎週投与法**の比較試験は報告されていない．しかし毎週投与法における血液毒性がより軽度なことが他癌腫からの報告で示唆されていたため，国内でも毎週投与法を行う施設が多い．上述した胃癌に対するパクリタキセル毎週投与法は，乳癌において適応のあるB法（100 mg/m^{2}を週1回1時間かけて点滴静注．6週連続投与，2週休薬を1コースとして繰り返す）とは用法・用量が異なり，**80 mg/m^{2}を週1回，3週連続投与，1週休薬を1コースが一般的**である．現在，本療法を用いた胃癌二次治療における第Ⅲ相臨床試験CPT-11 vs. パクリタキセル（WJOG4007G試験）が実施されている．

6 臓器障害・合併症がある場合の注意点

・骨髄抑制・肝腎機能障害のある患者，高齢者には慎重投与
・間質性肺炎・肺線維症のある患者：ドセタキセル，パクリタキセル両薬剤ともに肺疾患が増悪したとの報告があり慎重な投与が必要
・パクリタキセルは溶剤として無水エタノールを含有するため，アルコールに過敏な患者には慎重に投与を行う．投与後はアルコールを摂取したのと同様の状況なので，外来での投与の場合は車などの運転は控えるよう指導する

7 副作用と投与の際の留意事項

・パクリタキセル3週間ごと投与法の用量制限毒性は好中球減少，末梢神経障害，低血圧，毎週投与法でも好中球減少，末梢神経

障害であった．胃癌二次治療における毎週投与法の本邦の単施設の後ろ向き研究では重篤な好中球減少の頻度は3週間ごと投与法に比較し軽度であることが示唆されている[1]．

- パクリタキセルには過敏症が知られており，十分な前投薬が必要である．投与約30分前までに投与を終了するように，1回デキサメタゾンリン酸エステルナトリウム注射液（デキサメタゾンとして20 mg），ラニチジン塩酸塩注射液（ラニチジンとして50 mg）または注射用ファモチジン（ファモチジンとして20 mg）などのヒスタミンH_2受容体拮抗薬を静脈内投与し，ジフェンヒドラミン塩酸塩（ジフェンヒドラミン錠として50 mg）などのヒスタミンH_1受容体拮抗薬を経口投与する
- ドセタキセルの用量制限毒性は好中球減少であり，各癌腫の国内臨床試験データの統合解析では60 mg/m^{2}では好中球減少500/mm^{3}未満は60.6％に認められ，治療開始日からnadirまでの中央値は9日，同様に70 mg/m^{2}では好中球減少500/mm^{3}未満は73.7％，nadirまでの中央値は8日であった．二次治療以降の場合は前治療による骨髄抑制から十分回復していることを確認するとともに，開始用量についても適宜減量を考慮する．また投与後も適切な間隔での経過観察が必要である
- 商品名がパクリタキセル（タキソール®），ドセタキセル（タキソテール®）と類似しているため薬量の指示の際には注意する
- ドセタキセル：ポリソベート80含有製剤に対し過敏症のある患者には禁忌
- パクリタキセル：ポリオキシエチレンヒマシ油含有製剤に対し過敏症のある患者には禁忌

● 参考にしたいガイドラインとエビデンス ●

1) Hironaka, S., et al：weekly paclitaxel as second-line chemotherapy for advanced or recurrent gastric cancer. Gastric Cancer, 9：14-18, 2006
- 「食道癌診断・治療ガイドライン第2版」（日本食道学会 編），金原出版，2007
- 「胃癌治療ガイドライン 第2版」（日本胃癌学会 編），金原出版，2004→本年中に改訂予定である（2010年8月現在）
- 「新臨床腫瘍学 改訂第2版」（日本臨床腫瘍学会 編），南江堂，2009

<町田　望，朴　成和>

I. 薬剤編

4) 抗悪性腫瘍薬
3. 白金製剤

使用頻度の高い薬剤

一般名	商品名	販売元
シスプラチン	ランダ	日本化薬
	ブリプラチン	ブリストル・マイヤーズ
カルボプラチン	パラプラチン	ブリストル・マイヤーズ
オキサリプラチン	エルプラット	ヤクルト
ネダプラチン	アクプラ	塩野義

使用される主な疾患

精巣腫瘍	子宮癌	
肺癌	食道癌	p.294
頭頸部癌	胃癌	p.300
卵巣癌	大腸癌	p.319

1 薬の特徴と分類

◆ 特徴

白金製剤は固形がん特に,精巣腫瘍,肺癌,頭頸部癌,婦人科癌,食道癌,胃癌,大腸癌などの薬物療法で重要である.シスプラチンには腎毒性や悪心・嘔吐などの強い副作用がある.

◆ 分類

シスプラチンおよび副作用の少ない類似化合物,カルボプラチン,オキサリプラチン,ネダプラチンが承認されている.

2 薬の作用機転

- 白金製剤は,金属錯体として存在し,その標的分子はDNAである
- 細胞内に入ったシスプラチンは塩素イオンが外れ,DNA鎖のプリン塩基と結合する.主としてDNA鎖内架橋(intrastrand cross links)を形成し,構造変化を起こした部分(DNA-Pt adduct)に核タンパクが結合して細胞死を誘導すると考えられている

3 こんなときに使う

- 食道癌に対してシスプラチン＋5-FU®（以下，5-FU）（腎機能低下例ではネダプラチンを考慮）
- 切除不能胃癌に対してシスプラチン＋ティーエスワン®（以下，TS-1）を行う
- 切除不能な大腸癌，術後補助化学療法としてオキサリプラチンベースの薬物療法を行う

4 処方の実際

◆ 目的

- 食道癌に対する術前補助化学療法，切除不能食道癌に対する全身化学療法
- 切除不能胃癌に対する延命・症状緩和のための全身化学療法
- 大腸癌に対する術後補助化学療法，切除不能大腸癌に対する延命・症状緩和のための全身化学療法

◆ 具体的な処方量

食道癌：シスプラチン（ランダ®）

⇒ 70〜80 mg/m^2 1日目＋5-FU 700〜1,000 mg/m^2 1〜4日目，4週ごと

胃癌：シスプラチン（ランダ®）

⇒ 60 mg/m^2 8日目＋TS-1 80 mg/m^2 1〜21日目

大腸癌：オキサリプラチン（エルプラット®）

⇒ 85 mg/m^2 1日目＋レボホリナート-L 200 mg/m^2 1日目＋5-FU 400 mg/m^2 1日目＋5-FU 2,400 mg/m^2 1日目（持続静注46時間）

大腸癌：オキサリプラチン（エルプラット®）

⇒ 135 mg/m^2 1日目＋カペシタビン 2,000 mg/m^2 1〜14日目

5 使い方のポイント

Point 腎障害に注意

- 腎障害を有する患者ではシスプラチンは禁忌である
- シスプラチン投与時は，腎障害予防のために大量補液を行う
- これ以上の投与は行わない

6 臓器障害・合併症がある場合の注意点

- 腎障害がある場合は，シスプラチンの減量あるいは投与中止を検討する．
- 糖尿病などによる神経障害を有する場合，シスプラチンやオキサリプラチン投与により症状増悪が起きるので注意する．

7 副作用と投与の際の留意事項

◆ 注意すべき副作用

- シスプラチンにおける嘔気，嘔吐，食欲不振，腎障害，末梢神経障害，**聴神経障害**
- オキサリプラチンの骨髄抑制，食欲不振，**末梢神経障害**
- オキサリプラチンでは特徴的なアナフィラキシーやアレルギー反応があり，治療サイクル数に関わらず発現する（治療開始数カ月後にも起こりうる）

◆ その他の留意点

- オキサリプラチンにおける末梢神経障害は投与直後に発現する急性期障害（冷刺激で誘発）と蓄積性の慢性期障害がある
- オキサリプラチンの神経障害は投与中止で回復するとされているが，回復に数カ月かかることもあり，さらに後治療により悪化する場合もあるので適切なタイミングで休薬する
- オキサリプラチンの神経障害が出現した場合はオキサリプラチンを休薬してその他の薬剤（5-FUなど）を継続する投与法が試みられている．
- アナフィラキシーなど重篤な症状が起きた場合はオキサリプラチンの再投与は控えるが，軽度の**アレルギー反応**であれば抗アレルギー薬やステロイドなどの前投薬を用いたり投与スピードを調節して継続投与を考慮する

● 参考にしたいガイドラインとエビデンス ●

- 「新臨床腫瘍学 改訂第2版」（日本臨床腫瘍学会 編）南江堂，2009
- 「がん治療エッセンシャルガイド」（佐藤隆美，他 編）南山堂，2009
- 「がん化学療法レジメンハンドブック」（遠藤一司 編），羊土社，2009
- 「大腸癌標準化学療法の実際 改訂第2版増補」（島田安博 編），金原出版，2009

＜鈴木 英一郎，長島文夫，古瀬純司＞

Ⅰ. 薬剤編

4) 抗悪性腫瘍薬
4. トポイソメラーゼ阻害薬

使用頻度の高い薬剤

分類	一般名	商品名	販売元
トポイソメラーゼ Ⅰ阻害薬	イリノテカン塩酸塩水和物	カンプト	ヤクルト
		トポテシン	第一三共

使用される主な疾患

切除不能・再発大腸癌　p.319　　切除不能・再発胃癌　p.300

1 薬の特徴と分類

◆ 特徴
- イリノテカンは本邦で開発され，消化器癌をはじめ肺癌など多くの癌種で使用される

◆ 分類
- トポイソメラーゼ阻害薬は，トポイソメラーゼⅠ阻害薬，トポイソメラーゼⅡ阻害薬に分類される
- イリノテカンはトポイソメラーゼⅠ阻害薬に属する

2 薬の作用機転（図）

- トポイソメラーゼⅠは二本鎖DNAの一方を切断し（Ⅱは両方を切断），らせん構造を変換，再結合する酵素である
- トポイソメラーゼ阻害薬はDNA切断複合体と結合することでDNAの複製・転写・修復を抑制する

3 こんなときに使う

＜大腸癌＞
- 一次または二次治療でフルオロウラシル（5-FU）またはその類似薬と併用される
- EGFR（上皮成長因子受容体：epidermal grwth factor

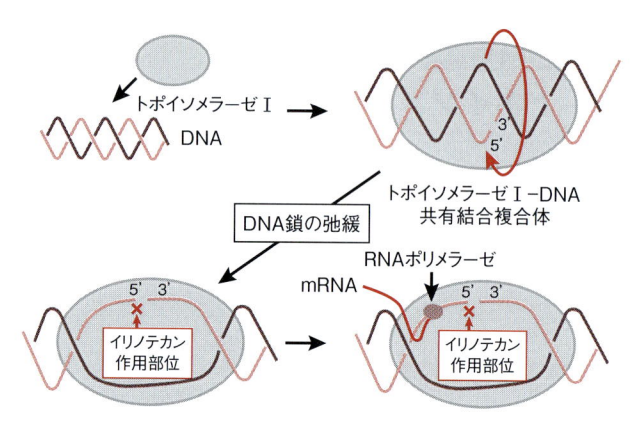

図◆イリノテカンの作用機転
トポイソメラーゼⅠはスーパーコイルDNAを一時的に切断し，スーパーコイルの弛緩（relaxation）を行い，再結合することによりDNAの複製・転写・修復を促進する．
トポイソメラーゼⅠ阻害薬であるイリノテカンはトポイソメラーゼⅠ-DNA共有結合複合体に選択的に作用することによりDNAの複製を阻害する働きを持つ

receptor）陽性症例では二次または三次治療でセツキシマブと併用される

＜胃癌＞
一次治療の選択肢としてシスプラチンと併用される

＜大腸癌および胃癌＞
二次治療以降で単独療法として考慮される

4 処方の実際

◆ 目的
延命，症状緩和．

◆ 具体的な投与量

＜FOLFIRI±ベバシズマブ療法＞（p.319，「大腸癌」の項も参照）
ベバシズマブ（アバスチン®，5・10mg/kg）
　　　　　　　　　⇒90分点滴（以降60分，30分に短縮可能）
イリノテカン（カンプト®，トポテシン®，150mg/m^2）
　　　　　　　　　　　　　　　　　　　　⇒90分点滴

レボホリナートカルシウム（アイソボリン®，200mg/m²）
　　　　　　　　　　　　　　　　　　　⇒2時間点滴

5-FU（5-FU®，400mg/m²）⇒急速静注

5-FU（5-FU®，2,400mg/m²）⇒持続静注46時間　2週間ごと

＜イリノテカン＋セツキシマブ併用療法＞（p.319,「大腸癌」の項も参照）

セツキシマブ（アービタックス®）⇒初回（400mg/m²）2時間点滴
　　　　　　　2回目以降（250mg/m²）1時間点滴　毎週投与

イリノテカン（カンプト®，トポテシン®，150mg/m²）
　　　　　　　　　　　　　　　　　　⇒90分点滴　2週間ごと

＜シスプラチン＋イリノテカン併用療法＞（p.300,「胃癌」の項も参照）

シスプラチン（ランダ®，80mg/m²）　⇒2時間点滴　1日1回

イリノテカン（カンプト®，トポテシン®，70mg/m²）
　　　　　　　　　　　⇒90分点滴　1，15日　4週間ごと

5 使い方のポイント

- CYP3A4阻害薬（アゾール系抗真菌薬，マクロライド系抗生剤など）との併用は，骨髄抑制や下痢などの副作用が増強する可能性がある
- CYP3A4誘導薬（抗けいれん薬，セント・ジョーンズ・ワート含有食品など）との併用は，作用が減弱する可能性がある

6 臓器障害・合併症がある場合の注意点

＜イリノテカンにおける使用禁忌＞（添付文書参照）
- 腸管麻痺・腸閉塞の症例では，腸管排泄が遅れ，重篤な副作用が発現し，致命的となることがある
- 間質性肺炎の症例では，症状が増悪し，致命的となることがある
- 多量の胸腹水を有する症例，黄疸の症例では，重篤な副作用が発現し，致命的となることがある
- アタザナビル硫酸塩を投与中の症例では，イリノテカンの活性代謝物であるSN-38が，肝臓でグルクロン酸抱合体（SN-38G）となるために必要なUDP-グルクロン酸転移酵素（UGT）1A1を阻害することにより，代謝が遅延する可能性がある

4．トポイソメラーゼ阻害薬

7 副作用と投与の際の留意事項

◆ 注意すべき副作用
①骨髄抑制
②下痢
- **早発性**：コリン作動性である．前投薬として硫酸アトロピン投与を考慮する
- **遅発性**：活性代謝物であるSN-38が原因である．SN-38は腸管へ排泄されるため，適切な排便を促す．
  重篤な場合は脱水や循環不全を起こすことがある．ロペラミド塩酸塩が標準的治療である

◆ その他の留意点
SN-38の代謝に関与するUGTの遺伝子多型（*UGT1A1*6*, *UGT1A1*28*）を持つ患者において，ホモ群（**6/*6*, **28/*28*），複合ヘテロ群（**6/*28*）ではSN-38代謝が遅延し重篤な副作用の頻度が高くなる．UGT遺伝子診断は必須の検査ではないが、イリノテカンの投与量の判断や副作用のモニタリングなどを補助する目的で、日常診療において保険内で実施可能な検査である．

● 参考にしたいガイドラインとエビデンス ●
- 「大腸癌治療ガイドライン」（大腸癌研究会 編），金原出版，2009
- 「臨床検査データブック2009-2010」（黒川清，他 編），医学書院，2009

＜柴田剛志，安藤雄一＞

Ⅰ. 薬剤編

4) 抗悪性腫瘍薬
5. 分子標的治療薬

使用頻度の高い薬剤

一般名	商品名	製造販売元*–販売元
ベバシズマブ	アバスチン	中外
セツキシマブ	アービタックス	ブリストル・マイヤーズ*–メルクセローノ
ソラフェニブトシル酸塩	ネクサバール	バイエル
イマチニブメシル酸塩	グリベック	ノバルティス
スニチニブリンゴ酸塩	スーテント	ファイザー

使用される主な疾患

表1参照

1 薬の特徴と分類

◆ 特徴
- がんとの関係が明らかとなった遺伝子,遺伝子産物(分子標的)に対して,特異的に作用する薬剤
- 従来の抗がん剤に比較して,高い腫瘍選択性と安全性が期待される
- 作用する分子が明らかなため,適応症例を絞り込みやすい可能性がある

表1 ◆ 分子標的治療薬が使用される主な疾患

薬剤	適応	本書中の関連ページ
ベバシズマブ	治癒切除不能な進行・再発結腸・直腸癌	
セツキシマブ	EGFR陽性の治癒切除不能な進行・再発結腸・直腸癌	
ソラフェニブ	切除不能な肝細胞癌	p.328
イマチニブ	KIT(CD117)陽性消化管間質腫瘍	p.313
スニチニブ	イマチニブ抵抗性の消化管間質腫瘍	p.313

◆ 分類

- 消化器癌に使用される分子標的薬は，チロシンキナーゼ・ドメインをもつ受容体から核内へ向かう一連のリン酸化カスケードのいずれかを阻害する（図1，2）
- 大まかには，大分子薬（抗体医薬，主にモノクローナル抗体薬）と小分子化合物（細胞内分子を標的とする薬物，主にチロシンキナーゼ阻害薬）に分類される（表2）
- モノクローナル抗体は受容体（レセプター）に対するモノクローナル抗体，増殖因子（リガンド）に対するモノクローナル抗体に分類される（図1）

2 薬の作用機転（図2）

◆ ベバシズマブ

- ヒトVEGF（vascular endothelial growth factor：血管内皮増殖因子）に対するヒト化モノクローナル抗体
- VEGFに結合し血管内皮細胞に発現したVEGF受容体（VEGFR）との結合を阻害して，腫瘍血管新生を抑制する
- VEGFにより上昇した腫瘍内の間質圧を低下させ，組織への抗

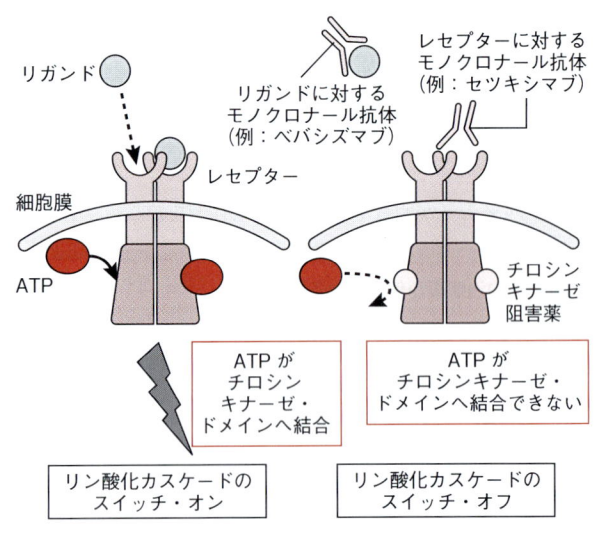

図1 ◆ 大分子薬と小分子薬

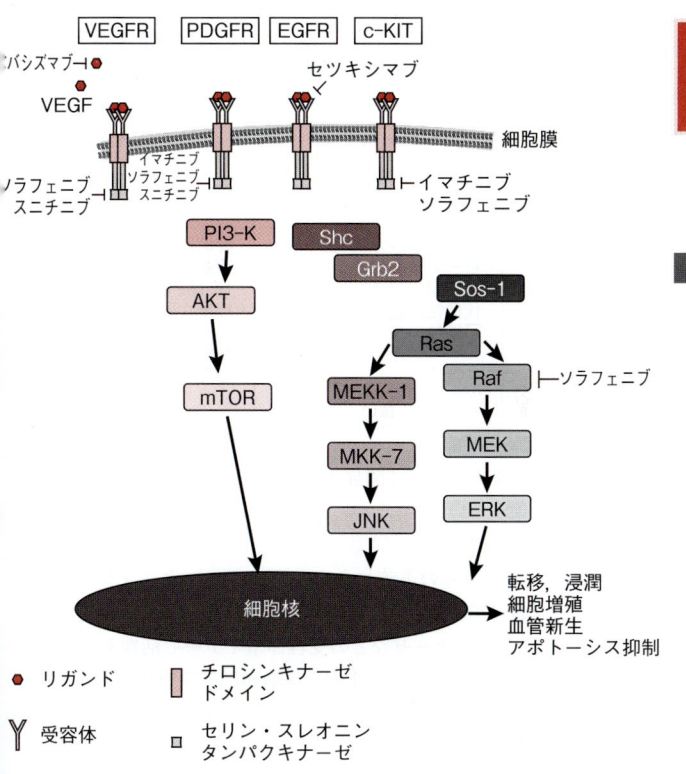

図2 ◆ 分子標的治療薬の作用機転

（図中ラベル：VEGFR, PDGFR, EGFR, c-KIT／ベバシズマブ, VEGF, セツキシマブ／ソラフェニブ, スニチニブ, イマチニブ, ソラフェニブ, スニチニブ, イマチニブ, ソラフェニブ／PI3-K, AKT, mTOR, Shc, Grb2, Sos-1, Ras, MEKK-1, MKK-7, JNK, Raf―ソラフェニブ, MEK, ERK／細胞核／転移, 浸潤, 細胞増殖, 血管新生, アポトーシス抑制／● リガンド, Y 受容体, □ チロシンキナーゼドメイン, ■ セリン・スレオニンタンパクキナーゼ／細胞膜）

悪性腫瘍薬の移行を促進する
・単剤では効果がなく，抗がん剤と併用して用いる

◆ セツキシマブ
・ヒトEGFR（epidermal growth factor receptor：上皮成長因子受容体）に対するキメラ型モノクローナル抗体
・EGFRに結合して下流のシグナル伝達を阻害し，細胞増殖，アポトーシス誘導，浸潤・転移や血管新生の阻害を引き起こす
・IgG1サブクラスのため，抗体依存性細胞介在性障害（ADCC）を誘導する
・単剤または抗がん剤と併用して用いる

5．分子標的治療薬

表2 ◆ モノクローナル抗体薬とチロシンキナーゼ阻害薬の比較

	モノクローナル抗体薬	チロシンキナーゼ阻害薬
一般名	語尾にマブ (-mab) がつく	語尾にニブ (-nib) がつく
分子量	150 kDa 前後	2.0 kDa 以下
剤形	注射薬	経口剤
作用箇所	細胞外	細胞内
特徴	・腫瘍選択性が低い ・単一分子を標的 ・副作用に対応しやすい ・代償性に耐性が出現する可能性	・腫瘍選択性が高い ・複数分子を標的 　（多標的阻害薬） ・複雑な副作用が出現する可能性 ・多標的阻害による効果増強の可能性
半減期	長い	短い

・下流のシグナル伝達に関与する *K-ras* 遺伝子変異があると，抗腫瘍効果がない

◆ ソラフェニブ
・増殖因子受容体の下流にあるセリン・スレオニンタンパクキナーゼのC-Raf，B-Raf活性を阻害する薬剤として開発された
・FLT-3，KITキナーゼなどの受容体型キナーゼ活性も阻害する
・血管内皮のVEGFR，血小板由来増殖因子受容体（platelet-derived growth factor receptor：PDGFR）のキナーゼ活性も阻害し，腫瘍血管新生阻害を示す

◆ イマチニブ
・慢性骨髄性白血病で恒常的に活性化されたBCR-ABLチロシンキナーゼの活性を阻害する薬剤として開発された
・c-KITキナーゼタンパクのATP結合部位に競合的に結合し，亢進した増殖シグナルを抑制する
・*c-KIT*遺伝子変異により治療効果に差が認められる
・PDGFRのキナーゼ活性も阻害する

◆ スニチニブ
・c-KIT，PDGFR，VEGFRに加え，ソラフェニブに比較してRETなどの受容体チロシンキナーゼ活性をより広範囲に阻害する
・特に，VEGFR2，PDGFRに対して強い阻害作用をもつ

3 こんなときに使う（表1）

保険適応（表1）を遵守し，リスクとベネフィットを勘案して使用する．使用に際しては，がん薬物療法を専門とする医師へコンサルトすべきである．

4 処方の実際

◆ 目的
・延命，症状緩和，QOL維持・改善

◆ 具体的な処方量（表3）

表3 ◆ 分子標的治療薬の具体的な処方量

薬剤名	用量	処方量	注意事項
ベバシズマブ	1バイアル100mg 1バイアル400mg	5mg/kg または 10mg/kg，2週間ごと* 15mg/kg，3週間ごと**	初回：90分 2回目：60分 3回目以降：30分
セツキシマブ	1バイアル100mg	初回：400mg/m²，2時間*** 2回目以降：250mg/m²，1時間***	
ソラフェニブ	1錠200mg	1回400mgを1日2回，連日	
イマチニブ	1錠400mg	1日1回400mg，連日	
スニチニブ	1錠12.5mg	1日1回50mg，4週連日投与，2週休薬	

＊：フッ化ピリミジン系薬剤を含む他の抗悪性腫瘍薬との併用により投与する．10mg/kgの有効性と安全性に関する報告は，既治療例に対する臨床試験のみである
＊＊：未治療例を対象にXELOX療法と併用して投与する
＊＊＊：単剤または他の悪性腫瘍薬との併用により投与する

5 使い方のポイント

Point 1．ベバシズマブの投与期間

・神経毒性のためl-OHPを中止する場合，フッ化ピリミジン系薬剤と併用して増悪が確認されるまでベバシズマブを併用する（until progression）
・ベバシズマブを使用中に増悪が認められた後もベバシズマブを

継続するBBP（bevacizumab beyond progression）は，現在進行中の臨床試験の結果を待つべきである

Point 2．セツキシマブはいつ使うか

- 高い腫瘍縮小効果，疼痛緩和を含むQOL改善効果があることから，病勢進行が急激，全身状態が不良，または，腫瘍関連症状がある患者では一次または二次治療での使用を考慮する
- 二次治療として，CPT-11単剤治療との併用は第Ⅲ相試験で検討されているが，FOLFIRI療法との併用に関する第Ⅲ相試験はない

Point 3．ソラフェニブと高脂肪食

高脂肪食の食後に内服した場合，血漿中濃度が低下するため，高脂肪食摂取時には食事の1時間前から食後2時間までの間を避ける

Point 4．ソラフェニブ，イマチニブ，スニチニブの薬物相互作用

- いずれの薬剤もチトクロームP450（CYP3A4）で代謝されるため，CYP3A4誘導薬（フェノバルビタール，デキサメタゾンなど）や阻害薬（マクロライド系抗生剤，グレープフルーツジュースなど）との併用時には注意が必要である
- 機序は不明であるが，ソラフェニブ，イマチニブではワルファリンとの併用による出血やプロトロンビン時間延長の報告がある

6 臓器障害・合併症がある場合の注意点（表4）

血管新生阻害作用のある分子標的薬は，高血圧，血栓症，心疾患，脳転移に対して慎重投与または禁忌である．

7 副作用と投与の際の留意事項

◆ 注意すべき副作用
表5を参照．

◆ その他の留意点

- 血管新生阻害作用のある分子標的薬による高血圧には初期より降圧剤（ACE阻害剤）で対応する
- ベバシズマブによる創傷治癒遅延の対策としては，手術前後約4～6週間の投与を避ける

表4 ◆ 臓器障害・合併症がある場合の注意点

薬剤	高血圧	血栓塞栓症またはその既往	心疾患またはその既往	脳転移	甲状腺機能障害	重度の肝障害(Child-Pugh分類C)	間質性肺疾患の既往	骨髄抑制
ベバシズマブ	慎重投与	慎重投与		禁忌				
セツキシマブ			慎重投与				慎重投与	
ソラフェニブ	慎重投与	慎重投与			慎重投与		慎重投与	
イマチニブ	慎重投与	慎重投与(脳血管障害, 肺梗塞)	慎重投与	慎重投与	慎重投与	慎重投与		慎重投与
スニチニブ	慎重投与	慎重投与	慎重投与	慎重投与	慎重投与	慎重投与		慎重投与

表5 ◆ 注意すべき副作用

商品名	アバスチン®(ベバシズマブ)	アービタックス®(セツキシマブ)	ネクサバール®(ソラフェニブ)	グリベック®(イマチニブ)	スーテント®(スニチニブ)
副作用	高血圧 タンパク尿 出血 血栓症 創傷治癒遷延 消化管穿孔 可逆的後白質脳症 など	アレルギー反応 インフュージョン反応 皮疹 低マグネシウム血症 間質性肺炎 など	高血圧 出血 血栓症(心筋虚血, 心筋梗塞) 手足症候群 皮疹, 多型紅斑, 粘膜皮膚眼症候群 下痢 膵酵素上昇 肝機能障害 甲状腺機能低下症 リンパ球減少 など	白血球, 好中球減少 血小板減少 嘔気, 下痢 浮腫 体液貯留 筋肉のけいれん 消化管穿孔 腫瘍出血 など	白血球, 好中球減少 血小板減少 貧血 出血 心不全, 不整脈 血栓症 肝機能障害 膵酵素上昇 甲状腺機能低下症 など

- セツキシマブのアレルギー反応, インフュージョン対策として, 投与前に抗ヒスタミン剤, ステロイドを使用する
- セツキシマブの皮膚毒性に対して, 積極的にステロイド外用剤を使用する

- ソラフェニブとスニチニブの毒性は類似するが,スニチニブのほうが多彩でgrade 3以上の発現頻度が高い.特に,スニチニブはgrade 3以上の好中球減少,血小板減少が10％前後にみられる
- イマチニブ投与に際して,浮腫より胸水や腹水貯留も起こることがあり体重を定期的に測定する

● 参考にしたいガイドラインとエビデンス ●
- 「新臨床腫瘍学 がん薬物療法専門医のために 改訂第2版」(日本臨床腫瘍学会 編),南江堂,2009
- 「大腸癌治療ガイドライン 医師用 2009年版」(大腸癌研究会 編),金原出版,2009
- 「肝癌診療ガイドライン2009年版 第2版」(日本肝臓学会 編),金原出版,2009
- 「GIST診療ガイドライン 2008年9月改訂(第2版)」(日本癌治療学会/日本胃癌学会/GIST研究会 編),金原出版

<市川　度>

Ⅰ. 薬剤編

4) 抗悪性腫瘍薬
6. その他の抗悪性腫瘍薬

使用頻度の高い薬剤

一般名	商品名	販売元
ゲムシタビン塩酸塩	ジェムザール	日本イーライリリー

使用される主な疾患

膵癌　　　　　　　p.338　　胆道癌　　　　　　　p.334

1 薬の特徴と分類

◆ **特徴**

ゲムシタビンは膵癌，胆道癌において使用されている．

◆ **分類**

ゲムシタビンはピリミジン骨格を有する代謝拮抗薬に分類される．

2 薬の作用機転

ゲムシタビンは細胞内に取り込まれてから活性型のヌクレオチドである二リン酸化合物，三リン酸化合物に代謝され，DNA合成を阻害して抗腫瘍効果を発揮する．

3 こんなときに使う

・切除不能膵癌の全身化学療法，膵癌の術後補助化学療法としてゲムシタビンを用いる
・切除不能な胆道癌

4 処方の実際

◆ **目的**

・切除不能膵癌においての延命，症状緩和目的
・切除不能胆道癌における生存期間の延長
・切除不能胆道癌に対してゲムシタビン＋シスプラチン併用療法の有効性が報告されているが，本邦ではシスプラチンの保険適

応はない(2010年1月現在)

◆ 具体的な処方量

膵癌,胆道癌共通:ゲムシタビン(ジェムザール®)

⇒1コース(4週):1,000 mg/m^{2}点滴静注(30分),3週連続＋1週休薬

5 使い方のポイント

・間質性肺炎,肺線維症の患者では禁忌である(間質性肺炎が1.5%程度で出現)
・胸部への放射線照射を行っている場合も禁忌である

6 臓器障害・合併症がある場合の注意点

ゲムシタビン投与前に閉塞性黄疸や胆道感染のコントロールを十分に行うことが必須である.

7 副作用と投与の際の留意事項

◆ 注意すべき副作用

・骨髄抑制,食欲不振,発熱,血管炎,間質性肺炎,アレルギー反応
・血管痛が出現する場合は,患部を温めるなどして対応する
・投与後の発熱に対しては解熱剤で対応する

◆ その他の留意点

ゲムシタビン投与中に呼吸苦・咳・発熱などの症状が出現した場合には,間質性肺炎を鑑別するために胸部レントゲン,胸部CTなどによる評価を行う.

● 参考にしたいガイドラインとエビデンス ●
・「科学的根拠に基づく膵癌診療ガイドライン2009年版」(日本膵臓学会膵癌診療ガイドライン委員会 編)金原出版,2009
・「新臨床腫瘍学改訂第2版」(日本臨床腫瘍学会 編)南江堂,2010
・「がん治療エッセンシャルガイド」(佐藤隆美,他 編)南山堂,2009
・「がん化学療法レジメンハンドブック」(遠藤一司 編)羊土社,2009

<鈴木 英一郎,長島文夫,古瀬純司>

Ⅰ. 薬剤編

5) その他
制吐薬

使用頻度の高い薬剤

分類	一般名	商品名	製造販売元*–販売元
コルチコステロイド	デキサメタゾン	デカドロン	MSD
5-HT₃受容体拮抗薬	アザセトロン塩酸塩	セロトーン	日本たばこ*–鳥居
	オンダンセトロン塩酸塩水和物	ゾフラン	グラクソ・スミスクライン
	グラニセトロン塩酸塩	カイトリル	中外
	ラモセトロン塩酸塩	ナゼア OD	アステラス
	トロピセトロン塩酸塩	ナボパンカプセル	協和醱酵キリン
	塩酸インジセトロン	シンセロン	ヤクルト
5-HT₃受容体拮抗薬*	パロノセトロン塩酸塩	アロキシ	大鵬
NK₁受容体拮抗薬	アプレピタント	イメンド	小野

*従来の5-HT₃受容体拮抗薬とは構造が異なり，遅発性の悪心・嘔吐にも有効

使用される主な疾患

表1参照

表1 ◆ リスク分類からみた制吐薬が使用される主な消化器癌とそのレジメン

リスク	レジメン	対象疾患
高度リスク	5-FU/CDDP	食道癌
	S-1/CDDP	胃癌
中等度リスク	FOLFOX	大腸癌
	FOLFIRI	大腸癌
	XELOX	大腸癌
	S-1/CPT-11	大腸癌, 胃癌
	イマチニブ	消化管間葉系腫瘍
軽度リスク	5-FU/l-LV	大腸癌, 胃癌
	MTX/5-FU	胃癌
	GEM	膵癌, 胆道癌
	PTX	胃癌
	DTX	胃癌, 食道癌
	経口フッ化ピリミジン(TS-1, UFTなど)	胃癌, 大腸癌, 膵癌, 胆道癌
最小度リスク	ベバシズマブ	大腸癌
	セツキシマブ	大腸癌
	ソラフェニブ	肝臓癌

1 薬の特徴と分類

◆ 特徴

　がん患者の悪心・嘔吐について，2010年5月，「制吐薬適正使用ガイドライン(第1版)」が発刊された[1]．がん薬物療法で誘発される悪心・嘔吐対策の基本的な目的は，発症予防である．使用する抗がん薬の催吐性リスクを評価し(表2)，適切な制吐処置を行うことで，患者のQOLを維持し，がん治療のコンプライアンスを保持することは最大の治療効果を導き出すことにつながる．抗がん薬の悪心・嘔吐には急性と遅発性があり，制吐薬の使い分けも必要となる．

◆ 分類

　冒頭の「使用頻度の高い薬剤」に示したように，本邦で保険の認められている制吐薬はデキサメタゾン，5-HT_3受容体拮抗薬，NK_1受容体拮抗薬，ドパミン受容体拮抗薬である．

表2 ◆ 催吐性リスク分類
制吐薬の予防投与なしで,各種抗がん薬投与後24時間以内に発症する悪心・嘔吐の割合に従って以下のように4つのカテゴリーに分類

高度リスク	急性・遅発性の両者とも90%以上
中等度リスク	急性が30〜90%で遅発性も問題になり得る
軽度リスク	急性が10〜30%で遅発性は問題とならない
最小度リスク	急性が10%以下のため遅発性は問題とならない

2 薬の作用機転

嘔吐は延髄の嘔吐中枢が刺激されて起こるとされ,第四脳室に存在する chemoreceptor trigger zone(CTZ)を介する経路と,主に上部消化管に存在する 5-HT₃ 受容体を介する経路が存在する(図).

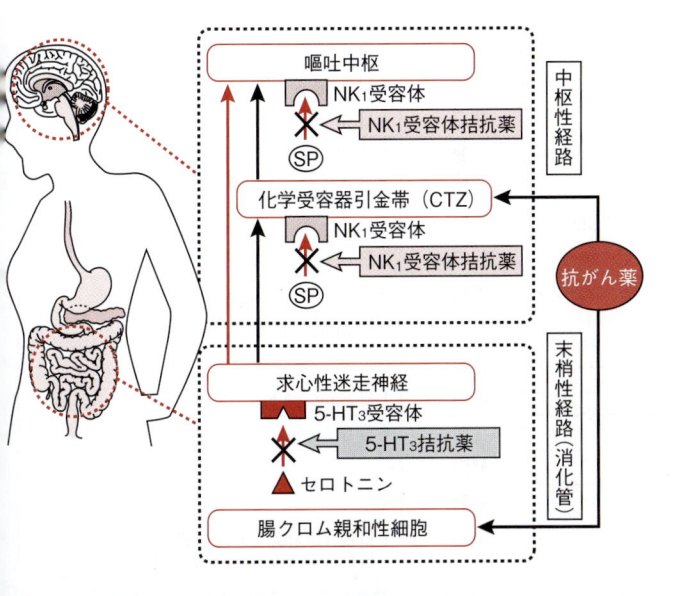

図 ◆ 嘔吐メカニズムと制吐薬の主な作用点
SP:サブスタンスP

3 こんなときに使う

抗がん薬投与後，数時間以内に起こり24時間以内に消失する急性嘔吐，さらにそれ以降に起こる遅発性嘔吐の予防に用いる．特に，催吐性リスクが高度および中等度の抗がん薬投与に際しては，積極的に制吐薬を投与すべきである（表1）．

4 処方の実際

◆ 目的
がん薬物療法で誘発される悪心・嘔吐の予防．

◆ 具体的な処方量
表3参照のこと．

表3 ◆ 投与方法と処分量

商品名		本邦承認用量
デカドロン	注射	1日3.3〜16.5mg，1,2回静注*
	経口	1日3.3〜16.5mg，1日1〜2回 分服*
セロトーン	注射	1日10mg，1回静注
	経口	1日，10〜15mg，1回
ゾフラン	注射	1日4mg，1回緩徐に静注
	経口	1日4mg，1回
カイトリル	注射	1日40μg/kg，1回静注
	経口	1日2mg，1回
ナゼア OD	注射	―
	経口	1日0.1mg，1回
ナボバンカプセル	注射	―
	経口	1日5mg，1回
シンセロン	注射	―
	経口	1日8mg，1回
アロキシ	注射	1日0.75mg，1回静注
	経口	―
イメンド	注射	―
	経口	1日目125mg，1日1回， 2日目以降80mg，1日1回

＊高度リスク：13.2〜16.5mg，中等度リスク：6.6〜9.9mg（デキサメタゾン用量として）

5 使い方のポイント

Point 1．急性の悪心・嘔吐

◆ **高度リスク**

アプレピタントと5-HT$_3$受容体拮抗薬およびデキサメタゾンを併用する．

◆ **中等度リスク**

5-HT$_3$受容体拮抗薬およびデキサメタゾンを併用し，カルボプラチン，イリノテカンなど特定の抗がん薬を使用する場合についてはさらにアプレピタントの追加併用が推奨される．

◆ **軽度リスク**

デキサメタゾン単独投与か，状況に応じてプロクロルペラジンもしくはメトクロプラミドも使用する．

Point 2．遅発性の悪心・嘔吐

◆ **高度リスク**

アプレピタントとデキサメタゾンを併用する．

◆ **中等度リスク**

デキサメタゾン単独で使用する．症例に応じてアプレピタントとデキサメタゾンの併用，もしくは5-HT$_3$受容体拮抗薬，アプレピタントを単独で使用する．

◆ **軽度リスク**

制吐薬は推奨されない．

6 副作用と投与の際の留意点

◆ **注意すべき副作用**

薬剤によって頻度は異なるが，便秘，ALT・AST上昇，頭痛，しゃっくり，食欲不振，尿タンパクなどが認められる．

◆ **その他の留意事項（アプレピタント）**

・急性悪心・嘔吐に対してデキサメタゾンはリスク分類に応じて投与されるが，アプレピタント併用時には，薬剤代謝に関して代謝酵素CYP3A4の基質であり，CYP3A4によるデキサメタゾンの代謝を阻害するためにデキサメタゾンを減量する
・CYP3A4のみならずCYP2C9の誘導作用も有するため，ドセタキセル，パクリタキセル，エトポシド，イリノテカン，イマチニブなどの投与時は注意を要する

制吐薬

- ワルファリン使用例でPT-INRが一時的に短縮するため，PT-INRを定期的に測定する必要がある
- イトラコナゾールやエリスロマイシンとの併用はアプレピタントのAUC（薬物血中濃度−時間曲線下面積）(p.25参照) を増加させるため注意が必要である

● 参考にしたいガイドラインとエビデンス ●
1)「制吐薬適正使用ガイドライン2010年5月（第1版）」（日本癌治療学会 編），金原出版，2010

<土岐真朗，野村久祥，高橋信一＞

Ⅱ. 疾患編

1）消化管疾患　　　146
2）肝・胆道疾患　　210
3）膵疾患　　　　　275
4）悪性腫瘍　　　　294

II. 疾患編

1) 消化管疾患
1. 食道炎・食道潰瘍

この疾患に使用される主な薬剤

プロトンポンプ阻害薬	p.21
ヒスタミンH₂受容体拮抗薬	p.27
消化管運動機能改善薬	p.16
胃炎・消化性潰瘍治療薬	

1 疾患と薬物治療の概説

◆ 疾患の解説
- 食道粘膜にびらんや潰瘍を形成する疾患で下部食道に多い
- 胃酸を中心とした胃液の逆流によることが多いが(逆流性食道炎)，ときに，薬剤，ウイルス，結核，Crohn病などが原因となることがある
- 症状としては胸やけ，逆流感，胸痛，胸部不快感
- 逆流症状を訴えるが，びらんや潰瘍をともなわない場合を非びらん性逆流症(non-erosive reflux disease：NERD)，NERDと逆流性食道炎を合わせてGERD(gastroesophageal reflux disease)とよぶ
- 食道炎・食道潰瘍の原因としては逆流性食道炎が最も多い

◆ 薬物治療の解説
- びらんや潰瘍などの粘膜欠損を治すことと，胸やけなどの症状を改善する2つの目的がある
- GERDでは再発予防のための維持療法が必要となる

2 薬物治療の原則

◆ 第一選択薬
逆流性食道炎では，最も胃酸分泌抑制効果の高いプロトンポンプ阻害薬(proton pump inhibitor：PPI)を用いる．

◆ うまくいかなかった場合
- ラベプラゾールナトリウム(20mg/日)を投与する．保険適応では最も強い胃酸分泌抑制薬である

- 常用量のプロトンポンプ阻害薬に加え，H_2受容体拮抗薬を就寝前投与する
- 胃酸分泌抑制薬に加え，消化管運動機能改善薬を用いる
- on demandで消化性潰瘍治療薬（アルギン酸ナトリウム），制酸薬を用いる
- 胃切除後の逆流性食道炎では，経口タンパク分解酵素阻害薬（フオイパン®），アルギン酸ナトリウム，胃炎・消化性潰瘍治療薬（スクラルファート）が有効である

◆ **臓器障害を合併している場合**
- 肝障害，腎障害，高齢者では慎重投与

◆ **他疾患を合併している場合**
- 薬剤相互作用があるので，基礎疾患により投与されている薬剤に注意する
- 強皮症などの膠原病，糖尿病，Crohn病，Behçet病に合併するものでは原疾患の治療

◆ **軽症の場合**
- 軽症型の逆流性食道炎ではH_2受容体拮抗薬でも約70％の治療効果は得られる
- プロトンポンプ阻害薬から開始し，H_2受容体拮抗薬にステップダウンすることもできる

◆ **中等症の場合**

　プロトンポンプ阻害薬を投与8週後に治癒を確認し，ステップアップ（ラベプラゾールナトリウム：20mg/日）する．

◆ **重症の場合**
- プロトンポンプ阻害薬常用量を投与8週後に治癒を確認し，治癒していないときはH_2受容体拮抗薬，消化管運動機能改善薬の併用
- プロトンポンプ阻害薬の倍量投与が必要となることもある
- 薬剤によるコントロールが出来ないときは，外科的治療も考える

症例から判断する薬の選びかた

胃酸の逆流が関与する症例

　80歳，女性．主訴は胸やけ．下肢静脈血栓症のためワルファリンを内服している．食後の胸やけが2カ月前から出現．夜間に，胸やけのため目覚めるようになったため受診．上部消化管内視鏡検査でGrade Dの逆流性食道炎を認めた．

➡ 行われた治療法と使用された薬剤

治療法：プロトンポンプ阻害薬による胃酸分泌抑制
使用薬剤：ラベプラゾールナトリウム（パリエット®）

▶ この症例での薬物療法のポイント

Grade D/重症例

- Grade D（図）の重症型逆流性食道炎である
- 夜間覚醒があり，症状も重症である

▶ なぜこの薬剤を選択したか

着目ポイント　ワルファリンとプロトンポンプ阻害薬の相互作用

- ワルファリンを内服しているので，薬剤の相互作用を考え，また，重症型なので強い胃酸分泌抑制が期待できるため
- オメプラゾール，ランソプラゾールは主にCYP2C19で代謝されるため，ワルファリン，タクロリムス水和物，ジアゼパムなど同じ代謝酵素で代謝される薬剤の効果を増強させる可能性がある
- PT，TT，INRを測定しながら調節する場合はオメプラゾール，ランソプラゾールでもよい

▶ 具体的な投与スケジュール

■ ラベプラゾールナトリウム（パリエット®）
（1錠 10mg）1錠/1×夕食後

▶ この症例で注意すべきこと

- 夜間の症状があるので夕食後あるいは就寝前投与がよい
- 薬剤の相互作用，特にワルファリンの作用増強に注意する

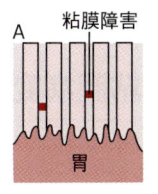

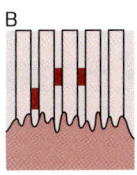

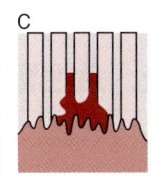

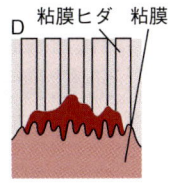

図◆ロサンゼルス分類※

A：Grade A：長径が5mmを超えない粘膜障害のあるもの．
B：Grade B：少なくとも1カ所の粘膜障害の長径が5mm以上あり，それぞれ別の粘膜ヒダ上に存在する粘膜障害が互いに連続していないもの．
C：Grade C：少なくとも1カ所の粘膜障害は2条以上の粘膜ヒダに連続して広がっているが，全周の3/4を超えないもの．
D：Grade D：全周の3/4以上にわたる粘膜障害．
付記項目：食道狭窄，食道潰瘍，Barrett食道の有無．
文献1，p.605より引用

▶ この処方でうまくいかなかったとき

- ラベプラゾールナトリウムを20mg/日に増量してみる
- H_2受容体拮抗薬の併用を考える

▶ 患者への説明ポイント

- GERDは胃液の食道への逆流で起こり，胃酸分泌を抑制することで治る
- GERDは易再発性の病気であるので，胃酸分泌抑制薬の長期投与が必要である
- 逆流性食道炎の合併症には出血，狭窄，バレット食道があり，合併症を起こさないための治療が必要である

> ※ **逆流性食道炎のロサンゼルス分類**：逆流性食道炎の内視鏡分類で，治療方針を決める重症度を評価できるので重要である．世界共通の内視鏡診断であり，Grade A，B，C，Dの4段階に分類する．

● 参考にしたいガイドラインとエビデンス ●

1) 津本親子, 他：「GERDの内視鏡診断」内科, 98：605, 2006
・「胃食道逆流症（GERD）診療ガイドライン」（日本消化器病学会 編）南江堂, 2009

<春間 賢>

> II. 疾患編

1）消化管疾患
2. 急性胃炎, 急性胃・十二指腸粘膜病変

この疾患に使用される主な薬剤

ヒスタミンH₂受容体拮抗薬 （H₂ receptor antagonist：H₂RA）	p.27
プロトンポンプ阻害薬（proton pump inhibitor：PPI）	p.21
粘膜防御因子増強薬	p.40
制酸薬（酸分泌抑制薬）	p.21, 27, 32

1 疾患と治療法の解説

◆ 疾患の解説

- 急性胃粘膜病変（acute gastric mucosal lesion：AGML），急性十二指腸病変（acute duodenal mucosal lesion：ADML），急性胃・十二指腸粘膜病変（acute gastroduodental mucosal lesion：AGDML）とは，急激な腹痛や消化管出血などの上腹部症状をきたし，上部内視鏡検査で粘膜の出血，浮腫，不整形のびらんから多発潰瘍に至る所見を認める病変と定義されている
- さまざまな原因（表）で引き起こされる胃の粘膜病変で，一般

表◆急性胃炎・急性胃・十二指腸粘膜病変の原因

① ストレス
　精神的ストレス，手術，外傷，熱傷など

② 薬剤
　非ステロイド性抗炎症薬（non steroidal anti-inflammatory drugs：NSAIDs），抗がん剤，抗生物質，ステロイド，腐食性薬剤（強酸，強アルカリ）など

③ アルコール

④ 香辛料

⑤ 感染
　H.pylori 初感染，アニサキス，その他の寄生虫など

⑥ 基礎疾患
　敗血症，糖尿病性昏睡，DIC，疾患の急性増悪時など

⑦ 医原性
　放射線治療，内視鏡検査など

的には1〜2週間で治癒する予後の良い疾患であるが，基礎疾患（糖尿病・抗血栓剤内服中など）を伴うときは，治療に時間を要することがある

◆ 薬物療法の解説
・原因がわかればそれを除去し，制酸薬，H₂RA，PPI，胃粘膜防御因子増強薬などの通常の潰瘍治療に準じた薬剤を投与する
・腹痛や嘔吐などの症状が強い場合，嘔吐にはドパミン受容体拮抗薬（プリンペラン®，ナウゼリン®）を，腹痛には抗コリン薬（ブスコパン®）を用いる
・出血を認めれば内視鏡的止血術を行い，絶食を要することもある

2 薬物選択の原則

◆ 第一選択薬
・H₂RAまたはPPIを用いる
・出血を認めた場合は，止血剤の投与も併せて行う
・嘔吐を伴う場合は，制吐剤も用いる

◆ うまくいかなかった場合
・絶食の上，輸液管理を行う
・出血を認めれば，繰り返し内視鏡的止血術を行い，絶食とする

◆ 臓器障害を合併している場合
・絶食安静，輸液管理を行った上で集学的治療を行う

◆ 他疾患を合併している場合
・抗血栓薬を投与されている場合は，一時的に投薬を中止する．中止できない場合は，半減期の短いヘパリンカルシウム（カプロシン®）でコントロールしながら治療する
・非ステロイド性抗炎症薬（non steroidal anti-inflammatory drugs：NSAIDs）が原因と考えられるときは，NSAIDsの投与を中止する．中止不可能な場合には胃粘膜障害の比較的少ないCOX-2阻害剤セレコキシブ（セレコックス®）に変更する

◆ 軽症の場合
・H₂RAまたはPPIを用いる

◆ 中等症の場合
・PPIを用いる

◆ 重症の場合

入院により絶食して安静に努める．輸液管理を行い，H₂RAまたはPPIの静脈投与を行う．

症例から判断する**薬の選びかた**

嘔吐を伴った腹痛を主訴とする症例

52歳，男性．主訴は激しい腹痛と嘔吐．約4カ月前より腰痛で加療中．腰痛に対してNSAIDsと潰瘍予防目的でH₂RAが投与されていた．前日に多量のアルコールを飲酒し，翌日の早朝より突然の激しい腹痛と嘔吐を認めたため受診となる．血圧136/72 mmHg，脈拍60/分，心窩部に圧痛あり（図）．

◆ 行われた治療法と投薬された薬剤

治療法：NSAIDsの中止と消化性潰瘍治療薬，ドパミン受容体拮抗薬の投与
使用薬剤：ラベプラゾールナトリウム（パリエット®），ドンペリドン（ナウゼリン®）

▶ この症例での薬物治療のポイント

▌突然の腹痛/アルコール多量摂取/NSAIDs

・腹痛の原因を探るため，十分な問診を行う．この患者では，多量のアルコール摂取と，NSAIDsの内服があった
・早い段階で上部消化管内視鏡検査を行い，出血の有無を確認する

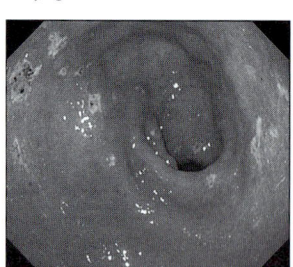

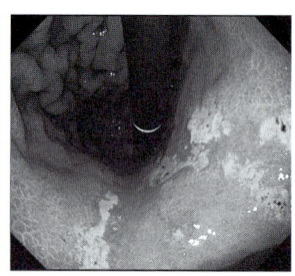

図 ◆ AGMLの内視鏡像
左：前庭部の地図状潰瘍．右：体部の小彎にも地図状潰瘍が広がっている
（カラーアトラス，p8，図❶）

▶ なぜこの薬剤を選択したのか

着目ポイント 強力な胃酸分泌抑制効果

- H₂RAを常用しているにも関わらず発症した症例で，壁細胞のH⁺分泌の最終段階のプロトンポンプを特異的に阻害し，H₂RAより強力な胃酸分泌抑制効果を有するPPIに変更した
- PPIにはラベプラゾールナトリウム（パリエット®），オメプラゾール（オメプラール®），ランソプラゾール（タケプロン®）などがある．いずれのPPIを使用しても大差はないと考える

▶ 具体的な投与スケジュール

1 ラベプラゾールナトリウム（パリエット®）
　　　　　　　　　　　　（1錠10 mg）1錠／1×朝食後
2 ドンペリドン（ナウゼリン®）
　　　　　　　　　　　　（1錠10 mg）3錠／3×朝・昼・夕食前

▶ この症例で注意すべきこと

- NSAIDsを再開する時期は，消化器症状の消失を認めてから数日後とする．また可能であればNSAIDsは消化器粘膜傷害の少ないCOX-2阻害剤に変更することもよい
- 治癒後はPPIからH₂RAへ変更する

▶ この症例でうまくいかなかったとき

- 入院による絶食安静，輸液管理

▶ 患者への説明のポイント

　NSAIDsを内服している患者では，NSAIDsによる胃粘膜傷害を認めることがある．今回の症例ではNSAIDsによる胃粘膜傷害に対して予防的にH₂RAが処方されていたが，アルコールの多量飲酒が引き金となりAGMLを発症した．患者に対してNSAIDsによる消化管粘膜傷害に関するインフォームドコンセントを行うのと同時に，消化器症状（腹痛，嘔吐，下血など）を認めた場合には早い段階での内視鏡検査を受けるように勧めることが肝要である．

2. 急性胃炎，急性胃・十二指腸粘膜病変

● 参考にしたいガイドラインとエビデンス ●
・「消化性潰瘍診療ガイドライン」(日本消化器病学会 編) 南江堂, 2009
・「EBMに基づく胃潰瘍診療ガイドライン第2版」(胃潰瘍ガイドラインの適用と評価に関する研究班 編) じほう, 2007

<竹内 望, 樋口和秀>

Ⅱ. 疾患編

1）消化管疾患
3. 機能性ディスペプシア（慢性胃炎）

この疾患に使用される主な薬剤

プロトンポンプ阻害薬　p.21	漢方薬　　　　　　　　p.16
ヒスタミンH₂受容体拮抗薬　p.27	自律神経調節薬
消化管運動機能改善薬　p.16	抗うつ薬，抗不安薬

1 疾患と治療法の解説

◆ 疾患の解説

- 機能性ディスペプシア（functional dyspepsia：FD）は，慢性・持続的な心窩部領域の症状を有するものの，**器質的病変を認めない疾患であり，除外診断が重要**である
- Rome Ⅲ診断基準において，症状（心窩部痛，心窩部灼熱感，食後膨満感，早期満腹感）は，診断時より少なくとも6カ月以前に出現し，少なくとも最近3カ月において診断基準を満たすことと定義されている
- FDの病型分類として，食後膨満感・早期満腹感が症状の中心である**食後愁訴症候群**（postprandial distress syndrome：PDS）と心窩部痛，心窩部灼熱感が症状の中心である**心窩部痛症候群**（egigastric pain syndrome：EPS）に分けられる（図1）
- 機能性消化管障害のコンセプトモデルとして，図2が考えられている

◆ 薬物治療の解説

- 器質的疾患を認めないFDの治療目標は，自覚症状の改善・消失およびQOLの向上である
- FDの病態生理として，胃運動機能障害や知覚過敏，自律神経障害，H.pylori感染，心理的要因など報告されており，その病態に応じた治療が選択されることが理想である．しかし，実際には病態把握は困難であり，経験則での治療が主体となっているのが現状である
- FDの治療に際しての注意点は，**プラセボ効果が非常に高いこと**である．良好な医師・患者関係の確立を目指し，その上で，

```
機能性ディスペプシア (FD)
  ├── 食後愁訴症候群
  │   (食事関連 FD)
  │   ・食後膨満感
  │   ・早期満腹感
  └── 心窩部痛症候群
      (食事非関連 FD)
      ・心窩部痛
      ・心窩部灼熱感
```

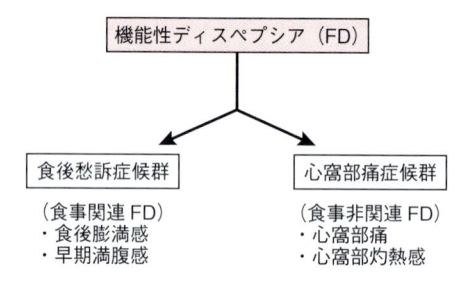

図1 ◆ Rome Ⅲ診断基準におけるFDの病型分類
文献1より引用

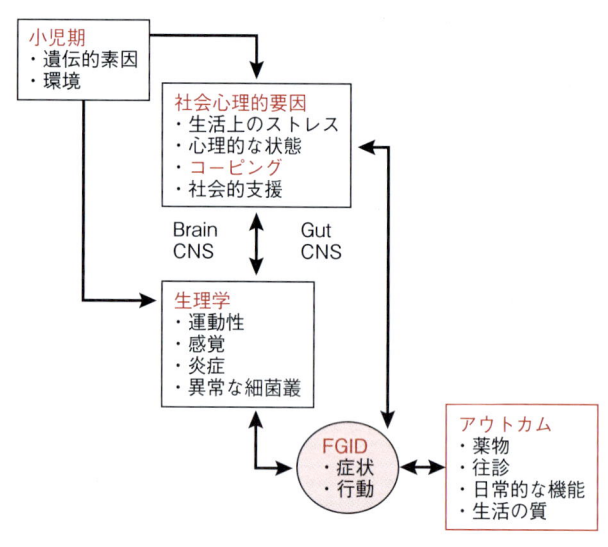

図2 ◆機能性消化管障害 (FGID) コンセプトモデル
文献2より引用

画一的な治療にとらわれず,テーラーメイド治療を行うことが重要である

2 薬物治療の原則

◆ 第一選択薬
・まず,「器質的な疾患が存在しないこと」を十分説明するとと

もに,「機能的な障害に伴い症状が実際に存在すること」「決して特別でないこと」を医師,患者が自覚することが重要である
・その上で,痛みや逆流症状が強い場合は酸分泌抑制薬(プロトンポンプ阻害薬,H₂受容体拮抗薬),運動不全が疑われる場合は消化管運動改善薬がまず選択される(図3)

◆ うまくいかなかった場合
・治療効果不十分な場合は,第一選択薬間でのスイッチや上乗せを考慮する.不安要素が強い場合では抗不安薬や抗うつ薬,また,病型によらず漢方薬が有効な場合もある
・やみくもに薬剤の追加を行うことが,決して有効とはいえない

◆ 臓器障害を合併している場合
プロトンポンプ阻害薬は肝代謝,H₂受容体拮抗薬は主に腎代謝であり,それらの障害は薬効に影響を及ぼす可能性がある.

```
ディスペプシア症状
       ↓
    内視鏡検査
     ↙    ↘
機能性ディスペプシア    器質的疾患
H.pylori 菌陽性なら除菌療法
   ↙        ↘
食後愁訴症候群    心窩部痛症候群
   ↓              ↓
消化管運動機能改善薬   酸分泌抑制薬
   ↓              ↓
酸分泌抑制薬の      消化管運動機能改善薬の
スイッチや上乗せ     スイッチや上乗せ
     ↘         ↙
  難治性なら他治療の考慮
     抗うつ薬等
```

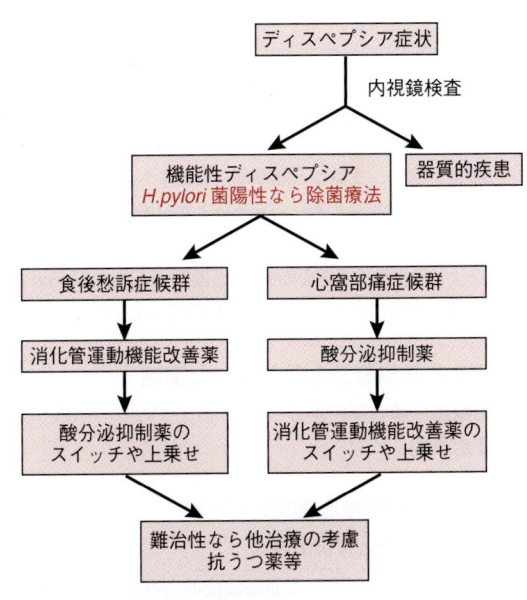

図3 ◆ FDの診断・治療指針
文献1より引用

◆ **他疾患を合併している場合**

他疾患の合併症として消化器症状が出現している可能性があるため，まず他疾患の治療が優先される．

◆ **軽症の場合**

前述のようにプラセボ効果が非常に高いことが知られており，まず，十分なインフォームド・コンセントが重要である．それにより，約40％近い症例で症状改善が認められる．

◆ **中等症の場合**

トライアンドエラーとなることが多いが，まず，良好な医師・患者関係の確立を目指し，画一的な治療にとらわれず，テーラーメイド治療を行うことが重要である．

◆ **重症の場合**

大うつ病性障害が強く疑われるケースが含まれる場合があるので注意が必要である．2週間以上続く抑うつ気分と興味・喜びの喪失を認めた場合は，積極的に精神科を含めた専門医にコンサルトする必要がある．

症例から判断する薬の選びかた

1：胃貯留能障害と胃排出能障害を認めた症例

58歳，女性．主訴は心窩部痛．特記すべき既往症は無し．約2年前より食事とは関連の無い心窩部痛と腹部膨満感が認められ，H_2受容体拮抗薬や消化管運動機能改善薬が処方されるも，症状の改善は軽度であった．内視鏡検査を含め明らかな器質的疾患は認められなかった．RIによる胃運動機能評価にて，胃貯留能障害および胃排出遅延を認めた．

▶ 行われた治療法と投与された薬剤

治療法：漢方薬による内服療法
使用薬剤：六君子湯

▶ この症例での薬物治療のポイント

胃貯留能障害と胃排出遅延

酸分泌抑制薬や消化管運動機能改善薬が効果不十分であり，かつ症状出現に胃貯留能障害と胃排出遅延の関与が考えられる．

▶ **なぜこの薬剤を選択したか**

　六君子湯には，基礎研究において，胃貯留能の改善および胃排出能を早める効果が報告されている．

▶ **具体的な投与スケジュール**

■ 六君子湯　　　　　　　　　　　（1包2.5g）3包/3×毎食前

▶ **この症例で注意すべきこと**

　芍薬甘草湯など甘草を含む他の漢方薬といっしょに飲むときは，偽アルドステロン症の副作用に注意が必要．

▶ **この処方でうまくいかなかったとき**

　自己記入式アンケート〔STAI（state-trait anxiety inventory）やSDS（self-rating depression scale）〕などで，不安や抑うつを検討し，もし疑われるようなら，抗不安作用と胃貯留能改善作用のあるセロトニン1a受容体作動薬等も考慮する．

▶ **患者への説明のポイント**

　器質的な疾患が存在しないこと，胃貯留能障害と胃排出遅延が症状出現の原因と考えられることをまず十分説明する．その上で，その障害を改善させる薬剤を選択して症状改善を図っていくことを説明する．

2：抗うつ薬が有効であった症例

　48歳，女性．近年母親の介護と子供の受験等ストレスを感じることが多かった．9カ月前より早期満腹感と心窩部痛を自覚した．プロトンポンプ阻害薬や消化管運動機能改善薬を処方されるも改善が認められなかった．内視鏡検査含め器質的な疾患は認められなかった．自己記入式アンケートの状態不安・特性不安ともに不安の関与を示し，また抑うつ的であることも判明した．

➡ 行われた治療法と投与された薬剤

治療法：抗うつ薬による薬物療法
使用薬剤：パロキセチン塩酸塩水和物（パキシル®）

▶ この症例での薬物治療のポイント

抑うつ状態で状態不安・特性不安が強い

- 酸分泌抑制薬や消化管運動機能改善薬が効果不十分であり，かつ症状出現に抑うつ状態の関与が考えられる

▶ なぜこの薬剤を選択したか

- 抑うつ状態に加え，セロトニンは消化管運動に影響を及ぼす神経伝達物質であることが知られているため

▶ 具体的な投与スケジュール

■ パロキセチン（パキシル®）

（1錠 10～20 mg）1錠/1×夕食後

▶ この症例で注意すべきこと

セロトニン症候群（不安，焦燥，興奮，錯乱，幻覚，反射亢進，ミオクロヌス，発汗，戦慄，頻脈，振戦等）や悪性症候群（無動緘黙，強度の筋強剛，嚥下困難，頻脈，血圧の変動，発汗等）に注意を要する．

▶ この処方でうまくいかなかったとき

六君子湯や自律神経調整薬等を考慮する．また，心療内科的な行動療法も一考である．

▶ 患者への説明のポイント

決してうつ病の診断ではないものの，症状増悪に抑うつ傾向が潜在的に関与していることを十分理解・説明し，内服のコンプライアンスが落ちないように注意する．

● 参考にしたいガイドラインとエビデンス ●

1) Geeraerts, B. & Tack, J.：Functional dyspepsia: past, present, and future. J. Gastroenterol., 43：251-255, 2008
2) Drossman, D. A.：The functional gastrointestinal disorders and the Rome Ⅲ process. Gastroenterology, 130：1377-1390, 2006
・ Tack, J. et al.：Functional gastroduodenal disorders. Gastroenterology, 130：1466-1479, 2006
・ 富永和作, 他：消化器内科診療と FSS. 日本臨床, 67（9）：1731-1740, 2009

<越智正博，富永和作，荒川哲男＞

Ⅱ. 疾患編

1）消化管疾患
4. 消化性潰瘍

この疾患に使用される主な薬剤

プロトンポンプ阻害薬（proton pump inhibitor：PPI）	p.21
ヒスタミンH_2受容体拮抗薬（H_2 receptor antagonist：H_2RA）	p.27
粘膜防御因子増強薬	p.40
プロスタグランジン（prostaglandin：PG）製剤	p.37

1 疾患と治療法の解説

◆ 疾患の解説

潰瘍とは粘膜組織が欠損した病態の総称であり，粘膜に対する攻撃因子と防御因子とのバランスが崩れたときに生じる．特に胃および十二指腸に生じる胃酸の存在に関連した潰瘍を消化性潰瘍とよび，**通常消化性潰瘍といえば胃・十二指腸潰瘍を指す**．大部分の消化性潰瘍はヘリコバクター・ピロリ菌（*Helicobacter pylori*：*H.pylori*）感染または非ステロイド性抗炎症薬（non steroidal anti-inflammatory drugs：NSAIDs）の内服がその発症に関与する．

◆ 薬物治療の解説

・ここでは治療に関して「消化性潰瘍診療ガイドライン（日本消化器病学会編集）」[1]に沿って解説する（図1）
・治療薬剤は**攻撃因子**を抑制する薬剤と，**粘膜防御因子を増強する薬剤**とに大別される
・攻撃因子は主に胃酸，*H.pylori*感染，NSAIDsがあり，薬物治療としては胃酸分泌抑制薬投与，*H.pylori*除菌療法がある．NSAIDs起因性のものに関しては，起因薬剤の中止が原則である
・粘膜防御因子を増強させることとは，粘膜血流の増加，粘液分泌の増加，組織修復促進，内因性PG増加などを指す．これらの薬剤は単剤での酸分泌抑制剤と同等の潰瘍治癒率を有するエビデンスは示されていないが，併用することで治療効果を高めることができる可能性がある

2 薬物治療の原則

◆ 第一選択薬
- 特別に禁忌項目がない限りPPI常用量が第一選択薬となる
- H.pylori除菌療法に関しては除菌薬の項〔Ⅰ.-1〕-7.〕を参照されたい
- 防御因子増強剤に関しては，ガイドラインではPPIとの併用で潰瘍治癒の上乗せ効果はないといわれている

◆ 第一選択薬で効果が無い場合
- 酸分泌の抑制不良による難治性胃潰瘍に対してはPPIの倍量投与を行う
- 高齢者など防御因子の低下が予測される患者では，防御因子増強剤を併用することで潰瘍治癒を促進する可能性がある
- 主として肝臓のチトクロームP450※系薬物代謝酵素CYP2C19で代謝されるPPIの場合，併用薬剤との相互作用により効果が減弱している可能性があり，CYP2C19で代謝されないPPI（パリエット®）に変更する

◆ 臓器障害を合併している場合
- 幽門狭窄などで胃排泄能が低下している場合，胃内で腸溶錠であるPPIが失活している可能性がありH_2RAに変更するか，PPIやH_2RAの経静脈投与も考慮する
- 腎障害を認める場合，主として肝臓で代謝されるPPIを，肝障害を認める場合には主として腎臓で代謝されるH_2RAを選択することもある

※ **チトクロームP450（CYP）**：薬物に対する生体応答には大きな個体差が存在し，その要因のひとつとして肝臓における薬物代謝酵素活性がある．この薬物代謝酵素のひとつである肝臓のチトクロームP450（CYP）は遺伝的な多型が存在し，この多型による代謝活性欠損者（poor metabolizer：PM）では通常量でも副作用が出現することがある．そのなかでもCYP2C19はPPIのオメプラゾール，催眠鎮痛薬のジアゼパム，抗てんかん薬のフェニトイン，抗うつ薬のイミプラミン，マラリア治療薬のプログアニルなど多くの薬剤代謝に関与しており，日本人のCYP2C19 PMの頻度は約20％といわれている．

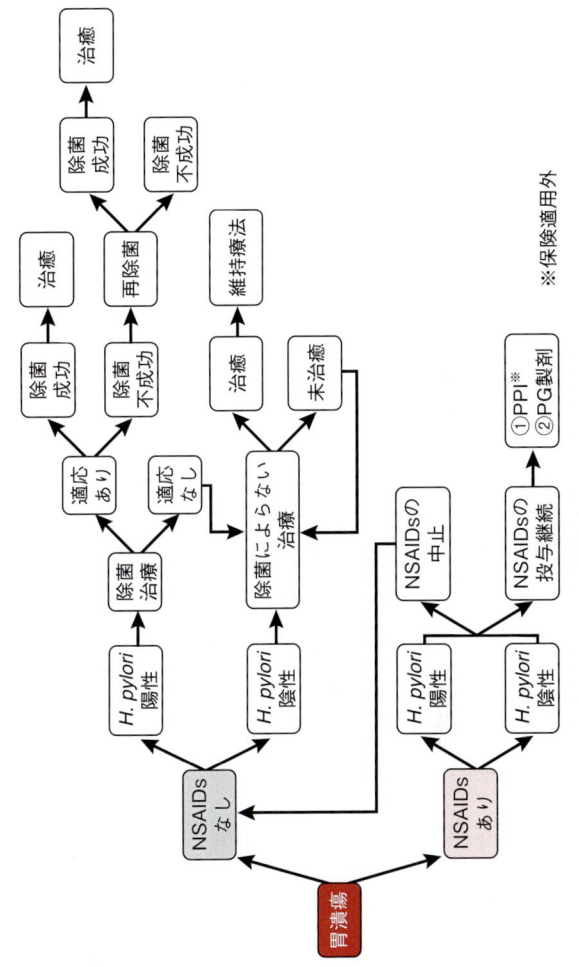

図1 ◆ 胃潰瘍診療ガイドラインによる通常胃潰瘍のフローチャート
文献2より引用

※保険適用外

4.消化性潰瘍　163

◆ **他疾患を合併している場合**
・肝・腎機能低下がある場合は減量する
・肝臓のチトクロームP450系薬物代謝酵素CYP2C19で代謝される薬剤の場合，併用薬剤との相互作用により効果が増強・減弱することがある

◆ **軽症の場合**
　PPI通常量あるいはH_2RAを投与する．場合によっては防御因子増強剤を併用しても良い．

◆ **中等症の場合**
　PPIの通常量あるいは倍量投与とする．場合によっては防御因子増強剤を併用しても良い．

◆ **重症の場合**
　禁食のうえ経静脈的にPPIを投与する．

症例から判断する薬の選びかた

1：NSAIDs潰瘍の症例

　81歳，男性．主訴は黒色便．既往歴は1カ月前に腰椎圧迫骨折のためNSAIDs内服加療されていた．2日前より黒色便が出現し血液検査にてHb 5.6g/dLと貧血を認めたため，上部消化管出血を疑い緊急上部消化管内視鏡検査が行われた．その結果，胃角小弯に露出血管を伴うA1 Stageの潰瘍があり，内視鏡的止血術を施行後入院となった．なお，^{13}C尿素呼気試験，血清 *H. pylori* IgG抗体は共に陰性であった．

➡ **行われた治療法と投与された薬剤**

　治療法：NSAIDs内服中止し，禁食のうえPPIを経静脈投与した
　使用薬剤：オメプラゾール（オメプラール®）あるいは，ランソプラゾール（タケプロン®）

▶ この症例での薬剤治療のポイント

　出血性胃潰瘍
　　出血性潰瘍のPPI投与は経静脈的に行う．

▶ なぜこの薬剤を選択したか

着目ポイント PPIの高い有効性

出血性消化性潰瘍の内視鏡的止血後，PPIの経静脈投与がプラセボと比べて有意に再出血率の減少，輸血量の減少，入院期間の短縮，外科手術移行率の減少を認めることが2つのメタアナリシスと複数の無作為化比較試験（randomized controlled trial：RCT）で証明されているためである．

▶ 具体的な投与スケジュール

1 オメプラゾール（オメプラール®）

　　　　1アンプル（20mg）＋生食20mL　朝・夕2回 静注

あるいは

2 ランソプラゾール（タケプロン®）

　　　　1アンプル（30mg）＋生食20mL　朝・夕2回 静注

▶ この症例で注意すべきこと

- 再出血の徴候に注意を払うこと
- 内視鏡止血後24時間以内に，再度内視鏡検査による止血確認を行うこと

▶ この処方でうまくいかなかったとき

- 内視鏡で止血を確認した消化性潰瘍患者8例にアルギン酸ナトリウムを1日120mL（分4），2週間にわたって経口投与したところ，いずれの症例も再出血を認めなかったとの報告があることより，防御因子増強薬を追加で投与することを検討しても良い
- 内視鏡的止血術を3回行っても止血し得ない場合，外科的手術を考慮する

▶ 患者への説明ポイント

出血の症状（吐下血，気分不良など）があればすぐに知らせることを説明する（図2）．

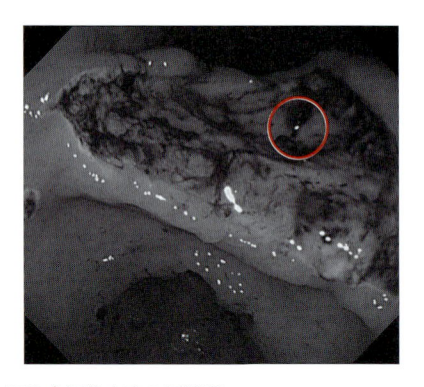

図2 ◆ 胃角小弯の胃潰瘍
潰瘍底に血液の付着および露出血管（丸で囲んだ部分）がみられる（カラーアトラス，p.8，図❷）

2：H.pylori 陽性の十二指腸潰瘍症例

36歳，男性．主訴は空腹時の心窩部痛．空腹時に心窩部痛が出現したため来院した．上部消化管内視鏡検査ではH1 Stage相当の十二指腸潰瘍を認めるも，Hb 13.6g/dLと貧血は認めなかった．血清 H. pylori IgG抗体は陽性であった．

➡ 行われた治療法と投与された薬剤

治療法：3剤併用療法による H.pylori 除菌治療（1次除菌）
使用薬剤：ランソプラゾール（タケプロン®），クラリスロマイシン（クラリシッド®），アモキシシリン（サワシリン®）

▶ この症例での薬剤治療のポイント
十二指腸潰瘍症例に対する H.pylori 除菌

十二指腸潰瘍症例における H.pylori 除菌治療は十二指腸潰瘍の治癒促進効果，疼痛緩和効果があり，ガイドラインでは H. pylori 陽性十二指腸潰瘍の第一選択治療として推奨されている．

▶ なぜこの薬剤を選択したか
着目ポイント H.pylori 除菌治療単独で十分な効果

開放性十二指腸潰瘍では，H.pylori 除菌治療単独による十二指

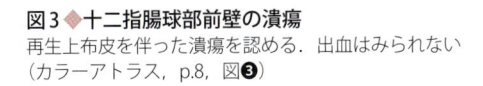

図3 ◆ 十二指腸球部前壁の潰瘍
再生上布皮を伴った潰瘍を認める．出血はみられない
(カラーアトラス，p.8，図❸)

腸潰瘍6週治癒率とPPI単独投与による治癒率は同等であって，さらに*H.pylori*除菌治療後にPPIの追加投与をしても十二指腸潰瘍の治癒率の向上は無いとする多数のランダム化比較試験およびメタアナリシスがある．

▶ 具体的な投与スケジュール

1 ランソプラゾール（タケプロン®）
　　　　　　　　　　　　（1錠30mg）2錠/2×朝・夕 7日間
2 クラリスロマイシン（クラリシッド®）
　　　　　　　　　　　　（1錠400mg）2錠/2×朝・夕 7日間
3 アモキシシリン（サワシリン®）
　　　　　　　　　　　　（1錠250mg）6錠/2×朝・夕 7日間

*H.pylori*除菌療法に関する詳細は除菌薬の項（p.45）を参照されたい．

▶ この症例で注意すべきこと

*H.pylori*除菌療法後に十分な経過観察を行う（除菌失敗例の可能性がある）．

▶ この処方でうまくいかなかったとき

除菌不成功の場合，二次除菌を検討する．また，PPI通常量あるいはH₂RA最大量による追加治療，維持療法を考慮する．

▶ **患者への説明ポイント**

　$H.\ pylori$ 除菌療法が成功したかどうかの確認を，^{13}C 尿素呼気試験にて必ず行うことを十分に説明する．

● 参考にしたいガイドラインとエビデンス ●
1）「消化性潰瘍診療ガイドライン」（日本消化器病学会 編），南江堂，2009
2）「EBMに基づく胃潰瘍診療ガイドライン 第2版」（胃潰瘍ガイドラインの適用と評価に関する研究班 編），じほう，2007
3）竹内利寿，他：消化性潰瘍「Medical Practice」25（9）：1569-1577，2008

＜時岡　聡，梅垣英次＞

Ⅱ. 疾患編

1）消化管疾患
5. 小腸潰瘍

この疾患に使用される主な薬剤

メサラジン	p.54	アザチオプリン	p.54
副腎皮質ステロイド	p.54	インフリキシマブ	p.54

1 疾患と薬物治療の解説

◆ 疾患の解説

　小腸潰瘍は単一の疾患ではなく，小腸に潰瘍を来たす疾患を鑑別することが必要である．鑑別すべき疾患として，Crohn病（p.178参照），腸結核，サイトメガロ腸炎などの感染性腸炎，腸管Behçet病，非特異性多発性小腸潰瘍症，NSAIDs起因性小腸潰瘍など多岐にわたる（表）．

◆ 薬物治療の解説

- 鑑別疾患を行いそれぞれの疾患に応じた治療を行うことが必要であるが抗結核治療を行うなどの治療的診断とせざるを得ない場合もある
- NSAIDs起因性小腸潰瘍の治療ではNSAIDsの中止が望ましいが中止できないことも多く経験される

2 薬物治療の原則

◆ 第一選択薬

- 鑑別疾患によって異なる

表◆小腸潰瘍をきたす主な疾患

- Crohn病（メサラジン）
- 感染性腸炎（抗菌薬，抗結核剤）
  （腸結核，サルモネラ腸炎，腸炎ビブリオ腸炎，エルシニア腸炎，サイトメガロ腸炎など）
- 腸管Behçet病（副腎皮質ステロイド）
- 非特異性多発性小腸潰瘍症（成分栄養剤）
- NSAIDs起因性小腸潰瘍（NSAIDs内服中止）
- 虚血性小腸炎（絶食，持続点滴）

◆ うまくいかなかった場合

診断が間違っていないか確認する．

誤りでない場合，過去の画像診断の見直しや追加検査の検討をする．

◆ 臓器障害を合併している場合

肝機能障害を合併している場合は定期的な肝機能検査を行い，肝機能異常の増悪を認める場合は治療薬の変更などを考慮すべきである．

◆ 他疾患を合併している場合

他疾患の治療と併用して行う．

◆ 軽症・中等症の場合

疾患によって異なる．

◆ 重症の場合

疾患によって異なる．場合によっては外科的治療を要することを念頭に置く．

■ 症例から判断する薬の選びかた

腸管Behçet病

44歳，女性．主訴：便潜血反応陽性．家族歴：特記すべきことなし．現病歴：検診で便潜血反応陽性を認め受診．下部消化管内視鏡検査で回盲部に打抜き様の類円型潰瘍を認める（図1）．難治性口内炎，皮膚症状，外陰部潰瘍を認めた．

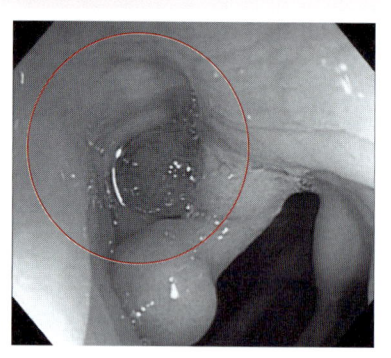

図1 ◆ 下部消化管内視鏡の所見
類円型潰瘍を認める（丸で囲んだ部分）
（カラーアトラス，p.9，図❹）

➡ 行われた治療法と投与された薬剤

治療法：メサラジン内服による治療
使用薬剤：メサラジン（ペンタサ®）

▶ この症例での薬物治療のポイント

回盲部の打ち抜き様潰瘍

　回盲部に打抜き潰瘍を認めた．病理組織学検査では肉芽腫を認めなかった．便培養検査では異常所見を認めず，NSAIDs製剤の内服歴も認めなかった．眼症状は認めなかったものの，外陰部潰瘍，難治性口内炎，皮膚症状を認めたため不全型Behçet病と診断した．

▶ なぜこの薬剤を選択したか

着目ポイント 自覚症状にあわせて選択

- 強い腹痛や発熱を認める場合は，効果発現の早い副腎皮質ステロイドホルモン剤の使用も考慮すべきであるが，本症例では自覚症状が乏しいため，副作用の強い，副腎皮質ステロイドホルモン剤より，メサラジン投与を選択した
- メサラジン投与開始5カ月後の下部消化管内視鏡検査で回盲部潰瘍は瘢痕化していた（図2）

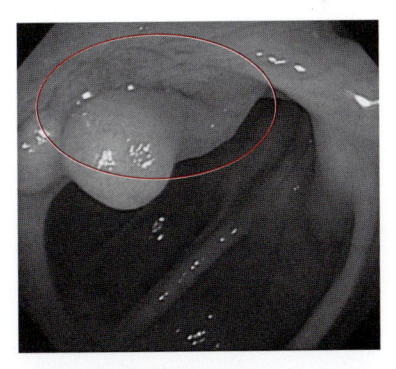

図2◆メサラジン投与開始5カ月後の下部消化器内視鏡所見
瘢痕化していた潰瘍（丸で囲んだ部分）
（カラーアトラス，p9, 図❺）

▶ 具体的な投与スケジュール
- メサラジン（ペンタサ®）（1錠 250mg）9錠 /3×毎食後

▶ この症例で注意すべきこと
消化管穿孔，腹膜炎の発症に注意し，腹痛の増悪がある場合は受診するよう指導する．

▶ この処方でうまくいかなかったとき
- プレドニゾロンの併用
- アザチオプリンの併用
- ぶどう膜炎を有する場合はインフリキシマブ投与も考慮する

▶ 患者への説明のポイント
- 発熱，腹痛が増悪する場合は受診すること
- 症状がなくても自己判断で内服中断しないこと

● 参考にしたいガイドラインとエビデンス ●
- 「ベーチェット病診断・治療指針」（厚生労働省研究班 編）
- 「クローン病診断・治療指針」（厚生労働省研究班 編）

上記ともに難病情報センターのHP（www.nanbyou.or.jp）を参照のこと

＜山上博一，渡辺憲治，荒川哲男＞

Ⅱ. 疾患編

1）消化管疾患
6. 急性腸炎（感染性，その他）

この疾患に使用される主な薬剤

ホスホマイシン
ニューキノロン系薬（ノルフロキサシン，シプロフロキサシン，スパラフロキサシン，トスフロキサシン，レボフロキサシン，プルリフロキサシン）
マクロライド系薬（エリスロマイシン，クラリスロマイシン，ロキタマイシン） p.45

1 疾患と治療法の解説

◆ 疾患の解説

・**感染性腸炎**と**抗菌薬起因性腸炎**がある
・**感染性腸炎**とは，細菌，ウイルス，真菌，寄生虫・原虫などの病原体が腸管に感染し，定着・増殖することによって引き起こされる疾患である．また抗菌薬投与後に発症する**抗菌薬起因性**腸炎として，**偽膜性腸炎**や**MRSA腸炎**などがある．**偽膜性腸炎**は，主にセフェム系，広域ペニシリン系やリンコマイシン系薬剤使用により腸内細菌叢が破壊され，*C. difficile*が異常繁殖し，その産生する毒素により腸管粘膜が損傷される．また**MRSA腸炎**は，多剤耐性を獲得したメチシリン・セフェム耐性黄色ぶどう球菌を起因とする腸炎である．高齢者，免疫不全，上部消化管術後にみられることが多い．原因薬剤としては第三世代セフェム系が多い
・**症状**：発熱，腹痛，下痢，嘔気・嘔吐，血便など多彩である
・**診断**：図[1)]に診断手順を示す

◆ 薬物治療の解説

　感染性腸炎は，自然治癒傾向が強いので，安静，水分の補給，食事療法（低残渣・低脂肪食），対症薬物療法を最優先する．症状や患者背景に応じて，3日間程度の抗菌薬療法の適応を検討する．病原体が判明した時点で，症状の改善が認められない場合には，抗菌薬を調整する（表）．**偽膜性腸炎の治療は，原因抗菌薬を中止し，バンコマイシンを経口投与する**．国内ではバンコマイ

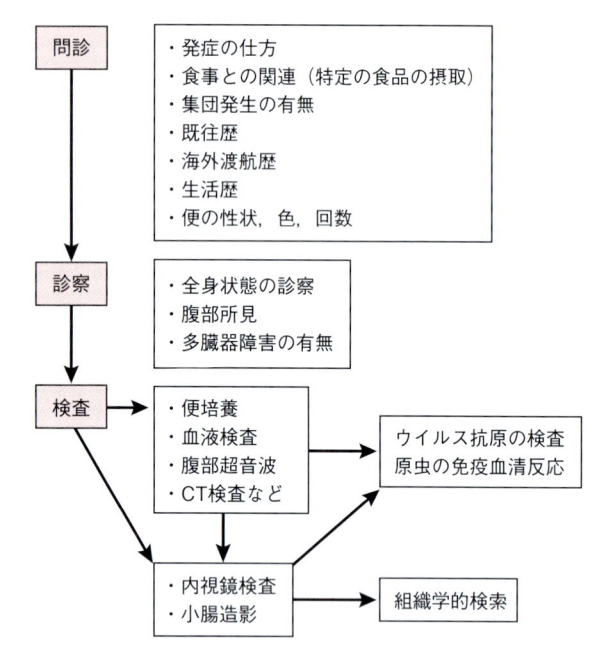

```
問診 ── ・発症の仕方
         ・食事との関連（特定の食品の摂取）
         ・集団発生の有無
         ・既往歴
         ・海外渡航歴
         ・生活歴
         ・便の性状，色，回数
   ↓
診察 ── ・全身状態の診察
         ・腹部所見
         ・多臓器障害の有無
   ↓
検査 ── ・便培養
         ・血液検査        → ウイルス抗原の検査
         ・腹部超音波         原虫の免疫血清反応
         ・CT検査など
         ↓
         ・内視鏡検査      → 組織学的検索
         ・小腸造影
```

図◆急性腸炎の診断手順
文献1より引用

シンのみ認可されているが，海外ではメトロニダゾール（0.75〜1.0 g/日）が第一選択薬として使用されている[2]．また **MRSA腸炎の治療も，抗菌薬を中止し，バンコマイシンを**経口投与する．

2 薬物治療の原則

◆ 第一選択薬

抗菌薬の初期選択治療薬は，ホスホマイシンかニューキノロン系薬であるが，カンピロバクターが疑われる場合はマクロライド系薬を選択する．

◆ 病原体が判明した時点でうまくいかなかった場合

投与中の抗菌薬の対象が耐性菌と判明した場合は，ただちに中止し，感受性のある抗菌薬へ変更する．抗菌剤を使用していない場合はむろん，感受性のある抗菌薬の投与を開始する．

表◆感染性腸炎に対する抗菌療法

原因菌/疾患	選択薬	1日量	分服数	日数
初期治療（原因菌不明）	クラビット®	500mg	分1	3
	ホスミシン®	2.0g	分4	3
サルモネラ	クラビット®	500mg	分1	3〜7
	ホスミシン®	2.0g	分4	3〜7
	ビクシリン®	1500mg	分6	3〜7
カンピロバクター	エリスロシン®	800mg	分4	3〜5
	クラリス®	400mg	分2	3〜5
	ホスミシン®	2.0g	分4	3〜5
腸管出血性大腸菌	クラビット®	500mg	分1	3
	ホスミシン®	2.0g	分4	3
	カナマイシン®	2.0g	分4	3
赤痢	クラビット®	500mg	分1	5
	ホスミシン®	2.0g	分4	5
O1型, O139型コレラ	クラビット®	500mg	分1	3
抗菌薬起因性腸炎				
C. difficile	バンコマイシン®	0.5〜2.0g	分4	7〜14
MRSA	バンコマイシン®	0.5〜2.0g	分4	5〜10

◆ 臓器障害を合併している場合

腎障害では，ニューキノロン系薬，バンコマイシンの投与量・投与期間の調節を行う．

◆ 他疾患を合併している場合

- エリスロマイシン，クラリスロマイシンと片頭痛薬（エルゴタミン含有製剤）や抗精神病薬（ピモジド）を併用すると，QTが延長し，**心室性不整脈となり致命的になる**こともあるので併用禁忌である
- ニューキノロン系薬は，妊婦への投与禁忌薬である

◆ 軽症の場合

経口摂取が可能な状況では，水分の補給，低残渣・低脂肪食の摂取を勧め，さらに乳酸菌製剤などを投与する．

◆ 中等症の場合

下痢・嘔吐などの自覚症状が著しく，経口摂取が困難な状況で

は，入院の上禁食とし，輸液を開始する．また抗菌薬を投与する場合は，起因菌の同定を待たずにホスマイシンあるいはニューキノロン系抗菌薬を乳酸菌製剤とともに投与する．

◆ **重症の場合**

全身管理を行いながら，禁食・輸液・抗菌薬（ホスホマイシンあるいはニューキノロン系抗菌薬）を投与し，ヒト免疫グロブリン製剤との併用も考慮する．

症例から判断する薬の選びかた

カンピロバクター腸炎

22歳，男性．主訴は血性下痢．特記すべき既往歴はなし．4日前に焼き鳥を食べた．3日前より38℃台の発熱，右下腹部痛，水様性下痢を1日に10～15行認め，さらに血性下痢，嘔吐も認められたため外来を受診した．後日便培養で*Campylobacter jejuni*が検出され診断が確定した．

▶ 行われた治療法と投与された薬剤

治療法：禁食・輸液，抗菌薬と乳酸菌製剤を投与した．
使用薬剤：抗菌薬：マクロライド薬（クラリス®）
　　　　　　乳酸菌製剤：酪酸菌（ミヤBM®）

▶ **この症例での薬物治療のポイント**

｜4日前に焼き鳥の摂取

問診より4日前に食べた焼き鳥が判明し，カンピロバクター腸炎が疑われた．抗菌薬の第一選択はマクロライド系薬だが，必ずしも抗菌薬を必要とするわけではない．重症度などから抗菌薬の適応を考慮する．

▶ **なぜこの薬剤を選択したか**

｜着目ポイント　薬耐性菌の存在も考慮

カンピロバクターでは，ニューキノロン系薬耐性菌率が増加している[3]．そのため初期治療としてニューキノロン薬は選択肢から除外した．

▶ 具体的な投与スケジュール

■マクロライド系薬（クラリス®）

（1錠200 mg）2錠/2×朝，夕食後

3日間投与し，症状が改善すれば中止する．

▶ この症例で注意すべきこと

抗菌薬として，セフェム系薬は小腸上部での吸収，βラクタマーゼによる影響などの理由で原則として不適当である．

▶ この処方でうまくいかなかったとき

初期治療で，マクロライド系薬以外を投与し無効な場合，マクロライド薬へ変更する．

▶ 患者への説明ポイント

カンピロバクター腸炎感染後に，Guillain-Barré症候群を発症することがあるため，四肢筋力低下を認めた場合は，神経内科を受診するように説明する．

● 参考にしたいガイドラインとエビデンス ●

1) 五十嵐正広：感染性腸炎疑い症例における一般診断法と注意点．臨床消化器内科, 19 (8)：1101-1107, 2004
2) 斎藤裕輔：感染性腸炎の診断・治療手順．胃と腸, 43 (11)：1573-1580, 2008
3) 相楽裕子：腸管感染症―最近の動向と治療方針．消化器内視鏡, 20 (8)：1159-1168, 2008
・「感染性腸炎A to Z」（大川清孝，清水誠治 編），医学書院, 2008

<林田真理，小山元一>

II. 疾患編

1) 消化管疾患
7. Crohn病

この疾患に使用される主な薬剤

成分栄養剤	副腎皮質ステロイド薬　p.54
アミノサリチル酸（ASA）製剤	免疫調節剤　p.54
p.54	抗TNFα受容体拮抗薬
抗菌薬	

1 疾患と薬物治療の解説

◆ 薬物治療の解説

　Crohn病の治療は大きく分けて，**内科治療**と**外科治療**に分けられる．さらに内科治療は大きく**薬物治療**と**栄養療法**に分けられる．Crohn病の薬物治療は，かつては有効なものが少なく，栄養療法と外科治療が中心であった．しかし，近年，免疫調節剤や抗TNFα受容体拮抗薬などの薬物治療の進歩がみられ，内科治療の選択肢が広がっている．栄養療法を含めた内科治療の選択に際しては，それぞれの有効性，安全性のみならず，患者の期待や，日常生活への配慮など，さまざまな面から患者と十分に話し合って決定する．

　他の多くの疾患と同様に，Crohn病の薬物治療も重症度が参考とされるが，一方で必ずしも症状から判断される重症度と患者の予後とは相関しない（そもそも日常診療で簡便に使用できる重症度基準はない）．従って，可能であれば，一度は炎症性腸疾患専門医の診察を受けた方がよいと思われる．一方で，経過中に腸閉塞や腹腔内膿瘍などの合併症のために外科治療を必要とする患者も少なくないため，専門外科医との連携も重要である．

2 薬物治療の原則

◆ 第一選択薬

　従来からアミノサリチル酸（ASA）製剤はCrohn病の第一選択薬として広く使われている．しかし，その効果は充分とはいえず，軽症から中等症の症例において効果が期待できるものの，長期予後の改善は期待できない．漫然と投与を継続することなく，効果不十分であれば，より積極的な治療が望ましい．また，大腸型や痔瘻合併例では，抗菌薬が使用されることもある．

◆ うまくいかなかった場合

　少なくとも中等症以上の症例に対しては，副腎皮質ステロイド薬の内服（重症であれば，入院のうえ静脈投与）が行われる．

◆ 臓器障害を合併している場合

　関節痛（炎）や結節性紅斑などの皮膚症状など，いわゆる腸管外合併症に対しては，第一選択薬が有効でない場合も多く，副腎皮質ステロイド薬が有効であることが多い．

◆ 他疾患を合併している場合

　若年者では他疾患の合併は少なく，そのために治療方針の変更を必要とすることは多くはない．しかし，治療薬，特に副腎皮質ステロイド剤の副作用としての合併症には注意が必要である．病歴から長期投与の既往がある場合には，副腎皮質ステロイド薬の投与を考える際に，骨粗鬆症や眼科合併症（白内障，緑内障），不眠，うつなどの精神症状の評価が必要である．

◆ 軽症の場合

　第一選択薬の効果を期待しても良い．

◆ 中等症の場合

　副腎皮質ステロイド薬の適応がある．ステロイド薬が無効，または依存例では免疫調節剤がよい適応である．

◆ 重症の場合

　入院治療が必要な重症例では，副腎皮質ステロイド薬の静脈投与が第一選択となるが，無効例では抗TNFα受容体拮抗薬が良い適応である．

症例から判断する薬の選びかた

1：外瘻のない症例

37歳，男性の会社員．約1年前から，軽度の腹痛，下痢が出現．当初は過敏性腸症候群と診断された．しかし，症状が軽快せず別の消化器科クリニックを受診し，大腸内視鏡検査を施行したところ，回腸末端に縦走潰瘍（狭窄なし）を認め，Crohn病と診断されて，消化器内科へ紹介となった．下痢，腹痛はあるが，全身状態は悪くなく，仕事にも支障はないという．体重減少なし．発熱なし．理学所見では，腹部は平坦で圧痛を認めず，腫瘤は触知せず．肛門周囲に痔瘻を認めず．血液検査では貧血を認めなかった．生活歴としてタバコを1日30本，20年間継続．

➡ 行われた治療法と投与された薬剤

治療法：アミノサリチル酸（ASA）製剤
使用薬剤：5-ASA製剤メサラジン（ペンタサ®）

▶ この症例での薬物治療のポイント

外瘻なし/狭窄なし/腸管外合併症なし

膿瘍や狭窄などの外科的（腸管）合併症はなく，症状は軽症でADLも保たれており，アミノサリチル酸製剤の良い適応である．

▶ なぜこの薬剤を選択したか

着目ポイント ペンタサ®は小腸でも5-ASAを放出する

サラゾスルファピリジン（サラゾピリン®）は大腸に到達してから5-ASAとスルファピリジンに分解される．従って，小腸型よりも大腸型のCrohn病で効果が期待できる（図1）．

▶ 具体的な投与スケジュール

■ メサラジン（ペンタサ®）
（1錠 250・500 mg）1日 3,000 mg　分3

▶ この症例で注意すべきこと

Crohn病におけるASA製剤の効果は決して大きくはなく，二重盲検試験では偽薬との差はごくわずかである．特に，ASA製剤を選択される患者では往々にして症状は軽く，症状が安定してい

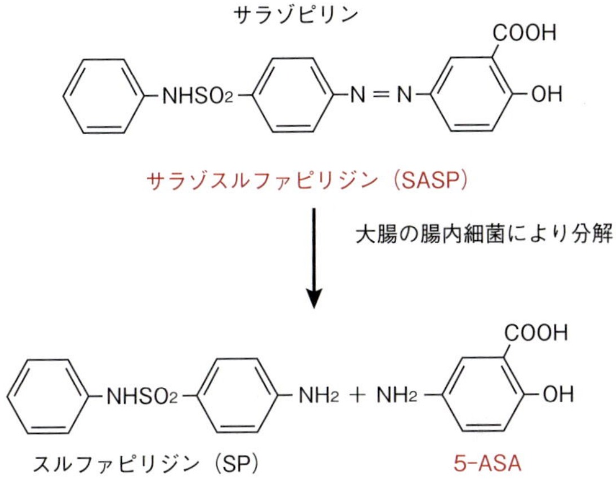

サラゾピリン

図1 ◆ サラゾスルファピリジン（SASP）と5-ASAの構造の違い

上部：サラゾスルファピリジン（SASP）

↓ 大腸の腸内細菌により分解

下部：スルファピリジン（SP） ＋ 5-ASA

るからと，経過をみているうちに，腸管合併症にて外科手術が必要となることがある．症状がコントロールされていても，場合によっては内視鏡検査などで粘膜治癒※や病状の進行がないか，確認することも必要である．喫煙をするCrohn病患者の予後が不良であることは多くの研究で証明されている．喫煙とCrohn病の関係について良く説明し，禁煙のサポートが必要となる．

▶ この処方でうまくいかなかった場合

症状が改善しない，または，病気の進行が疑われる場合は，免疫調節剤の良い適応となる．また，患者の症状が強く，速やかな効果を期待するのであれば，副腎皮質ステロイド薬または抗TNFα受容体拮抗薬の適応となる．

> **※粘膜治癒**：臨床症状の消失（寛解）のみでなく，内視鏡検査にて腸管病変の活動期の所見（びらん，潰瘍など）が消失していること．Crohn病において，臨床症状と内視鏡所見（重症度）の乖離はよく認められ，粘膜治癒の症例では予後（入院，手術）が良好なことがわかっている．内科治療の新しい治療目標の1つと考えられている．

▶ **患者への説明のポイント**

　ASA製剤の期待される効果について充分説明する必要がある．また，症状が軽くても病気は進行している可能性が十分あること（Crohn病の自然経過）を説明しておく必要がある．

2：肛門周囲膿瘍合併症例

　19歳，男性．3カ月続く下痢，腹痛のために近医を受診．大腸内視鏡検査にてCrohn病と診断された．サラゾピリン®を処方され，経過観察となっていた．2〜3日前より肛門の痛みが出現．38℃後半の発熱，悪寒も出現したため，当院救急外来を受診した．理学所見では，右下腹部に軽度の圧痛を認め，肛門から5cm離れて3時方向に発赤した圧痛を伴う，4cm大の硬結を触知した．

➡ 行われた治療法と投与された薬剤

治療法：切開排膿．シートン・ドレナージ・カテーテル挿入．抗菌薬投与
使用薬剤：メトロニダゾール（フラジール®），レボフロキサシン（クラビット®）

▶ **この症例での薬物治療のポイント**

|膿瘍合併例では抗菌薬投与/外科的ドレナージ

　肛門周囲膿瘍や腹腔内膿瘍では，薬物治療のみでなく，多くの場合，外科的ドレナージが必要となる．膿瘍のコントロールがついた後に，Crohn病自体の治療を行う．

▶ **なぜこの薬剤を選択したか**

|着目ポイント　Crohn病肛門病変に対する抗菌薬

　経験的にこれらの薬剤はCrohn病の肛門病変に対してよく使用される．メトロニダゾールは嫌気性菌に対して効果があり，レボフロキサシンなどのキノロン系抗菌薬と併用される．軽症例では大腸病変にも効果が期待できる．

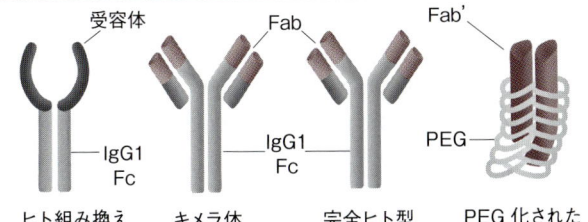

エタネルセプト	インフリキシマブ	アダリムマブ	セルトリズマブ ペゴール
受容体 / IgG1 Fc	Fab / IgG1 Fc		Fab' / PEG
ヒト組み換え受容体 / Fc 融合タンパク	キメラ体	完全ヒト型	PEG 化されたヒト化 Fab' フラグメント 2×20 kDa PEG
	モノクローナル抗体		

図2 ◆ インフリキシマブ（レミケード®）とエタネルセプト（エンブレル®）の構造の違い
今後，さらに新しい抗TNFα受容体拮抗薬の出現が期待されている

▶ **具体的な投与スケジュール**

1. メトロニダゾール（フラジール®）
   （1錠 250 mg）1日 1,000 mg　分2
2. レボフロキサシン（クラビット®）
   （1錠 100・500 mg）1日 400 mg　分2

▶ **この症例で注意すべきこと**

　Crohn病の薬物治療の前に，画像診断による狭窄，内外瘻などの腸管合併症の評価が必要である．

▶ **この処方でうまくいかなかったとき**

　薬物治療で痔瘻閉鎖を期待するのは必ずしも容易ではないが，このようなケースでは抗TNFα受容体拮抗薬であるインフリキシマブ（レミケード®）が良い適応である（図2）．初回投与の後に2週後，さらに4週後と計3回の投与（寛解導入治療）を行う．効果があれば通常は以降，8週おきの寛解維持投与を継続する．上乗せ効果や免疫原性抑制を期待して，免疫調節剤の併用を行うかは専門家の間でも意見が分かれている．

▶ **患者への説明のポイント**

　外科的処置が必要であるものの，続いてCrohn病自体の治療が必要となることを説明する．インフリキシマブについては多くの場合8週ごとの維持投与となるため，定期通院の重要性について十分な説明が必要となる．いわゆるepisodicな投与ではインフリキシマブ抗体出現のために効果減弱や投与時反応出現のリスクが高くなる．その他の偶発症に関しては，感染症，特に結核に関して潜在感染を含めたスクリーニングが必要となる．また，頻度はきわめて低いものの，レミケード®投与中の患者で肝脾T細胞リンパ腫というきわめて予後不良で特殊なリンパ腫の海外報告があることを説明しておく必要がある．多くの報告例[2]では免疫調節剤を併用しており，さらに多くの症例が比較的若年の男子であることも本症例で考慮に値する．

● 参考にしたいガイドラインとエビデンス ●

1)「クローン病診療ガイドライン」(厚生労働科学研究費補助金難治性疾患克服研究事業「難治性炎症性腸管障害に関する調査研究」渡辺班)，2010
2) Ochenrider, M. G., et al. : Hepatosplenic T-cell lymphoma in a young man with Crohn's disease: case report and literature review. Clin Lymphoma Myeloma Leuk., 10 (2) : 144-148, 2010

＜長堀正和，渡辺　守＞

Ⅱ. 疾患編

1) 消化管疾患
8. 潰瘍性大腸炎

この疾患に使用される主な薬剤

5-アミノサリチル酸（5-ASA）製剤（経口, 注腸）	p.54
ステロイド（経口, 注腸, 座薬, 静注）	p.54
血球成分除去療法	
免疫調節剤〔シクロスポリンA, タクロリムス水和物, 　6-メルカプトプリン（6-MP）, アザチオプリン〕	p.54

1 疾患と治療法の概略

◆ 疾患の解説

　潰瘍性大腸炎は10～20代を中心とした比較的若年に発症し再燃と寛解を繰り返す腸疾患であり，粘血便，下痢，腹痛を主訴とすることが多い．重症例になると発熱，頻脈，体重減少などの全身症状をきたし入院を必要とする場合が多い．病因はいまだ不明であるが，何らかの遺伝子的要因に，食餌・腸内細菌などの環境因子が加わり，過剰な免疫反応を引き起こし，炎症を惹起・持続化すると考えられている．本疾患は原因不明であり以前は有効な治療法が確立されていなかったことより，厚生労働省の難治性疾患に認定されてきた．難治性炎症性腸管障害に関する調査研究班の報告によると，近年本邦でも増加の一途をたどり現在患者数は10万人以上であるとされている．

◆ 薬物療法の解説

　治療は薬物療法が中心となる．近年研究班のプロジェクト研究グループより潰瘍性大腸炎に対する治療ガイドライン[1]が作成された．本ガイドラインは過去の論文によるエビデンスと専門医によるコンセンサスを統合した内容であり，消化器専門医のみならず，日常の診療で潰瘍性大腸炎を診る機会のある医師すべてを対象としている．活動期の患者に使用する薬剤として5-アミノサリチル酸（5-ASA）製剤，ステロイド，血球成分除去療法，シクロスポリンAなどがあり，寛解期の患者の維持療法としては5-ASA製剤が中心になる．ステロイド依存例や難治例には6-メルカプト

プリン（6-MP）やアザチオプリン（AZA）などを使用する場合がある．潰瘍性大腸炎では特に寛解期は食事制限は必要ないが，急性期には特に重症例を中心に腸管安静が必要なこともある．

2 薬物選択の原則

◆ 軽症から中等症例

5-ASA製剤（サラゾスルファピリジン，メサラジン）の内服が基本となる．また腸炎の炎症部位が直腸やS状結腸を中心とする場合注腸療法が有効な場合がある．改善がなければ経口ステロイドを使用するが，発症早期にステロイドを使用していない症例に対して血球成分除去療法が有効な場合がある．

◆ うまくいかなかった場合，重症例

経口ステロイドによっても効果がない場合または重症例では入院して経静脈的ステロイドと経静脈的栄養を必要とする．中等症以上でステロイドに反応がない場合血球成分除去療法を行う．また重症例のステロイド抵抗例ではシクロスポリンA持続静注やタクロリムス水和物の投与を行う場合があるが，これらの薬剤の使用については血中濃度測定ができる施設に限られる．また経静脈的ステロイドの投与を1週間行っても症状の改善が認められない場合には外科医に連絡し，手術適応について相談することが大切である．内科的治療に効果が認められなかった場合は大腸全摘術を行うが，永久的に人工肛門増設される例は少ない．

◆ 寛解維持療法

ステロイド，血球成分除去療法，免疫調節剤による効果が得られれば5-ASA製剤を中心とした寛解維持療法に移行する．ただし重症例や易再燃例，ステロイド依存例に対しては6-MPやAZAを投与する場合も多い．

症例から判断する薬の選びかた

1：軽症から中等症の症例

32歳，女性．3年前に粘血便，下痢を認めたため大腸内視鏡を施行され潰瘍性大腸炎と診断され，メサラジン（ペンタサ®）2.25gの投与が開始され症状は改善した．メサラジン（ペンタサ®）を半年程度

服用していたが，調子が良かったため自己判断で中止していた．2週間前より1日4〜5回程度の下痢と粘血便を認め再受診した．食欲は通常に接取されており腹痛もなかった．大腸内視鏡では直腸にびらん，粘液の付着を認め，S状結腸から下行結腸までは直腸よりやや炎症は軽度であるが連続して発赤，びらんを認めたが，潰瘍・接触出血は認められなかった．血液データはCRP 0.25 mg/dL，白血球数 5,800，ヘモグロビン 13.1g/dL であった．

➡ 行われた治療法と投与された薬剤

治療法：高用量の経口5-ASA製剤と注腸療法の併用
使用薬剤：メサラジン（ペンタサ®），4g/日の内服とメサラジン（ペンタサ®）注腸．必要に応じて整腸剤，止痢剤の使用

▶ この症例での薬物療法のポイント

▎中等症で左側大腸炎型／腹痛はなし

便回数はやや多いが，腹痛はなく全身状態は比較的良好な軽症から中等症の症例である．近年メサラジンは1日4ｇまで投与可能となっており，本疾患のような活動期では最初から高用量の投与が好ましい．内視鏡的に大腸粘膜に潰瘍はなく，炎症範囲は下行結腸までであることより注腸療法が有用な場合も多い．

▶ なぜこの薬剤を選択したか

▎着目ポイント 副作用の点と薬剤のドラッグデリバリーを考慮

本症例では経口ステロイドを使用する選択もあるが，臨床症状，血液データ，内視鏡所見より，活動性は中等症以下と判断したこと，またステロイドによるムーンフェイス，皮膚症状，不眠などの副作用を考慮し，より副作用の少ないメサラジンを選択した．

左側大腸炎型であるが，炎症の中心は直腸であり局所療法の併用により症状の早期改善が期待できることもあり注腸療法を併用した．また便回数・性状の改善に整腸剤の併用が有用な場合が多い．ガイドライン[1]の軽症から中等症患者に対する寛解導入療法のフローチャートを図1に示した．

8. 潰瘍性大腸炎

```
┌─────────────┐  ┌─────────────┐
│ 全大腸炎型  │  │ 左側大腸炎型│
└──────┬──────┘  └──────┬──────┘
```

経口5-ASA製剤 2g/日以上 or SASP 2〜6g/日	5-ASA製剤注腸 1g/日 or ステロイド注腸
安全性では5-ASA製剤優位	5-ASA製剤注腸はステロイド注腸より効果に優れる
SASP不耐例・男性例では5-ASA製剤使用	
経済性ではSASP優位	5-ASA製剤注腸は経口ASA製剤よりも効果的

単独 or 併用

栄養補助療法（魚油脂肪酸・GBF）

↓

改善なし or 迅速な治療必要 ／ 改善 or 寛解

白血球除去療法

経口PSL 30〜40mg/日
PSL 60mg/日は40mgより効果的だが副作用は多い

寛解維持治療に移行

ステロイド不応例・離脱困難例 → 白血球除去療法／免疫抑制薬（AZA・6-MP）

推奨グレード A
推奨グレード B
推奨グレード I

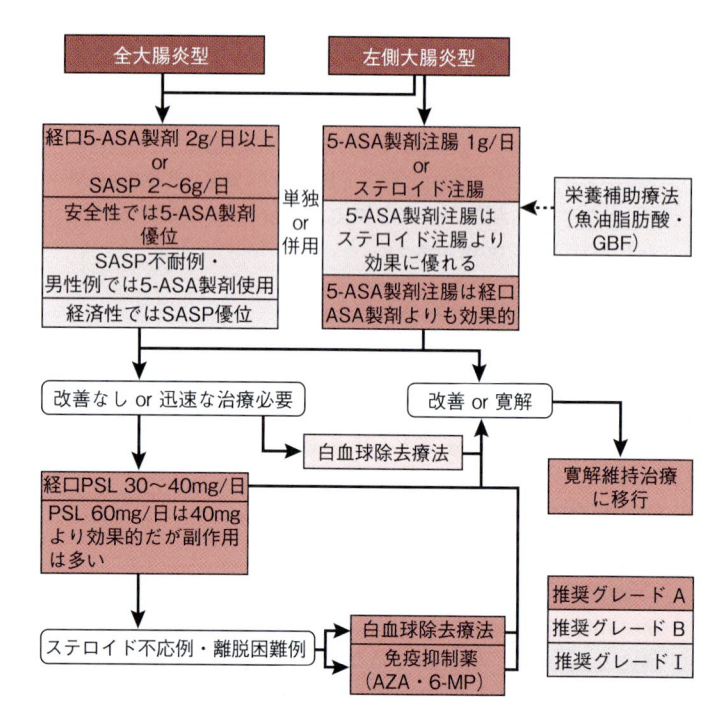

図1 ◆ 軽症〜中等症の左側・全大腸炎型潰瘍性大腸炎の寛解導入治療
これらの保存的治療により効果が得られない例では外科治療を考慮する．
図の推奨グレードは，Aはエビデンスの質が高くかつ専門家の高い評価が得られたもの，Bはエビデンスの質または専門家の評価がやや低下した場合，Iは質の高いエビデンスを欠くが専門家の高い評価が得られたもの，またはエビデンスの質が高くても専門家の評価が不足する場合としている．
文献1より引用

▶ 具体的な投与スケジュール

1. メサラジン（ペンタサ®）（1錠 500 mg）8錠/2×朝・夕
2. メサラジン（ペンタサ®） （注腸1g）1g/1×就寝前
3. ビオフェルミン（1回1g） 3g/3×朝・昼・夕
   14日分

▶ この症例で注意すべきこと

効果は1〜2週間以内で現れることが多いが，粘血便の悪化，

腹痛の出現，発熱，食欲不振が見られる場合は治療の変更の必要がある．

メサラジンは副作用は少ないが，発疹・かゆみや発熱などのアレルギー反応が現れることがある．多くは服用早期に（3日以内）起こることが多い．発熱は潰瘍性大腸炎悪化との鑑別が容易ではないこともあるため，他の腹部症状の状態などの問診が重要である．また長期使用では間質性肺炎や腎機能障害などの重篤な副作用があることにも注意する必要がある．

患者によっては経肛門的な投与がうまくできない場合もある．肛門の刺激についてはキシロカイン®ゼリーを併用する．便回数が多い場合にはうまく注入できない場合があるのでその場合はあまり無理をせずに別の治療法（座薬，他の経口剤）を検討する．必要に応じて注入方法を看護師などに説明してもらうことも患者の理解を高める上で重要である．

▶この処方でうまくいかなかったとき

2週間を治療効果の1番目のポイントとする．治療効果がなかった場合の重症度にもよるが，粘血便の悪化，腹痛の出現，発熱，食欲不振がみられる場合は速やかに経口ステロイド30〜40 mg/日を使用してみる．必要に応じて入院も考慮する．

治療効果があるものの粘血便のみが持続するなどの場合は，薬剤を変更せずに4〜6週間治療を継続することも可能である．局所療法についてはメサラジン注腸をステロイド注腸（プレドネマ®，ステロネマ®）に変更することにより血便が改善することもある．またドラッグデリバリーの点より，経口メサラジンをスルファサラジン（サラゾピリン®）などの異なった5-ASA製剤を使用する場合もある．

▶患者さんへの説明のポイント

メサラジンは安全な薬剤であるが，まれに副作用があることを説明する．アレルギー反応が現れた場合は薬剤を中止することを話す．

2：過去に経口ステロイド使用歴がある重症例

　24歳，男性．8年前発症の全大腸炎型潰瘍性大腸炎で，4年前に再燃のため経口ステロイド40 mg/日を使用し寛解導入され，以後メサラジン2.25g/日で治療され症状は安定していた．3週間前から仕事が多忙でストレスが重なり，粘血便が出現したため手持ちのメサラジン注腸を使用していたが，10回以上の下痢，血便，腹痛を認め，3日前より全身倦怠感と食欲不振のため来院した．来院時体温37.5℃であり，血液データはCRP 2.53 mg/dL，白血球数 9,800，ヘモグロビン 8.9g/dLと炎症反応高値と貧血を認めたため同日入院した．

▶ 行われた治療法と投与された薬剤

　治療法：高用量の経静脈的ステロイド投与（ステロイド強力静注）と経静脈的栄養
　使用薬剤：プレドニン（プレドニゾロン®）

　治療方針を決定する前に下剤を使用せずに炎症の程度を確認するため大腸内視鏡を施行する．本症例ではS状結腸までの挿入であったが，挿入最深部まで粘膜浮腫と接触性出血，地図状潰瘍が認められた．検査中にガストログラフィンによる注腸を施行し鉛管状の腸管が直腸から横行結腸右側まで認められた．

▶ この症例での薬物療法のポイント

重症例で全大腸炎型/腹痛と全身症状あり（発熱，全身倦怠感）

　全身状態があまり良くなく，即効性のある治療法を行う必要があるため経静脈的ステロイド投与を選択する．ガイドラインの重症患者に対する寛解導入療法のフローチャートを図2に示した．

▶ なぜこの薬剤を選択したか

着目ポイント　即効性かつ確実性の高い薬剤

　ステロイド強力静注は約70％の症例で改善がみられるきわめて有効な治療法である．過去に経口ステロイド剤が有効であり，治療効果が期待できる．また腹痛もあることより腸管安静のため禁食とし経静脈的栄養を行った．明らかな感染症の証拠がない場合に予防的な抗生剤投与の意義はないと考えられている．

　専門施設からの報告では本症例のようなステロイドを使用して

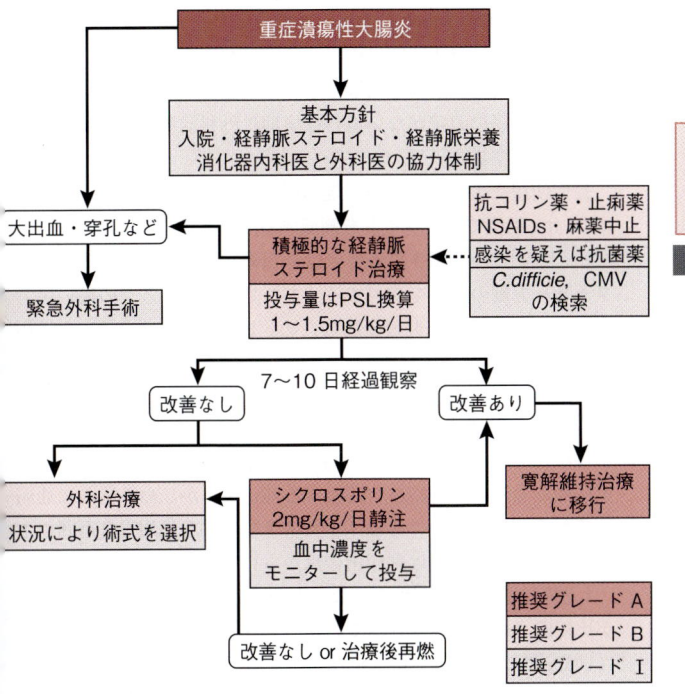

```
                    ┌─────────────────┐
                    │ 重症潰瘍性大腸炎 │
                    └────────┬────────┘
                             │
                    ┌────────▼────────────────┐
                    │      基本方針           │
                    │ 入院・経静脈ステロイド・経静脈栄養 │
                    │ 消化器内科医と外科医の協力体制 │
                    └────────┬────────────────┘
                             │           ┌──────────────────┐
                             │           │ 抗コリン薬・止痢薬 │
          ┌──────────────┐   │           │ NSAIDs・麻薬中止  │
 ┌────────┤大出血・穿孔など│◄──┼┄┄┄┄┄┄┄┄┄┄│ 感染を疑えば抗菌薬 │
 │        └──────────────┘   │           │ C.difficie, CMV   │
 │                ┌──────────▼──────────┐│ の検索            │
 │                │  積極的な経静脈     │└──────────────────┘
 ▼                │  ステロイド治療     │
┌──────────┐     │                      │
│緊急外科手術│     │ 投与量はPSL換算      │
└──────────┘     │  1～1.5mg/kg/日      │
                  └──────────┬──────────┘
                             │
                    7～10日経過観察
                 ┌───────────┴───────────┐
              改善なし                  改善あり
                 │                         │
    ┌────────────┼─────────────┐           ▼
    ▼            ▼             │      ┌──────────┐
┌─────────┐ ┌─────────────┐    │      │寛解維持治療│
│外科治療 │◄│シクロスポリン│    │      │に移行    │
│状況により│ │2mg/kg/日静注 │    │      └──────────┘
│術式を選択│ │             │    │
└─────────┘ │血中濃度を    │    │      ┌──────────┐
            │モニターして投与│    │      │推奨グレードA│
            └──────┬───────┘    │      │推奨グレードB│
                   │            │      │推奨グレードI│
                   ▼            │      └──────────┘
            ┌──────────────┐    │
            │改善なしor治療後再燃│
            └──────────────┘
```

図2 ◆ 重症の潰瘍性大腸炎に対する治療
推奨グレードの詳細は図1と同様．
文献1より引用

いない症例に対して血球成分除去療法（アダカラム，セルソーバ）やシクロスポリンAの持続静注慮法の有用性を報告している例もあるが，即効性や保険適応の問題などがあるため適応については慎重に検討すべきである．

▶ **具体的な投与スケジュール**

■ プレドニン（プレドニゾロン®）　　　　　　60 mg/ 2×

50～100 mLの生理食塩水か5％ブドウ糖溶液に溶いて，30分で投与．

（投与により不眠を訴えることもあるので午前，午後の2回投与が望ましい）

▶ この症例で注意すべきこと

　治療効果判定は1週間以内に行う．粘血便の減少，昼間の便回数の減少，炎症反応の改善などが早期治療効果の目安となる．炎症反応や腹痛の改善がない場合は早期に外科治療を含めた別の治療法を検討する．

　長期使用により副作用の出現頻度が増えるので1～2週間ごとに10 mg程度でステロイドを漸減する．ステロイド使用が3カ月を超えることが予想される場合は骨粗鬆症予防のためビスフォスフォネート剤の投与を検討する．また高齢者やリスクの高い患者についてはカリニ肺炎の予防のためST合剤（バクタ®）を使用する．

▶ この処方でうまくいかなかったとき

　症状が悪化した場合には外科医と相談し速やかに手術を行う．重症例の場合は内科治療を開始する前にあらかじめ外科医に連絡しておくことも重要である．またステロイドを高用量2週間以上同量で使用することは副作用の点から行うべきではない．

　1週間で治療効果が見られない場合（悪化はしていない），腹痛が比較的コントロールされており，全身状態が比較的良好な場合には先述した血球成分除去療法（アダカラム，セルソーバ）やシクロスポリンA（サンディミュン®）の持続静注慮法を行う（図2）．血球成分除去療法は症状がやや改善している場合に上乗せ効果として期待できる場合も多い．また近年本邦で開発された免疫抑制剤であるタクロリムス水和物（プログラフ®）がステロイド抵抗例に有効であることが報告されている．しかしシクロスポリンAやタクロリムスは血中濃度の測定を頻回に施行する必要があり専門施設での投与が望ましい．血球成分除去療法は治療効果が1～2週間たってから現れる場合が多いため，特に重症例に使用する場合には臨床症状の推移に充分注意して使用する必要がある．

▶ **患者さんへの説明のポイント**

　ステロイド強力静注は約70％の症例に効果がある点と副作用を心配する患者さんが多いので継続して使用する薬剤ではないことを（漸減していくこと）説明する．重症例では手術になる可能性もあることを説明する．副作用については短期でみられるムーンフェイスや皮膚症状，感染症以外に，中長期使用すると現れる骨密度低下や耐糖能異常について説明する必要がある．

● 参考にしたいガイドラインとエビデンス ●
1)「エビデンスとコンセンサスを統合した潰瘍性大腸炎の診療ガイドライン」（難治性炎症性腸管障害に関する調査研究班　プロジェクト研究グループ 著), 2006

　　　　　　　　　　　　　　＜長沼　誠, 渡辺　守＞

Ⅱ. 疾患編

1）消化管疾患
9. 過敏性腸症候群

この疾患に使用される主な薬剤

整腸剤（酪酸菌）	p.50
下剤（酸化マグネシウム）	p.67
腸運動改善薬（トリメブチンマレイン酸，モサプリドクエン酸塩水和物，ラモセトロン塩酸塩）	p.62
高分子重合体（ポリカルボフィルカルシウム）	p.62
漢方薬（桂枝加芍薬湯，大建中湯）	p.16

1 疾患と薬物治療の解説

◆ 疾患の解説

過敏性腸症候群（irritable bowel syndrome：IBS）は，腹痛と便通異常が慢性に経過し，症状を説明する器質的疾患が存在しない機能性腸疾患である．診断はRome Ⅲ基準に基づいて行う（表）[1]．病因は不明であるが，脳腸相関※，腸管の知覚過敏，先行する腸管感染症，ストレス，食習慣，生活習慣が症状増悪に関与すると考えられている．病型は下痢を主体とする**下痢型**，便秘を主体とする**便秘型**，便秘下痢を伴う**混合型**，そして**分類不能型**に分けられる．

◆ 薬物療法の解説

松枝らはIBSの治療法として，段階的アプローチを提唱している（図）[2]．まず患者と医師の信頼関係を築き，IBSの病態生理を詳しく説明する．次に患者の背景にあるストレスを分析して対応を指導し，病型に合わせて食事内容を見直してもらう．IBSの薬物療法は，IBSの治療ガイドラインを参考にして行われることが多い[3]（p.65参照）．

※**脳腸相関**：脳腸相関とは，ストレスにより消化器症状が増悪（脳から腸へ）し，消化管刺激に対して内臓知覚が過敏な状態（腸から脳へ）をいう[4]．IBSの病態生理を理解する上で重要である．

2 薬物治療の原則

◆ 第一選択薬

- **下痢型IBS**：整腸剤と高分子重合体の併用から開始する
- **便秘型IBS**：酸化マグネシウムと高分子重合体の併用から服用を開始する
- **混合型IBS**：高分子重合体の服用と下痢と便秘それぞれの症状にあわせて整腸剤や下剤を併用する

表◆Rome Ⅲ診断基準

腹痛あるいは腹部不快感が[※, ※※]
- 最近3カ月の中の1カ月につき少なくとも3日以上を占め[※※※]
- 下記の2項目以上の特徴を示す
  ① 排便により改善する
  ② 排便頻度の変化で始まる
  ③ 便形状（外観）の変化で始まる

※少なくとも診断の6カ月以上前に症状が出現し、最近3カ月間は基準を満たす必要がある

※※腹部不快感とは、腹痛とはいえない不愉快な感覚をさす

※※※病態生理研究や臨床研究では、腹痛あるいは腹部不快感が1週間につき少なくとも2日以上を占める者が対象として望ましい

文献1より引用

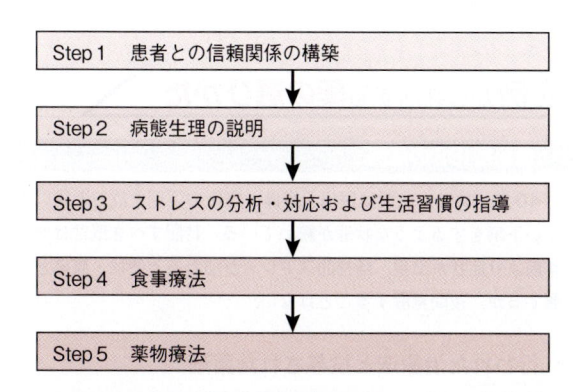

Step 1　患者との信頼関係の構築
↓
Step 2　病態生理の説明
↓
Step 3　ストレスの分析・対応および生活習慣の指導
↓
Step 4　食事療法
↓
Step 5　薬物療法

図◆機能性消化管障害の段階的アプローチ
文献2より引用

◆ うまくいかなかった場合

- **下痢型IBS**：整腸剤を数種類使用する．排便時の腹痛が強い場合には，桂枝加芍薬湯が有効なことが多い．男性の場合には，ラモセトロン塩酸塩を併用してみる
- **便秘型IBS**：モサプリドクエン酸塩水和物や，大建中湯を併用してみる[5]

◆ 臓器障害を合併している場合

維持透析を行っている患者では，酸化マグネシウムは高マグネシウム血症をきたすため，原則使用してはいけない．

◆ 他疾患を合併している場合

高分子重合体は，高カルシウム血症のおそれのある患者，強心配糖体（ジゴキシン®）を併用している患者では血清カルシウム濃度をモニタリングするなど注意が必要である．

◆ 軽症の場合

図1の段階的アプローチStep 4までを試みる．

◆ 中等症の場合

IBSの病型に合わせて，整腸剤，下剤，高分子重合体，腸運動調整薬，漢方薬を併用する．この間も器質的疾患が無いことをよく説明し，精神的不安を取り除くことが重要である．

◆ 重症の場合

抗不安薬や抗うつ薬，心理療法などが必要になる．この場合，十分な経験のある心療内科や精神科と相談しながら治療にあたる必要がある．

■ 症例から判断する薬の選びかた

1：便秘型IBSの症例

40歳，女性．主訴は便秘・腹痛．市販の下剤を飲むと強い腹痛を伴い下痢をするような状態が続いている．特記すべき既往はない．数年前より症状が出現．精神的ストレスが加わると便秘・腹痛ともに増悪するが，夜間覚醒することはない．

➡ 行われた治療法と投与された薬剤

治療法： 下剤と高分子重合体の併用

使用薬剤：酸化マグネシウム（マグミット®），ポリカルボフィルカルシウム（コロネル®）

▶ この症例での薬物治療のポイント

便秘型IBS/基礎疾患なし/下剤で腹痛

まずは器質的疾患を除外し，患者を安心させ，生活習慣改善をうながす．少量の酸化マグネシウムで便をやわらかくし，症状が十分に改善しないようであれば高分子重合体を併用する．

▶ なぜこの薬剤を選択したか

着目ポイント 刺激性下剤で増悪

市販の下剤は刺激性下剤であることが多く，強い腹痛や下痢を引き起こしやすい．まずは便をやわらかくし，さらに高分子重合体で便通を安定化させるようにした．

▶ 具体的な投与スケジュール

1 酸化マグネシウム（マグミット®）
　　　　　　　（1錠 250・330・500 mg）1.2 g/ 3×毎食後
2 ポリカルボフィルカルシウム（コロネル®）
　　　　　　　（1錠 0.5 g）6錠/ 3×毎食後

▶ この症例で注意すべきこと

食生活を見直し，改善することが重要である．高繊維質の食事を心がけ，朝起きたときにコップ2～3杯程度の水分摂取を勧める．また，高分子重合体の効果発現には時間がかかることを説明し，すぐに効果が現れなくてもあせらないように説明する．

▶ この症例でうまくいかなかったとき

便秘型IBSでは，ちょうど良い状態の便にすることが困難なことが多い．便秘が強い場合には，ガスモチン®や大健中湯を併用する．腹痛が強い場合には，桂枝加芍薬湯の併用を試みる．

▶ 患者への説明のポイント

高繊維食と規則正しい食生活を送ることが，症状の軽減につながることを説明する．

2：下痢型IBSの症例

25歳，男性．虫垂切除の既往がある．主訴は腹痛と下痢．中学生頃より良く下痢をしていた．最近では通勤途中でも便意を催すことが多く，日常生活に支障をきたすようになっていた．市販の整腸剤を服用したが，ほとんど効果を認めなかった．

▶ 行われた治療法と投与された薬剤

治療法：高分子重合体と腸蠕動改善薬の併用
使用薬剤：ポリカルボフィルカルシウム（ポリフル®），ラモセトロン塩酸塩（イリボン®）

▶ この症例での薬物治療のポイント

下痢型IBS/手術歴あり/整腸剤は無効

まずは器質的疾患を除外する．治療は高分子重合体と腸運動改善薬を選択する．

▶ なぜこの薬剤を選択したか

着目ポイント 整腸剤が無効な下痢型

高分子重合体は，副作用も少なく下痢型・便秘型にも効果が期待できる．

▶ 具体的な投与スケジュール

1 ポリカルボフィルカルシウム（ポリフル®）
（1錠0.5 g）6錠 / 3×毎食後
2 ラモセトロン塩酸塩（イリボー®）
（1錠5 μg）1錠 / 1×朝食後

▶ この症例で注意すべきこと

イリボー®は現時点で男性にしか保険適用がない（女性でも臨床試験を行ったが，有意差がみられなかったためと考えられる）．また，腹部手術の既往のある患者では，便秘，硬便等の発現に伴う腸閉塞の発現に注意が必要である．

▶ **この症例でうまくいかなかったとき**

抗不安薬や精神療法の併用も考慮する．

▶ **患者への説明のポイント**

イリボー®服用後，便秘や腹痛が悪化するような場合には直ちに休薬するように説明する．

● 参考にしたいガイドラインとエビデンス ●

1) Longstreth, G. F., et al.：Functional Bowel Disorders Gastroenterology, 130：1480-1491, 2006
2) 松枝 啓：IBSの診断と治療．臨床消化器内科，24：27-35, 2009
3) 福士 審：過敏性腸症候群．「心身症診断・治療ガイドライン」（西間三馨 監），pp11-40，協和企画，2006
4) 福士 審：脳腸相関による消化管機能制御．細胞工学，27：784-789, 2009
5) 武田宏司：QOL改善のためのIBS治療の実際薬物治療に用いる薬剤の特徴とその使い方 漢方薬．消化器の臨床，12：181-185, 2009

<小山元一，高橋信一>

Ⅱ. 疾患編

1) 消化管疾患
10. 虚血性腸炎

この疾患に使用される主な薬剤

乳酸菌製剤	p.50	鎮痙剤
抗菌薬	p.45	

1 疾患と薬物治療の解説

◆ 疾患の解説

- 虚血性腸炎は**血管側因子**（動脈硬化，循環不全，微小血管の攣縮など）や**腸管側因子**（便秘・浣腸などによる腸管内圧の上昇，腸蠕動の亢進による平滑筋の攣縮など）などをはじめとした多くの要因により腸管の血流が障害されて起こる
- 症状は突然の腹痛，それに続く下痢，鮮血便が特徴である．一般的には，**一過性型**，慢性期にみられる**狭窄型**，そして重症の**壊死型**に分類される．虚血性大腸炎の場合は症例の多くは一過性型で自然治癒する．一過性型，狭窄型を狭義の虚血性腸炎と呼び，腸管の虚血は可逆的である
- 背景因子としては心血管系疾患（高血圧，虚血性心疾患，弁膜症，心房細動，その他の不整脈など）や血管炎（全身性エリテマトーデス，皮膚筋炎などの膠原病），糖尿病，人工透析中などを認めることが多い
- 罹患部位は大腸では下行結腸・S状結腸などの左半結腸に多く，直腸では比較的まれである

◆ 薬物治療の解説

- 炎症反応を伴わず，血便が持続しない軽症例についてはスポーツドリンク等の補液・乳酸菌製剤内服などにより外来治療が可能である
- 血便・腹痛などの症状が強い場合は入院とし，絶食・輸液管理とする．対症療法的に腹痛に対しては鎮痙剤，感染の合併が疑われる場合は必要に応じて抗菌薬の投与を行うが，抗菌薬投与についての明確なエビデンスはなく，各施設で経験的な投与を行っているのが現状である

2 薬物選択の原則

◆ 第一選択薬
- 軽症のものに関しては薬物治療を必要とせず，腸管の安静と乳酸菌製剤の投与で十分である
- 中等症以上のものに関しては，禁飲食とした上で点滴による補液・抗菌薬投与を行う

◆ うまくいかなかった場合
- 便培養（入院時に必ず採取）結果により，感受性のある抗菌薬の投与を行う
- 腸粘膜の壊死所見がみられる症例など，禁食期間が長期になることが予想される症例では中心静脈路確保を行う

◆ 臓器障害を合併している場合
- 虚血性腸炎は透析患者の重篤な合併症の一つであり便秘，昇圧剤の服用，急激な除水などがリスクファクターとされる．そのような場合，抗菌薬投与は適宜用量を調節して投与を行う必要がある

◆ 他疾患を合併している場合
- 基礎疾患のコントロールが不良である場合，その治療を優先させる

◆ 軽症の場合
- 安静と補液を指示し，乳酸菌製剤などを処方して外来経過観察とする
- 血便・腹痛が強い場合は入院の上，禁食・輸液管理とする

◆ 中等症の場合
- 入院の上，禁食・輸液管理とし，腹痛に対しては臭化ブチルスコポラミンなどの鎮痙剤を点滴静注する．感染が疑われる場合は抗菌薬投与を行う．抗菌薬はグラム陰性桿菌に対しては第2～3世代セフェム系やキノロン系，アモキシシリン水和物，タゾバクタムナトリウム・ピペラシリンナトリウムを，嫌気性菌に対してはクリンダマイシンの投与を行う

◆ 重症の場合
- 抗菌薬については中等症と同様
- 鎮痙剤が無効な腹痛に対してはペンタゾシンの点滴静注を行う
- LDH，CPK，代謝性アシドーシスは筋層以深の壊死所見を反映する．これらの検査値異常がみられる場合，直ちに単純・造影

CTによる評価を行い外科治療の適応を考慮する

症例から判断する薬の選びかた

腸管壊死が疑われた虚血性大腸炎の症例

30代，女性．主訴は腹痛，血便．夕食後に突然の腹痛を認め，硬便ともに血便を認めた．その後も血便が持続するため近医受診し，消化器内科紹介受診となった．下腹部を中心とした圧痛，炎症所見を認めたため虚血性腸炎疑いで緊急入院となった．造影CTでは横行結腸中部から下行結腸にかけて腸管壁の浮腫性肥厚・一部に造影不良を認めた（図1）．内視鏡所見ではCTと同部位に全周性の粘膜浮腫と紫色の色調変化，びらんを認めた（図2）．

◆ 行われた治療法と投与された薬剤

治療法：禁食・輸液管理とし，抗菌薬投与を行った
使用薬剤：セフメタゾールナトリウム（セフメタゾン®）

▶ この症例での薬物治療のポイント

造影CTでの腸管の造影不良/内視鏡にて黒色の腸管粘膜あり/LDH・CPK正常

画像所見では腸管壊死が疑われたが，壊死のマーカーである

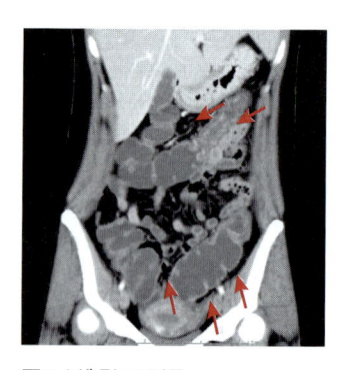

図1 ◆ 造影CT所見
横行結腸から下行結腸にかけて浮腫状の腸管を認める

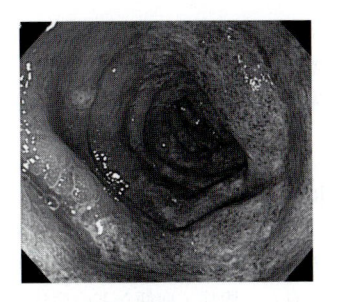

図2 ◆ 内視鏡所見
図1と同部位に内視鏡にて半周〜全周性の虚血性粘膜が認められる
(カラーアトラス，p.9，図❻)

LDH・CPKは正常値であった．腸粘膜が不可逆的な壊死に至っていない可逆性の阻血が疑われ，保存的に経過観察可能であると判断した．

▶ なぜこの薬剤を選択したか

着目ポイント 必須である抗菌薬の使用

腸内に常在するグラム陰性桿菌をターゲットとしてセフェム系抗菌薬を用いた．炎症による腸粘膜の透過性亢進により重症例では容易に敗血症となり得る．腸管の壊死が疑われる症例や高度の炎症を伴う症例では抗菌薬の投与は必須である．

▶ 具体的な投与スケジュール

■ セフメタゾールナトリウム（セフメタゾン®）

2/2×朝・夕，点滴静注

▶ この症例で注意すべきこと

画像所見上は腸管壊死が疑われたが，理学所見，自覚症状，血液・生化学検査値は軽微であり注意深く経過観察とした．腹膜刺激症状の有無，バイタルサインの変化を頻回にみながら重症度を総合的に判断することが重要である．

▶ **この処方でうまくいかなかったとき**

まずは腸管壊死の有無の判断が重要である．狭窄型などで壊死が疑われない場合でも狭窄症状が軽快しない場合は外科手術の適応がある．

▶ **患者への説明のポイント**

基本的には一過性の病態であるが，重症化すると外科手術が必要となる場合もある．再発は虚血性大腸炎の場合まれであるが，特に基礎疾患を有し，腹痛・血便などの症状が増悪する場合や，繰り返し症状が出現する場合は早期に受診するよう伝える．

> 関連用語：**非閉塞性腸間膜動脈虚血症（non-occlusive mesenteric ischemia：NOMI）**：心拍出量の減少や循環血漿量の減少による腸管の低灌流が，腸間膜動脈の攣縮を誘発し，腸管壊死が発生する病態．臨床症状に乏しく症状が緩徐に進行するため，診断が遅れ死亡率が高いとされる．虚血性腸炎の中でも壊死型はこの疾患の一亜型ではないかとする説もある．

● 参考にしたい文献 ●
- 光野雄三：虚血性腸炎．内科，103（6）：1272-1277, 2009
- 秋田大宇：虚血性腸炎，腸間膜循環不全を疑うとき．診断と治療，97 Suppl.：213-222, 2009

＜早坂健司，三浦 総一郎＞

Ⅱ. 疾患編

1）消化管疾患
11. 憩室炎・憩室出血

この疾患に使用される主な薬剤

憩室炎：抗菌薬　　　　　　憩室出血：血管強化薬

1 疾患と薬物治療の解説

◆ 疾患の解説

　大腸憩室は筋層が欠如することにより腸管粘膜が筋層を貫いて発生する仮性憩室がほとんどである．本邦では欧米と比べ右側型が多いが，高齢者では左側とくにS状結腸の頻度が高い．憩室自体は無症状であれば問題はないが，炎症や出血などを合併症する場合を大腸憩室性疾患とよぶ．憩室性疾患には憩室炎，憩室出血，憩室穿孔，狭窄などがある（図1，2）．憩室炎，出血，穿孔の頻度は男性に多く，狭窄症例は女性に多い傾向にある．病変部位としては右側結腸において憩室炎や出血が大半を占め，穿孔や狭窄は左結腸に多いとされる．出血例の70〜80％は自然止血されるが，再出血率は22〜38％であると報告されている．

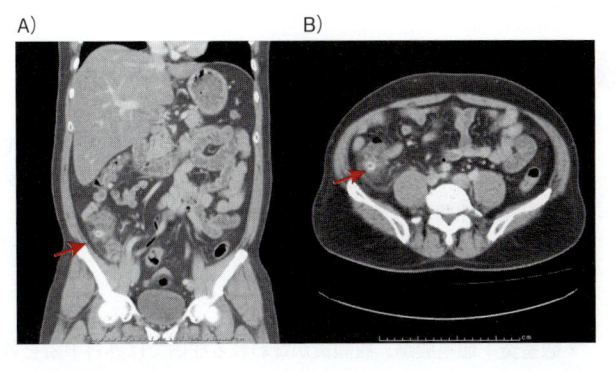

図1 ◆ 憩室炎の症例
A：上行結腸に憩室と周囲の脂肪織濃度上昇を認める．B：絶食，抗菌薬投与により保存的に軽快した

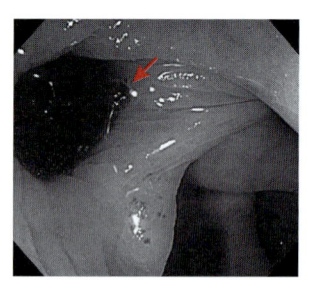

図2 ◆ 憩室出血の症例
憩室内に露出血管を認め，同部にクリッピング止血を行った（矢印）
（カラーアトラス，p9，図❼）

◆ 薬物治療の解説

- **憩室炎**：禁食とした上で抗菌薬による保存的治療を行う．軽症であれば抗菌薬内服による外来治療も可能である．炎症の程度，腹部理学所見により重症度を判定し，腹膜炎が疑われる症例では外科手術を考慮する
- **憩室出血**：治療は内視鏡的止血術が第一選択であり，補助療法として禁食，止血剤の点滴静注が行われる．出血のコントロールがつかない場合はinterventional radiology（IVR）による血管塞栓術を試み，止血不可能である場合は外科的腸切除術が選択される

2 薬物選択の原則

◆ 第一選択薬

- **憩室炎**：抗菌薬はグラム陰性桿菌に対しては第2～3世代セフェム系やキノロン系，アモキシシリン水和物，タゾバクタムを，嫌気性菌に対してはクリンダマイシンの投与を行う
- **憩室出血**：内視鏡的止血術を前提に，血管強化薬（アドナ®）50～100 mg/日静注を行う

◆ うまくいかなかった場合

- **憩室炎**：憩室膿瘍，腹膜炎が疑われる症例では外科手術を考慮する
- **憩室出血**：内視鏡的に出血点が不明であった場合，止血してい

れば再出血予防目的でバリウム充填療法が有効な場合があるが，明確なエビデンスはない．活動性出血がみられるものの，内視鏡的止血が得られない場合，IVRによる血管塞栓術を試み，止血不可能である場合，外科的止血を考慮する

◆ 臓器障害を合併している場合
・腎不全患者では抗菌薬の減量を適宜行う

◆ 他疾患を合併している場合
・抗凝固薬や抗血小板薬を使用中の症例で憩室出血をきたす場合がある．そのような場合，まず内服を中止した上で，拮抗薬があり投与可能な状態であるならば拮抗薬を投与する．内視鏡的止血術後2～3日後よりヘパリン持続静注を開始する

◆ 軽症の場合
・軽症の憩室炎は抗菌薬（レボフロキサシン水和物400 mg 1錠，1×など）の投与のみで外来経過観察としてよい

◆ 中等症の場合
・憩室炎で炎症反応が高値である場合，入院・禁食とした上でセフェム系抗菌薬（セフメタゾール2g/日）等の点滴静注を行う
・憩室出血は再出血をきたしやすいため，入院・禁食とした上で内視鏡的止血術（クリッピング止血）を行う．この際，補助的に血管強化薬（アドナ® 50～100 mg/日）の点滴静注を行う

◆ 重症の場合
・腹膜まで炎症がおよぶ憩室炎は外科的腸切除術の適応となる
・内視鏡的に止血し得ない憩室出血はバイタルサインを安定させた上でIVR止血を試みる．血管塞栓術でコントロール不可能な場合，外科的腸切除術・止血術を考慮する

■ 症例から判断する薬の選びかた

上行結腸の憩室炎をきたした症例

50代，男性．主訴は腹痛，発熱．2日前より腹痛をきたしていたが放置．腹痛が軽快せず，発熱も出現したため当院外来受診．右下腹部を中心とした圧痛あり，反張痛軽度あり，筋性防御を認めない．尿潜血反応は陰性．CT上，上行結腸に憩室が多発，一部の憩室周囲の脂肪織濃度の上昇を認めたため，憩室炎の診断で緊急入院となった．

➡ 行われた治療法と投与された薬剤

治療法：禁飲食・輸液管理とし，抗菌薬の点滴静注を行った
使用薬剤：注射用セフメタゾールナトリウム（セフルトール®静注用2g）

▶ この症例での薬物治療のポイント

右下腹部圧痛/反張痛軽度あり/筋性防御なし

抗菌薬で経過をみて，全身状態が悪化するようなら腹部外科手術を考慮する．保存的治療にこだわり，手術のタイミングを逸すれば腹膜炎，敗血症に陥ることもあるので，外科医師と綿密に診断を進めて行くことが必要不可欠である．

▶ なぜこの薬剤を選択したか

着目ポイント 憩室周囲の脂肪織濃度上昇

腸内に常在するグラム陰性桿菌をターゲットとしてセフェム系抗菌薬を用いた．

▶ 具体的な投与スケジュール

■ セフメタゾールナトリウム（セフルトール®）
2g/日，点滴静注，7日間

▶ この症例で注意すべきこと

虫垂に近い憩室に炎症が起きた場合，虫垂炎と誤診する危険性がある．CT診断においては必ずBauhin弁を確認し，盲腸からのびる虫垂を特定した上で診断を行うことが重要である．

▶ この処方でうまくいかなかったとき

膿瘍形成や腹膜炎が疑われる場合，外科的ドレナージ術・腸切除術を考慮．

▶ **患者への説明のポイント**

　大腸憩室は無症状であれば放置して構わないが，出血・炎症を繰り返すことがある．憩室の存在を忘れずに早期に医師を受診するよう伝える．特に抗凝固薬や抗血小板薬の内服者には憩室出血再発の危険性を認識させておく※．

> ※ **大腸憩室出血の危険因子**：大腸憩室出血はNSAIDs，高血圧症，低用量アスピリンを含む抗凝固薬が危険因子となる．特に大腸憩室出血が重症化する例では低用量アスピリンの内服例が多いとされている．

● 参考にしたい書籍 ●
- 保坂浩子：憩室出血時の内視鏡治療（クリッピングなど）による止血は有効か？「臨床に直結する消化管疾患治療のエビデンス」（上村直美 編）文光堂，202-204, 2005
- 唐 宇飛：大腸憩室疾患の診断と治療．消化器外科，30：1623-1628, 2007

＜早坂健司，三浦 総一郎＞

Ⅱ. 疾患編

2）肝・胆道疾患
1. 急性肝炎

この疾患に使用される主な薬剤

| 肝機能改善薬 | p.87 | 肝不全治療薬 | p.93 |

1 疾患と治療薬の解説

◆ 疾患の解説

　急性肝炎とは急性の肝臓の炎症である．本邦ではＡ型肝炎，Ｂ型肝炎およびＣ型肝炎ウイルスが原因となる（図）．一過性に重篤な肝障害となり，**入院安静で重症化や劇症化を防ぐ**．Ａ型急性肝炎は慢性化しない．Ｂ型肝炎ウイルスは，ジェノタイプＡ（北米，欧州，中央アフリカに多く分布）のＢ型肝炎ウイルス感染が広がりつつあり，ジェノタイプＡに感染した場合10％前後がキャリア化する．本来本邦に多いジェノタイプＣは，成人感染では，キャリア化することは稀であった．Ｃ型急性肝炎は70％以上が慢性化する．また，薬剤性肝障害やアルコール性肝炎も急性の発症をする．Ｄ型肝炎ウイルスは，Ｂ型肝炎ウイルスをヘルパーウィルスとする不完全ウィルスで，増殖にはHBs抗原の存在が必要である．肝硬変や肝細胞癌をひき起こす可能性がある．Ｅ型肝炎ウイルスは，経口感染で慢性化しない．本邦では主に輸入感染症として問題になる．図に肝炎の原因ウイルスを示す．

◆ 薬物治療の解説

　入院安静が基本で，食欲低下や倦怠感など自覚症状が強い場合は補液を行う．重症化，劇症化しない限り，積極的な治療は行わない．

2 薬物治療の原則

◆ 第一選択薬

　自覚症状が強い場合は，補液とともに，嘔気時に制吐薬（p.139）の投与など対症療法になる．

　Ｃ型急性肝炎に対しては，インターフェロンは健康保険適応にはなってない．

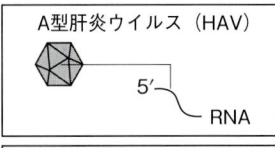

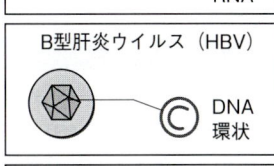

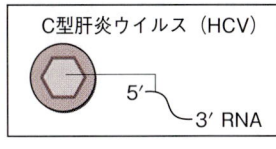

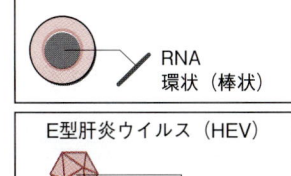

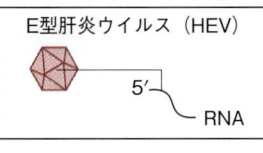

図◆肝炎の原因ウイルス

- A型肝炎ウイルス（HAV）／5' RNA
- B型肝炎ウイルス（HBV）／DNA 環状
- C型肝炎ウイルス（HCV）／5'―3' RNA
- D型肝炎ウイルス（HDV）／RNA 環状（棒状）
- E型肝炎ウイルス（HEV）／5' RNA

他に肝炎ウイルス候補として G型 TTウイルス

◆うまくいかなかった場合

AST，ALT，T. Bilなどの改善が遅れる場合は，肝機能改善薬の投与を行う．

◆臓器障害を合併している場合

補液や肝機能改善薬は，一般に他臓器への影響は少ない．

◆多疾患を合併している場合

急性肝炎の極期には，肝細胞に負担がかかる薬剤の使用は検討を要する．一般に，回復期では支障がない．

◆軽症の場合

肝機能改善薬の内服で，自宅安静も可能である．**過度の安静と栄養では脂肪肝の併発に注意**．

◆中等症の場合

入院安静を基本として，**重症化，劇症化に注意**をする．自覚症状が強いときは，補液等対照的に治療を行う．

◆重症の場合

重症化の場合は，補液とともに劇症化を予知する．重症度に応じて肝機能改善薬や肝不全用アミノ酸製剤注射液，肝細胞の再生を促進する新鮮凍結血漿や水溶性プレドニン等を使用する．ウイルス性では，インターフェロンなど抗ウイルス薬を用いる場合もある．肝性脳症が出現し劇症化した場合は，ラクツロース製剤等で高アンモニア血症に対応する．またICU管理とし，血液浄化療

法（血漿交換と濾過透析等），合併症対策を行いつつ，生体肝移植の適応を検討する．

症例から判断する薬の選びかた

B型急性肝炎

33歳，男性．主訴は食欲不振，嘔気と黄疸．12月末より食欲不振，嘔気出現し数日後に黄疸が出現したため来院した．来院時AST 2,061 IU/L，ALT 4,192 IU/L，T. Bil 6.5 mg/dLで入院となった．入院後安静，補液と肝機能改善薬により，14日目にAST 59 IU/L，ALT 188 IU/Lまで改善し退院となった．B型肝炎ウイルスのジェノタイプはAであった．

➡ 行われた治療法と投与された薬剤
治療法：補液，肝機能改善薬
使用薬剤：電解質輸液，グリチルリチン製剤（強力ネオミノファーゲンシー®），グルタチオン（タチオン®），ウルソデオキシコール酸（ウルソ®）

▶ この症例での薬物治療のポイント
急性肝炎では，重症化，劇症化に注意する．

▶ なぜこの薬物を選択したか
着目ポイント 肝の安静を保ち，劇症化に注意する

急性肝炎では，肝の安静を保ち，肝細胞の再生を促す．ジェノタイプAのB型急性肝炎やC型急性肝炎の，慢性化予防の対策は確立されていない．

▶ 具体的な投与スケジュール
1 電解質輸液
1回500 mL，1日1～2本にグルタチオン（タチオン®）100 mg加える
2 グリチルリチン製剤（強力ネオミノファーゲンシー®）
　　　　　　　　　　　　（静注5・20 mL）1日40～60 mL
3 ウルソデオキシコール酸（ウルソ®）
　　　　　　　　　　　　（1錠100 mg）6錠 / 3×朝・昼・夕

▶ **この症例で注意すべきこと**

　重症化，劇症化は防ぐことができ，合併症もなかった．ジェノタイプAのB型肝炎ウイルスのため，慢性化しないか半年から1年は経過観察を要する．

▶ **この処方でうまくいかなかったとき**

　急性肝炎の場合，重症化，劇症化に注意．**B型とC型の慢性化を阻止する治療は確立されていない**．

● 参考にしたいガイドラインとエビデンス ●
- 国立国際医療センター，肝炎情報センターホームページ（http://www.ncgm.go.jp/center/index.html）

<中島尚登>

II. 疾患編

2) 肝・胆道疾患
2. 急性肝不全

この疾患に使用される主な薬剤

グルカゴン製剤	抗菌薬
インスリン	ステロイド薬
新鮮凍結血漿	抗ウイルス薬　p.72
肝機能改善薬　p.87	プロスタグランジン製剤
肝不全用アミノ酸製剤　p.93	p.37

1 疾患と薬物治療の解説

◆ 疾患の解説

＜急性肝不変＞

急性肝不全は，主に劇症肝炎であり，症状発現後8週間以内に肝性昏睡II度（p.256参照）以上の脳症をきたし，PTが40％以下を示す．さらに発病後10日以内に脳症が出現する急性型と，それ以後に発現する亜急性型に分けられる．急性型が亜急性型に比し予後が良好である．劇症肝炎はウイルス性，薬剤性，自己免疫性，アルコール性からも発症するが，日本では90％以上がウイルス性である．

＜術後肝不全＞

術後肝不全では，手術後に発症した肝障害のうち，総ビリルビン値が5 mg/dL以上で持続的に上昇を認めるものの，HPT40％以下または肝性脳症II度以上のうち2項目以上を有する場合である．

＜重症型アルコール性肝炎＞

重症型アルコール性肝炎は，アルコール性肝炎の中で，肝性脳症，肺炎，急性腎不全，消化管出血などの合併症や，エンドトキシン血症等を伴い，断酒にも関わらず肝不全が進行し，多くは1カ月以内に死亡する．慢性のアルコール摂取による腸管のバリアー機能の低下があり，それによりエンドトキシン等の外来細菌抗原の透過性が亢進する．エンドトキシン血症により，炎症性サイトカイン，特にIL-8やTNFαの生産が亢進し，そのため好中球増加とその肝臓への集合が起こり類洞内皮障害・肝細胞障害を

引き起こすと推定される．

◆ 薬物治療の解説

　急性肝不全は救命のための治療を開始する．原因疾患の治療をそれぞれ並行して行うことが重要である．意識障害の有無に関係なく PT ≦ 40 ％の時点で重症と診断し，劇症化の予防的治療を開始することが大切である．

　治療の原則は①誘因と毒性物質の除去，②肝再生の促進と代謝の是正，③全身管理と合併症対策，④生体肝移植である．

　肝不全の治療と合併症の治療が中心になる．主な合併症は，肝性脳症，感染症，DIC，消化管出血，エンドトキシン血症，急性腎不全，脳浮腫等である．

2 薬物治療の原則

◆ 第一選択薬

- **誘因の除去と毒性物質の除去**のために，高アンモニア血症の予防と是正を行う
- 中心静脈栄養管理とし，糖分を中心としたエネルギー，ビタミンの補給を行う
- 肝機能改善剤の併用
- 肝不全用アミノ酸製剤注射液は，血漿アミノ酸インバランスの是正，血漿交換後の分枝鎖アミノ酸補充，タンパク異化亢進状態の改善などを目的として投与するが，劇症肝炎における脳症改善効果は一過性のことが多い

◆ うまくいかなかった場合

- 肝再生の促進と代謝の是正を図る
- ステロイド療法の免疫抑制作用により**肝壊死の進展を防止**する
- **グルカゴン・インスリン療法**は，肝再生を促進し，壊死を防止する作用があるとされる．10 ％ブドウ糖液 500 mL にグルカゴン 1 μL，速効型インスリン 10 μL 加え，朝夕点滴する
- **血漿交換は，肝不全に伴う毒性物質の除去とアルブミンや凝固因子などの欠乏因子を補充**するために行われる．劇症肝炎では，診断後できるだけ早期に開始する
- **血液濾過透析は，人工肝補助療法として行われる．血中に増加する毒性物質の吸着や除去を目的**として行われ，血漿交換療法との併用で良好な成績が報告されている

- 敗血症合併等により，エンドトキシン血症となり，ショック状態となった場合は，血液浄化法として，エンドトキシン吸着療法を行う
- 誘因の除去を目的として，肝炎ウイルスが原因の場合は，抗ウイルス療法としてインターフェロンの投与を行う場合がある

◆ 臓器障害を合併している場合
- 急性肝不全では，全身管理と合併症対策が大切であり，多臓器不全合併も多い
- 急性腎不全合併の場合は，血漿交換後，人工透析を行う

◆ 他疾患を合併している場合
- 急性肝不全は，救命を目的として治療を行い，他疾患より治療が優先する

◆ 軽症の場合
- 第一選択薬で収まる場合が軽症である

◆ 中等症の場合
- 第一選択薬で収まる場合が中等症である

◆ 重症の場合
- 強力な血液浄化法（血漿交換，濾過透析，エンドトキシン吸着療法），合併症対策を行いながら，生体肝移植も考慮する．合併症対策は出血傾向，DIC，消化管出血，脳浮腫，感染症，心不全，腎障害，呼吸不全である
- **単純血漿交換療法**は，血漿中に存在する病因物質を体外循環に

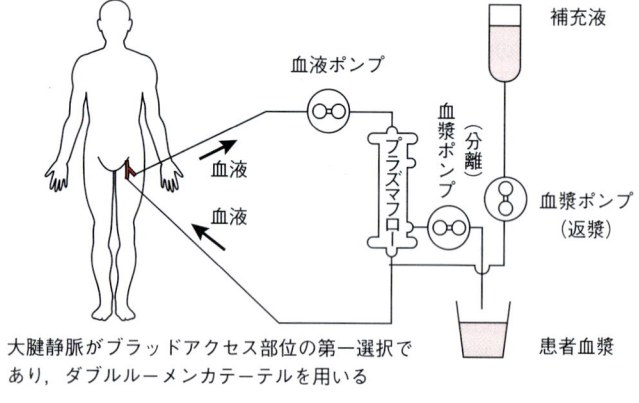

大腿静脈がブラッドアクセス部位の第一選択であり，ダブルルーメンカテーテルを用いる

図1 ◆ 単純血漿交換の回路図

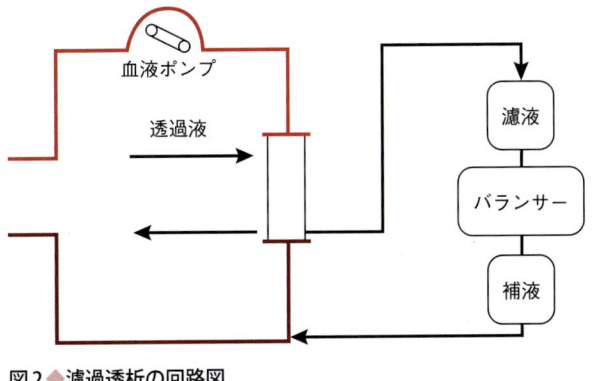

図2◆濾過透析の回路図

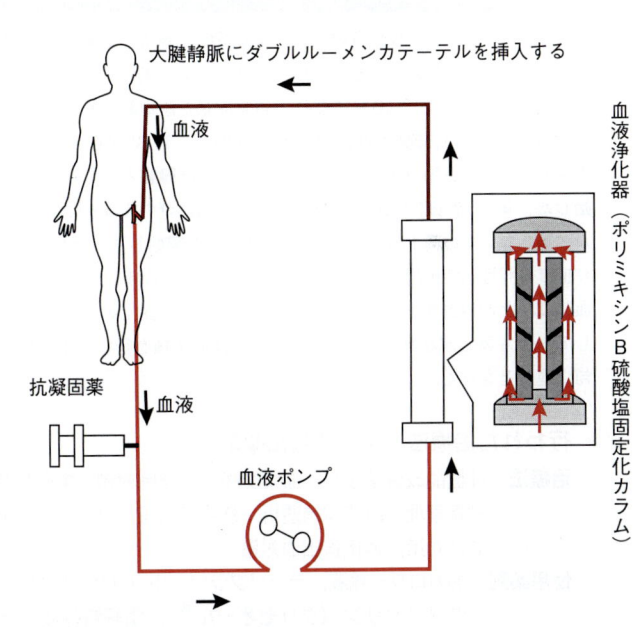

図3◆エンドトキシン吸着療法の回路図

より除去する治療システムであり,血液を血漿分離膜により,血球成分と血漿成分に分離した後,分離した血漿をすべて廃棄し,代わりに新鮮な血漿もしくはアルブミン溶液を補液として補充する治療法である(図1)
- **血液濾過透析**は,血液透析と血液濾過の両者の特徴をあわせ持ち,血液透析の小分子量物質除去能と,血液濾過の中~高分子量物質(低分子タンパク)の除去能を兼ね備えた血液浄化法である(図2)
- エンドトキシン吸着療法は,エンドトキシンと親和性の高い抗生物質ポリミキシンB硫酸塩を特殊繊維に固定化充填した血液浄化器で吸着除去する治療法である(図3)

症例から判断する薬の選びかた

1:劇症肝炎

41歳,女性.主訴は全身倦怠感と食欲不振.尋常性乾癬で6月より,10種類の漢方薬が処方された.9月下旬に,歯痛で鎮痛剤と抗生物質が処方された.10月になり,自覚症状と眼球結膜黄染出現し来院した.AST 1,859 IU/L,ALT 1,740 IU/L,T. Bil 7.0 mg/dLで入院となった.各種ウイルスは陰性で,薬剤性肝障害として治療を開始した.第13病日PT36%に低下し新鮮凍結血漿の投与を開始したが改善しないため第17病日より血漿交換療法を開始した.第19日よりⅢ度の肝性脳症出現のため,劇症肝炎亜急性型と診断し,ICU管理,血漿交換と濾過透析を行った.その後第22病日に従兄弟をドナーとして,肝左葉と尾状葉をグラフトとして生体肝移植を行い,11月下旬に退院となった.

▶ 行われた治療法と投与された薬剤

治療法:肝機能改善薬投与,血漿交換,脳浮腫対策,中心静脈栄養管理,血液濾過透析,感染症対策,高アンモニア血症対策,消化管出血対策

使用薬剤:高カロリー輸液,ランソプラゾール(タケプロン®),濃グリセリン(グリセオール®),電解質輸液,ビタミン類投与,ガベキサートメシル酸塩(エフオーワイ®注),グリチルリチン製剤(強力ネオミノファーゲンシー®),グルタチオン(タチオン®),ア

ミノ酸配合（アミノレバン®），ラクツロース製剤（ラクツロース・シロップ®），浣腸，新鮮凍結血漿（血漿交換，単独投与）

▶ この症例での薬物治療のポイント

▎救命を目的

劇症肝炎は，救命を目的とし，誘因と毒性物質を排除し，肝再生を図る．

▶ なぜこの薬物を選択したか

▎着目ポイント 救命/ICU管理/生体肝移植

刻一刻と病状が進行し，最終的には多臓器不全になるため，救命を目的に最善の治療を行う．

当初，急性肝炎重症型のため，栄養管理とともに，肝機能改善剤，高アンモニア血症対策を行った．肝性脳症出現したため，劇症肝炎と診断し，ICU管理とし，連日で血漿交換と濾過透析を開始した．肝不全用アミノ酸製剤注射液の投与と共に合併症対策として，DIC，脳浮腫，消化管出血，感染症対策を行った．同時に生体肝移植を検討し，血液型とCTによる肝容積の検討より，従兄弟をドナーとし，移植外科で生体肝移植を行った．

▶ 具体的な投与スケジュール

1. 中心静脈栄養管理　ブドウ糖を中心としたエネルギー，ビタミン（B_1・B_6・C）の投与
2. グリチルリチン製剤（強力ミノファーゲンシー®）
   （静注5・20 mL）通常40〜60 mL静注．
   速効性を期待するときは100 mLまで増量
3. グルタチオン（タチオン®）
   （注射用100・200 mg）1日100〜200 mg点滴
4. ラクツロースシロップ内服，浣腸
   経口では60〜90 mLを1日1〜3回，
   経口不可では浣腸200 mL＋水800 mLを1日1〜2回
5. 血漿交換　1日1回40〜50単位の新鮮凍結血漿を用いる．24時間後のPTやHPTの50％以上の回復を目標に，3〜5回を目安に効果判定する．

6 濾過透析　濾過液は重炭酸バッファー pH7.4，K4MEQ，透析液はアセテートバッファーを使用．透析は原則として 500 mL/ 分の流量で施行
7 アミノ酸配合（アミノレバン®）
（注 200・500 mL）500 mL 点滴
劇症肝炎では，結晶中のアミノ酸が過剰なため，血漿交換後に用いる
8 ランソプラゾール（タケプロン®）
（静注用 30 mg）1 回 20 mg，朝夕点滴静注
9 ガベキサート（エフオーワイ®）注
（注射用　100・500 mg）
1 日 1,500 〜 2,000 mg 投与
10 濃グリセリン（グリセオール®）
（注 10%　200・300・500 mL）
眼底所見より，1 日 500 mL 前後投与

感染予防にセフェム系抗生物質投与．

▶ **この症例で注意すべきこと**

　劇症肝炎のため，救命を目的として ICU 管理で治療を行う．

▶ **この処方でうまくいかなかったとき**

　生体肝移植を検討する．

2：重症アルコール性肝炎

　47 歳，男性．主訴は全身倦怠感，食欲不振と黄疸．10 年前よりアルコール性肝障害は指摘されていた．3 月になり食欲不振出現，3 月末より全身倦怠感と黄疸出現し来院した．来院時 AST 759 IU/L，ALT 117 IU/L，T. Bil 21.2 mg/dL，NH_3 160 μg/dL，PT 44%，Albumin 2.2 g/dL と肝不全状態と肝性脳症 II 度で入院となった．入院後肝不全用アミノ酸製剤の投与，電解質・脱水状態の補正および新鮮凍結血漿の投与を行ったが，肺炎を合併して永眠された．

➜ 行われた治療法と投与された薬剤

治療法：中心静脈栄養管理，肝不全用アミノ酸製剤注射液，急性腎不全対策，肝機能改善薬，消化管出血対策，DIC対策，高アンモニア血症対策，感染症対策

使用薬剤：高カロリー輸液，利尿剤，抗生物質，電解質，ビタミン類投与，タケプロン®静注用，強力ネオミノファーゲンシー®，タチオン®，アミノレバン®，ラクツロース・シロップ®内服，浣腸，新鮮凍結血漿（使用薬剤の一般名については症例1を参照）

▶ この症例での薬物治療のポイント

合併症対策／肝再生

重症アルコール性肝炎は，肝性脳症，肺炎，急性腎不全，消化管出血やエンドトキシン血症等を伴い，断酒にも関わらず肝腫大は持続し，多くは1カ月以内に死亡する．誘因と毒性物質を排除し，合併症対策とともに肝再生をはかる．

▶ なぜこの薬物を選択したか

着目ポイント 劇症肝炎に準じた治療が必要

入院時，肝逸脱酵素，総ビリルビン，アンモニアの上昇，肝予備能の低下，血清クレアチニン上昇，白血球増加と血小板減少を認めたため，ICUにて栄養管理とともに，肝機能改善剤，高アンモニア血症対策とともに利尿剤，肝不全用アミノ酸製剤注射液，新鮮凍結血漿を投与した．合併症対策として，DIC，消化管出血，感染症対策を行った

▶ 具体的な投与スケジュール（各薬剤の一般名，容量は症例1を参照）

1. **中心静脈栄養管理** ブドウ糖を中心としたエネルギー，ビタミン（B_1・B_6・C）の投与
2. **強力ミノファーゲンシー®** 通常40〜60 mL静注する．速効性を期待するときは100 mLまで増量する
3. **タチオン®** 1日100〜200 mg点滴
4. **ラクツロース・シロップ®** 内服，浣腸
   経口では60〜90 mLを1日1〜3回
   経口不可では浣腸200 mL＋水800 mLを1日1〜2回

| ⑤ アミノレバン® | 1回500 mLを朝・夕で点滴投与 |
| ⑥ タケプロン®静注用 | 1回20 mg，朝・夕点滴静注 |

　感染症対策に当初セフェム系抗生物質投与したが，肺炎合併のため，カルバペネム系に変更した．

▶ この症例で注意すべきこと

- 重症アルコール性肝炎は，劇症肝炎に準じて救命を目的としてICU管理で治療を行う．

▶ この処方でうまくいかなかったとき

- 血漿交換（新鮮凍結血漿）
- 血液濾過透析
- エンドトキシン吸着療法
- 生体肝移植

● 参考にしたいガイドラインとエビデンス ●

- 平成20年厚生労働省難治性肝炎班会議報告書
  班会議より，各医学部図書館に配布されている
- 国立国際医療センター，肝炎情報センターホームページ（http://www.ncgm.go.jp/center/index.html）

＜中島尚登＞

Ⅱ. 疾患編

2）肝・胆道疾患
3. B型慢性肝炎

この疾患に使用される主な薬剤

インターフェロンα	p.72
インターフェロンα 2b	p.72
インターフェロンβ	p.72

1 疾患と薬物治療の解説

◆ 疾患の解説
- わが国ではB型肝炎ウイルス（HBV）のキャリアが約1.6％存在する．多くは母児感染によって感染しているが，一部感染源が不明の症例もある
- 9割の患者は一生無症候性キャリアとして過ごせるが，1割が慢性肝炎を併発して肝硬変や肝癌に至る
- 肝癌に進行しやすい要因として40歳以上，HBV-DNAが10^4 IU/L以上と多いことと血小板数17万/μL未満であることが挙げられる
- これら肝発癌のリスクが高い症例を治療して**肝硬変や肝癌への移行を阻止**することが重要である

◆ 薬物療法の解説
- 35歳未満の若年症例では，インターフェロン（IFN）を主として治療に用いる[1]
- 35歳以上では，エンテカビルの内服を中心に治療を行う
- 肝機能が悪い場合には，強力ミノファーゲンシー®の静注やウルソデオキシコール酸内服によって肝庇護を行う

2 薬物選択の原則

◆ 第一選択薬
- 天然型インターフェロンα 600万IU，週3回を24週間投与
- インターフェロンが奏効しやすい条件として女性，ALT高値，HBV-DNA量低値があげられており，インターフェロンによってHBe抗原陰性化やセロコンバージョンが期待できる

・35歳以上の場合にはエンテカビル（バラクルード®）を1日0.5 mg，1回空腹時に内服する．

◆ **うまくいかなかった場合**
・第一選択薬のインターフェロンでセロコンバージョンができなかった場合には，肝硬変や肝癌への移行を阻止するためバラクルード®内服を行う
・過去にラミブジン（ゼフィックス®）を内服している，またはしていた症例では薬剤耐性ウイルスが出現することがあり，アデホビル（ヘプセラ®）の追加内服を行う

◆ **臓器障害を合併している場合**
・肝硬変を合併している場合には，進行を抑えるためバラクルード® 0.5 mg/日の内服を行う

◆ **他疾患を合併している場合**
・バラクルード®内服は他疾患を合併していても問題なく使用できる
・**軽症の場合**：ASTやALTが全く正常値でHBV-DNAが陽性の無症候性キャリアの場合には3～6カ月に1回の定期検診を行う
・**中等症の場合**：ALTが上昇していれば治療適応である．35歳未満はインターフェロン，35歳以上はバラクルードの内服を行う

◆ **重症の場合**
　肝硬変の進行を抑えるためにバラクルード® 0.5 mg/日の内服を行う．

症例から判断する薬の選びかた

35歳未満の症例

　41歳，男性．母親がB型肝炎キャリア．近医で肝障害，HBs抗原陽性を指摘され肝臓専門医を受診した．AST 86 IU/L，ALT 132 IU/L，γGTP 58 IU/L，総ビリルビン 0.8 mg/dL，血小板数 21.4万/μL，HBV-DNA 7.2 Log IU/L，肝生検 A2 F2の慢性肝炎の所見であった．

➡ **行われた治療法と使用された薬剤**
　治療法：ウイルスを抑える治療が原則であり，第一選択薬で

あるエンテカビル内服併用を行った．

使用薬剤：エンテカビル（バラクルード®）

▶ この症例での薬物治療のポイント（図）

母児感染/HBV-DNA量が多い

- B型肝炎ウイルスが母児感染している
- 35歳以上でHBV-DNA量が多く，ALT高値であり肝硬変や肝癌に移行する可能性が高い

▶ なぜこの薬剤を選択したか

着目ポイント 高齢患者/耐性変異の出現率が低い

- インターフェロンは年齢が高いため効果が期待しにくい
- エンテカビルは抗ウイルス効果が高く，長期内服による耐性変異の出現率が低い

▶ 具体的な投与スケジュール

■ エンテカビル（バラクルード®）
（1錠 0.5 mg）1錠 / 1 × 空腹時に内服

基本的に**薬剤を中止せず長期の内服加療**を行う．

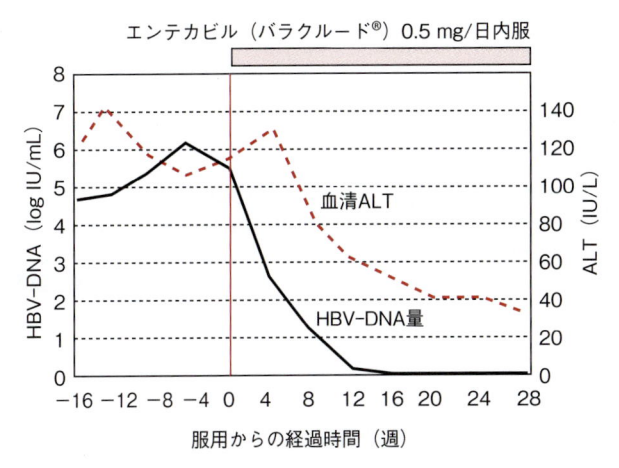

図◆エンテカビルで治療を受けたB型慢性肝炎症例の治療経過

▶ この症例で注意すべきこと
- 妊娠時の安全性が確立されていないので,避妊するように指導する
- 長期内服によって稀であるが薬剤耐性ウイルス※が出現するリスクがあるのでHBV-DNAを測定する

▶ この処方でうまくいかなかったとき
- 薬剤耐性ウイルスが出現しHBV-DNAが上昇してきた場合には,アデホビル ピボキシル(ヘプセラ®)の追加内服を行う

▶ 患者さんへの説明
- B慢性肝炎では,自然経過で肝硬変や肝癌に移行するリスクがある
- 薬剤内服中止によってウイルスが増殖し,肝機能が悪化することがあるので,**自己判断で内服を中止しないように強くすすめる**

※ **薬剤耐性ウイルス**:ラミブジン(ゼフィックス®)やエンテカビル(バラクルード®)などの核酸アナログの長期内服中に,HBV-DNAのポリメラーゼ領域に遺伝子変異が出現し薬剤耐性変異が認められる.ラミブジンでは特にYMDDモチーフに変異が出現し,YVDDやYIDDなどの薬剤耐性ウイルスが出現し,HBV-DNAの再増殖をきたす.アデホビルなど他の種類の核酸アナログの追加内服が必要となる.

● 参考にしたいガイドラインとエビデンス ●

1) Kumada, H. et al.:Guideline for chronic hepatitis B and C. Hepatol. Res., 40:1-7, 2010

<泉　並木>

Ⅱ. 疾患編

2) 肝・胆道疾患
4. C型慢性肝炎

この疾患に使用される主な薬剤

天然型インターフェロンα	p.72
天然型インターフェロンβ	p.72
遺伝子組換え型インターフェロンα 2b	p.72
コンセンサスインターフェロンα	p.72
ペグインターフェロンα 2a	p.72
ペグインターフェロンα 2b	p.72
リバビリン	p.77

1 疾患と薬物治療の解説

◆ 疾患の解説
- C型肝炎ウイルス感染によって25～30年の経過で慢性肝炎から肝硬変や肝癌に移行する
- 軽度のASTやALTなどの肝機能検査の異常がみられるが、自覚症状はない

◆ 薬物療法の解説
- 原因となっている**C型肝炎ウイルスを除去する治療が原則**で、インターフェロン注射によって感染肝細胞の排除をめざす
- C型肝炎ウイルスが排除できなかった場合には、**インターフェロンの少量長期療法によって肝硬変や肝癌への移行を阻止**する
- インターフェロンが使えない場合には、強力ミノファーゲンシー®の静注やウルソデオキシコール酸（UDCA）内服によって肝庇護を行う

2 薬物選択の原則

◆ 第一選択薬
- 遺伝子型1型かつ高HCV-RNA量の難治例の場合には、ペグインターフェロン※α注とリバビリン内服併用療法を48週間行う
- 遺伝子型2型かつ高HCV-RNA量例では、ペグインターフェロンα 2b注とリバビリン内服併用による24週間の治療を行う

- 低HCV-RNA量例では，ペグインターフェロンα2a注単独による24〜48週間の治療を行う
- うつ症状など精神神経系合併症を有する場合にはβ型インターフェロン300〜600万IUを週3〜6回点滴する

◆ うまくいかなかった場合

第一選択薬でウイルス排除ができなかった場合には，肝硬変や肝癌への移行を阻止するためペグインターフェロンα2a 90μg，週1回単独あるいは天然型インターフェロンα300万IU週3回の少量長期治療を行なう．

◆ 臓器障害を合併している場合

肝硬変を合併している場合には，リバビリンが保険適応となっていないため，天然型インターフェロンα300〜600万IUを週3回皮下あるいは筋注する．C型肝炎ウイルスが遺伝子型1型かつ低HCV-RNA量や遺伝子型2型の場合にはβ型インターフェロン300〜600万IUを週3回，点滴する．

◆ 他疾患を合併している場合

インターフェロンが適応にならない場合には，強力ミノファーゲンシー® 1日40〜100 mLを週2〜5回静注する．またはUDCA，600〜900 mg/日を内服する．

◆ 軽症から中等症の場合

C型慢性肝炎では**ALT値が31 IU/L以上の場合**には軽症であっても将来肝硬変や肝癌に移行する可能性があり，肝病変が生命予後に関連すると判断される場合にはインターフェロン治療の適応である．できるだけ治療効果が高い第一選択薬を投与するのが原則である．

◆ 重症の場合

- C型肝炎ウイルス感染が原因で肝硬変に至っている場合には，代償期であれば可能ならウイルス除去をめざしたインターフェロンα型ないしβ型の投与を行う
- 非代償期で腹水や黄疸，肝性脳症を合併している場合には，インターフェロンは適応にならず，肝庇護療法を行う

※ **ペグインターフェロン**：インターフェロンにポリエチレングリコール（PEG）という重分子物質を結合させたもの．ポリエチレングリコールそのものには毒性はない．これによってインターフェロンの血中半減期が10倍以上に延長し，作用時間が延びた．

週1回の注射で効果が高くなり，発熱や頭痛などの自覚症状の副作用が軽減された．

症例から判断する薬の選びかた

1：遺伝子型1型かつ高HCV-RNA量症例

58歳，女性．28歳の分娩時に輸血を受けている．近医で肝障害，HCV抗体陽性を指摘され受診した．身長153cm，体重52kg，AST 67 IU/L，ALT 78 IU/L，γGTP 32 IU/L，総ビリルビン 0.8 mg/dL，血小板数 14.6万/μL，HCVRNA 6.8 log IU/L，セロタイプ1型，肝生検 A1 F2 の慢性肝炎の所見であった．

➡ 行われた治療法と使用された薬剤

治療法：ウイルス除去が原則であり，第一選択薬であるペグインターフェロン注とリバビリン内服併用を行った
使用薬剤：ペグインターフェロンα2b（ペグイントロン®）の皮下注射とリバビリン（レベトール®）内服併用

▶ この症例での薬物治療のポイント

セロタイプ1型高HCV-RNA量の慢性肝炎ではペグ＋リバの併用療法が基本

・C型肝炎ウイルスが感染してから30年が経過し慢性肝炎が進行してきている
・ウイルスの遺伝子型1型で高HCV-RNA量であり，難治症例である
・肝硬変や肝癌に移行するリスクが高くインターフェロンによるウイルス除去が原則である
・1型高HCV-RNA量の難治例に対してはペグインターフェロン注とリバビリン内服併用（ペグ＋リバ）が原則である[1, 2]

▶ なぜこの薬剤を選択したか

着目ポイント 難治例に対してペグ＋リバの併用が原則

ペグインターフェロンは週1回の注射で効果が1週間持続し，治療効果が高い．

4．C型慢性肝炎

- リバビリン内服を併用すると，インターフェロンによる抗ウイルス作用が増強される
- 1型かつ高HCV-RNA量は難治例

▶ **具体的な投与スケジュール**

1 ペグインターフェロンα 2b（ペグイントロン®）
80 μg，週1回の皮下注射
2 リバビリン（レベトール®）　　　　600 mg/日を内服

- 治療開始12週目までにHCV-RNAが陰性化した場合には，48週間の併用療法を行う
- ヘモグロビン値が10g/dL以下になった場合にはリバビリンを200 mg/日減量する
- HCV-RNAが13週以降，36週目までに陰性化した場合には72週間の併用治療を行う（図1）

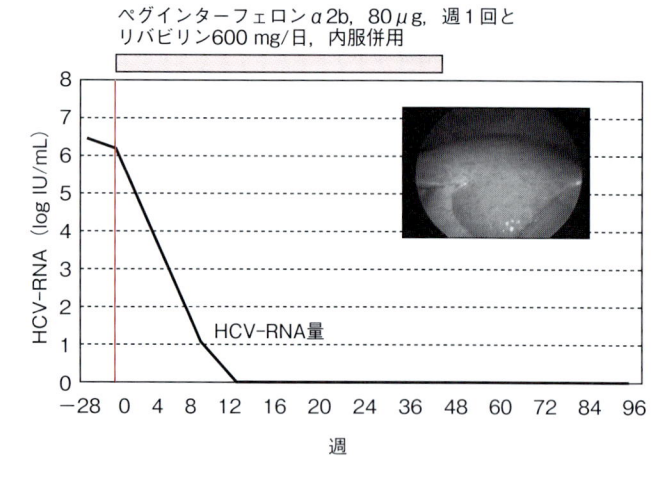

図1◆症例1の臨床経過
セログループ1型かつ高HCV-RNA量の症例に対しペグインターフェロンα 2b（ペグイントロン®）とリバビリン（レベトール®）内服併用によって治療中にHCV-RNA量が順調に低下して12週に陰性化している（写真）
（カラーアトラス，p.10，図❽）

▶ **この症例で注意すべきこと**
・**女性ではリバビリン内服による貧血をきたしやすいので**，ヘモグロビン値が10g/dL以下になった場合にはリバビリン内服量を減量する
・好中球減少や血小板低下をきたしやすいので，血算を定期的に行う必要がある

▶ **この処方でうまくいかなかったとき**
・36週目までにHCV-RNAが陰性化しなかった場合には，ウイルス除去は困難であるが肝機能の安定化をめざして48週間まで併用療法を行う
・終了後にHCV-RNAが陽性が持続しALT値が異常の場合には，天然型インターフェロンα，300万IU，週3回の皮下注射またはペグインターフェロンα2a, 90μgを週1回皮下注射する

▶ **患者さんへの説明**
・C型慢性肝炎では，**自然経過で2〜3%/年の肝発癌率がある**
・ペグインターフェロンとリバビリン併用治療中は皮疹，貧血，間質性肺炎，眼底出血，うつ症状など精神神経系副作用がある

2：代償期肝硬変に対してβ型インターフェロンで治療した症例

48歳，男性．自営業．若い頃に刺青あり．全身倦怠感にて近医で肝障害を指摘され受診した．HCV抗体陽性だが腹水はない．AST 64 IU/L, ALT 52 IU/L, γGTP 56 IU/L, アルブミン 3.7g/dL, 総ビリルビン 1.1 mg/dL, 血小板数 8.2万/μL, 腹腔鏡と肝生検を行い代償期肝硬変と診断された．C型肝炎ウイルス遺伝子型は2a型でHCV-RNA量は 4.5 log IU/mL であった．

▶ **行われた治療法と使用された薬剤**
治療法：代償期肝硬変で抗ウイルス療法による治療が第一選択である
使用薬剤：β型インターフェロン（フエロン®）点滴

▶ **この症例での薬物治療のポイント**

代償期C型肝硬変である

- 代償期肝硬変であるが,腹水はなく若年者であるため,**抗ウイルス療法が第一選択である**[2)]
- C型肝炎ウイルスが2a型でHCV-RNA量が少なく,インターフェロン単独治療での効果が期待できる(図2)

▶ **なぜこの薬剤を選択したか**

着目ポイント 1型高HCV-RNA量以外の代償期肝硬変にはβ型インターフェロンが原則

- 血小板数が低下しており,ペグインターフェロンによってさらに血小板が低下する可能性がある
- β型インターフェロン点滴は,代償期肝硬変例で遺伝子型2a,2b型で健康保険適応になっている

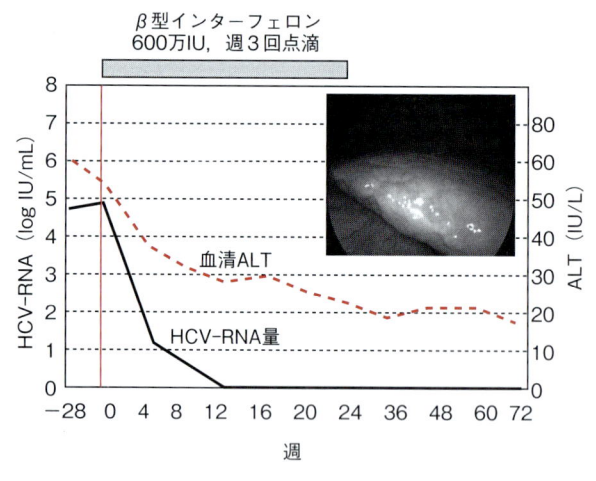

図2 ◆ 症例2の臨床経過
遺伝子型2α型のC型代償期肝硬変に対してβ型インターフェロンの点滴による治療を受けたHCV-RNA量が順調に低下し,12週目に陰性化している(写真)
(カラーアトラス,p.10,図❾)

▶ 具体的な投与スケジュール

■ β型インターフェロン（フエロン®）
（100・300・600万IU注射） 600万IUを生食100 mLに混合，30分で点滴

最初2週間連日の点滴を行い，その後22週間，同じ量のβ型インターフェロンを週3回点滴する．

▶ この症例で注意すべきこと
- もともと血小板数が減少しており，インターフェロン投与によってさらに血小板が低下する可能性がある
- β型インターフェロンでは尿タンパクが陽性になることがあり，検尿を定期的に行う

▶ この処方でうまくいかなかったとき

肝硬変であるため，リバビリンが使用しにくいため，強力ミノファーゲンシー®40 mLの静注を週3回行う．

▶ 患者への説明
- 肝硬変になっているため，β型インターフェロンが健康保険適応になっている
- 血小板が低下しているため，ペグインターフェロンが投与しにくい
- β型インターフェロンは点滴であるが，精神神経系副作用が少ない

● 参考にしたいガイドラインとエビデンス ●

1) Izumi, N. et al.：Special article; consensus report for chronic hepatitis C in JSH 2009. Hepatol. Res., 2009, in press
2) Kumada, H. et al.：Guideline for chronic hepatitis B and C. Hepatol Res 2009, in press

<泉　並木>

Ⅱ. 疾患編

2）肝・胆道疾患
5. 自己免疫性肝炎

使用される主な疾患

副腎皮質ステロイド（プレドニゾロン）	p.54
ウルソデオキコール酸（UDCA）	p.100
免疫調節剤（アザチオプリン・シクロスポリン）	p.54

1 疾患と治療法の解説

◆ 疾患の解説

- 自己免疫性肝炎（AIH）は中年以降の女性に好発する慢性に経過する肝炎で，肝細胞障害の成立は自己免疫機序によると考えられている（表1）．抗核抗体や抗平滑筋抗体などの自己抗体が陽性となり，血清γ-グロブリン値やIgG値の上昇，血清トランスアミナーゼ値の異常をきたす．組織学的には肝細胞壊死所見およびpicemeal necrosisを伴う慢性肝炎あるいは肝硬変であり，しばしば形質細胞浸潤を認める．また，慢性甲状腺炎，慢性関節リウマチ，Sjögren症候群などの自己免疫性疾患を合併する．厚生労働省の診断指針やInternational Autoimmune Hepatitis Group（IAIHG）が提唱する国際診断基準によりスコアリングして診断する．2008年，IAIHGより簡易版のスコアリングシステム（新基準）が提唱された（表2）
- 原発性硬化性胆管炎（PSC）や原発性胆汁性肝硬変（PBC）の合併（overlap症候群，p.246参照）や，非アルコール性脂肪肝炎（NASH）（p.258参照）も存在する

◆ 薬物治療の解説

免疫調節剤，とくに副腎皮質ステロイド（プレドニゾロン）が第一選択となる．

2 薬物治療の原則

◆ 第一選択薬

副腎皮質ステロイド（プレドニン®）30〜40 mg/日が推奨される．

表1 ◆ 自己免疫性肝炎治療指針（厚生省難治性疾患研究班, 1996）

1. 診断が確定した例では原則として免疫抑制療法（プレドニゾロンなど）を行う
2. プレドニゾロン初期投与量は充分量（30 ｍｇ／日以上）とし，血清トランスアミナーゼ値の改善を効果の指標に漸減する．維持量は血清トランスアミナーゼ値の正常化をみて決定する
3. Ｃ型肝炎ウイルス血症を伴う自己免疫性肝炎の治療にあたっては；
   a. 国際診断基準（scoring system）でのスコアが高い症例ではステロイド治療が望ましい
   b. 国際診断基準でのスコアが低い症例ではインターフェロン治療も考慮される．しかし，その実施にあたっては投与前のウイルス学的検索を参考に適応を決定する．投与開始後は血中ウイルス量，肝機能を評価し，明らかな改善がみられない場合には，速やかに投与を中止し免疫抑制剤の使用を考慮する

表2 ◆ 簡易版の自己免疫疾患の診断基準

変数	カットオフ	ポイント
ANA または SMA	≧ 1:40	1
ANA または SMA または LKM または SLA	≧ 1:80 ≧ 1:40 陽性	2
IgG	＞正常値の上限 ＞正常値の上限の 1.10倍	1 2
肝組織像（肝炎のエビデンスは必要条件）	AIH として矛盾しない 典型的な AIH	1 2
ウイルス性肝炎	なし	2 ≧6：AIH の可能性有り ≧7：AIH と確定

文献2より改変

◆ うまくいかなかった場合

- 肝組織所見の正常化を目標にするが，臨床的には血清トランスアミナーゼ値の改善を目安に治療を行う．副腎皮質ステロイド（プレドニン®）のみで改善を認めなかった場合，アザチオプリンを併用する
- またシクロスポリン併用の有効性も報告されている
- アザチオプリンは催奇形性があり，妊娠の可能性がある場合は

禁忌である

◆ 臓器障害を合併している場合

出血性潰瘍，糖尿病などを有する場合，副腎皮質ステロイド（プレドニン®）の使用には注意を要する．

◆ 多疾患を合併している場合

- 副腎皮質ステロイド（プレドニン®）の使用が困難な場合（副作用は別表参照）はUDCAやグリチルリチン製剤〔強力ネオミノファーゲンシー®（SNMC®）〕の投与で経過観察を行うこともあるが，治療効果は副腎皮質ステロイド（プレドニン®）に比べ劣る
- C型ウイルス感染を伴うAIHでは，AIHスコアが低いものは，インターフェロン治療を検討するが，インターフェロン治療によってAIHが増悪する恐れがある．AIHスコアが高値のものは副腎皮質ステロイド（プレドニン®）治療が選択されるが，十分な注意を要する
- NASHを合併しているAIHでは，まず食事療法とUDCA，グリチルリチン製剤（SNMC®），ポリエンホスファチジルコリン（EPL）を用いる．トランスアミナーゼ値の改善がみられない場合は，アザチオプリンの併用を検討する

◆ 軽症の場合

極めて軽症の場合は，UDCAなどで経過を見るが，一般的には副腎皮質ステロイド（プレドニン®）の投与（30 mg）により炎症を抑制することを考える．合併症を有する場合は，UDCAやグリチルリチン製剤による治療も考慮する．

◆ 中等症の場合

副腎皮質ステロイド（プレドニン®）の投与（30〜40 mg）により炎症を抑制する．

◆ 重症の場合

- 黄疸著明例（T-bil 10 mg/dL以上），プロトロンビン値低下例（60％以下），全身倦怠感，食欲低下症例，肝臓の萎縮や腹水の著明な症例は重症化の恐れがある．副腎皮質ステロイド（プレドニン®）（60 mg）とUDCAを併用する．さらに，奏効しなければ，免疫調節剤（アザチオプリン，シクロスポリン）の併用を検討する
- プロトロンビン値が40％以下の重症肝炎では，ステロイド大量パルス療法や血漿交換療法が適応となる

- ステロイド抵抗性例や肝不全例では肝移植も考慮する

症例から判断する薬の選びかた

自己免疫性肝炎の症例

72歳，女性．主訴は黄疸，全身倦怠感．特記すべき既往なし．飲酒歴なし．近医受診時，血小板8.5万，T-Bil 9.3 mg/dL，D-Bil 7.3 mg/dL，AST 1,140 U/L，ALT 787 U/L，ALP 462 U/L，γ-GTP 252 U/L，PT 49.5％と肝障害を認めた．肝炎ウイルスは陰性．抗核抗体1,280倍．Homogeneousパターン．γ-グロブリン 3.3 g/dL，IgG 4,787 mg/dL．画像上，閉塞性黄疸は否定．肝組織はCAH（F1-2，A3）．AIHスコア17点（図）．

➡ 行われた治療法と投与された薬剤

治療法： 副腎皮質ステロイド（プレドニン®）による抗炎症治療，副腎皮質ステロイド（プレドニン®）の副作用（消化性潰瘍・骨粗鬆症）の予防目的にプロトンポンプインヒビター，ビタミンK_2を使用

使用薬剤： 副腎皮質ステロイド（プレドニン®），プロトンポンプインヒビター（PPI，タケプロン®），ビタミンK_2（ケイツー®）

▶ この症例での薬物治療のポイント

肝障害/AIHスコア確診例/肝組織で活動性の慢性肝炎

- 副腎皮質ステロイド（プレドニン®）の禁忌事項（表3）はなく，速やかに副腎皮質ステロイド（プレドニン®）の経口投与を開始する
- 消化性潰瘍の予防としてPPIやH_2ブロッカーなどを併用する
- 高齢者や長期副腎皮質ステロイド使用例では骨粗鬆症の治療薬も併用する

▶ なぜこの薬剤を選択したか

着目ポイント 活動期には副腎皮質ステロイド（プレドニン®）

自己免疫機序により肝細胞障害をきたすと考えられ，副腎皮質ステロイド（プレドニン®）が著効する．

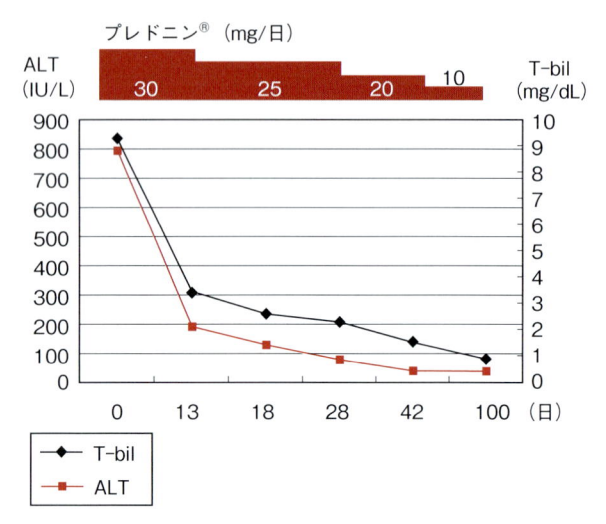

図◆自己免疫性肝炎の治療経過
副腎皮質ステロイド（プレドニン®）30 mg/日の投与を開始し，2週間ごとに5 mgずつ漸減する．T-bilおよびALT値の改善を認め，10 mgを初期維持量とした

▶ **具体的な投与スケジュール**

1 副腎皮質ステロイド（プレドニン®）
　　　（1錠 5mg）6錠 / 2×朝20 mg（4錠），昼10 mg（2錠）

　ALT値を指標として2週間ごとに5 mgずつ漸減する．10～15 mgを初期維持量とし，慎重に漸減．10 mgからは1～2.5 mgずつ減量し，5 mgを維持量とする．経過の良い症例はその後1～2.5 mgずつ長期的にトランスアミナーゼ値を見ながら減量し，中止することができる症例もある．

2 プロトンポンプインヒビター（PPI，タケプロン®）
　　　　　　　　　　　　　　　（1錠 15 mg）1錠 / 1×就寝前
3 ビタミンK_2（ケイツー®）
　　　　　　　　　　　（10 mg 2mL）10～20 mg/ 1×

▶ **この症例で注意すべきこと**

・診断後速やかに副腎皮質ステロイド（プレドニン®）による治療を開始する

表3 ◆ ステロイドの副作用

A) ステロイドの主な重篤な副作用

①	感染症		
②	続発性副腎皮質機能低下	糖尿病	
③	消化性潰瘍	消化管出血	消化管穿孔
④	膵炎		
⑤	精神変調	うつ	痙攣
⑥	骨粗鬆症	無菌性骨壊死	ミオパチー
⑦	緑内障	後嚢白内障	中心性漿液性網脈絡膜症
⑧	血栓症		
⑨	心筋梗塞	脳梗塞	動脈瘤
⑩	硬膜外脂肪腫		
⑪	腱断裂		

B) その他のステロイドの主な副作用

過敏症	発疹			
内分泌系	月経異常	Cushing症候群様症状	ムーンフェイス	
消化器系	下痢	悪心	嘔吐	
精神神経系	多幸感	不眠		
筋・骨格	筋肉痛			
体液・電解質	浮腫	血圧上昇	体重増加	腎障害
血液	白血球増多			
皮膚	多毛	脱毛	色素沈着	発汗異常
眼	眼球突出			

- 副腎皮質ステロイド（プレドニン®）投与が遅れると，重症化し約50％が死亡する
- 漸減時に増悪することがあるため，10 mg以下では慎重に減量する
- ウルソデオキシコール酸（UDCA）は副作用が少なく，併用することが多い
- 副腎皮質ステロイド（プレドニン®）治療に際し，消化性潰瘍の予防としてPPIやH_2ブロッカーなどを併用する

- 骨折がなく，骨密度がYAM 80％以上であっても，1日の平均ステロイド使用量がプレドニゾロン換算5 mg以上の場合，骨粗鬆症の治療薬も併用する[3]

▶ この処方でうまくいかなかったとき

免疫抑制剤（アザチオプリン，シクロスポリン）の併用を検討する．

▶ 患者への説明のポイント

- 副腎皮質ステロイド（プレドニン®）治療では感染・耐糖能異常・消化性潰瘍・うつなどの精神症状が出ることがある
- 副腎皮質ステロイド（プレドニン®）の使用により骨折の危険が高まる

● 参考にしたいガイドラインとエビデンス ●

1）戸田 剛太郎：自己免疫肝炎診断指針．肝臓，37：298-300，1996
2）Hennes, E. M. et al.: Simplified criteria for the diagnosis of autoimmune hepatitis. Hepatology, 48：169-176, 2008
3）「骨粗鬆症の予防と治療ガイドライン」（骨粗鬆症の予防と治療ガイドライン作成委員会 編），ライフサイエンス出版，2006
- Alvarez, F., et al.: international autoimmune hepatitis group report: J. Hepatol., 31：929-938, 1999
- 中沼安二，他：「自己免疫性肝炎2009」肝胆膵，59（1）：131-146，アークメディア，2009
- 本吉康英，他：「患者さんの背景・病態で考える 薬の選び方，使い方のエッセンス，肝・胆・膵，自己免疫性肝疾患」治療，91，4月増刊号，南山堂，2009

<小木曽 智美，橋本悦子>

Ⅱ. 疾患編

2) 肝・胆道疾患
6. 原発性胆汁性肝硬変

この疾患に使用される主な薬剤

- 現疾患に対して：
  ウルソデオキシコール酸（UDCA），ベザフィブラート
  p.87
- 黄疸に対して：
  漢方（茵陳蒿湯，ツムラ135®），脂溶性ビタミン（ビタミンA, D, E, K）
- 掻痒感に対して：
  コレスチラミン，selective serotonin reuptake inhibitor（選択的セロトニン再取り込み阻害剤）
- 骨粗鬆症に対して：
  骨吸収抑制剤（カルシウム製剤，カルシトニン，イプリフラボン，エストロゲン，ビスホスホネート，選択的エストロゲン受容体修飾剤），骨形成促進剤（タンパク同化ホルモン），ビタミンK_2，活性型ビタミンD_3製剤

1 疾患と治療法の解説

◆ 疾患の解説

＜原発性胆汁性肝硬変＞

　原発性胆汁性肝硬変（PBC）は中年以降の女性に好発する慢性進行性胆汁うっ滞性肝疾患で臓器特異的自己免疫性疾患である．無症候性のものと皮膚掻痒感・黄疸，あるいは食道静脈瘤・腹水・肝性脳症を認める症候性がある．典型例ではIgMや抗ミトコンドリア抗体が陽性となり，慢性甲状腺炎，慢性関節リウマチ，Sjögren症候群などの自己免疫性疾患を合併する．トランスアミナーゼの上昇，γ-グロブリンおよびIgG高値の症例は自己免疫性肝炎（AIH）の合併（overlap症候群：p.246参照）を念頭に置く．

◆ 薬物治療の解説

　UDCA（ウルソ®）が第一選択となる．

2 薬物治療の原則

◆ 第一選択薬
UDCA（ウルソ®）600〜900 mgが推奨される．

◆ うまくいかなかった場合
- UDCA（ウルソ®）投与後，血清ビリルビン値の上昇がみられた場合には，投与を中止する
- UDCA（ウルソ®）中止例や抵抗例に対しベザフィブラート（保険適応はなし）の併用を検討する
- ベザフィブラートの投与後は，横紋筋融解の発症に注意する．特に腎機能低下例では，出現しやすい．定期的な血清CK値のモニタリングや筋肉痛などの自覚症状を観察する

◆ 臓器障害を合併している場合
高度黄疸例ではUDCA（ウルソ®）投与により肝機能を増悪させる場合があり，中止が必要．

◆ 多疾患を合併している場合
下痢などをきたしている場合は，UDCA（ウルソ®）の使用は避け，ベザフィブラートや漢方（茵陳蒿湯，ツムラ135®）を考慮する．

◆ 軽症の場合
- 無症候性のPBCは無症候性にとどまる限り予後は良いが，5年間で25％は症候性PBCへ移行するため注意を要する
- 初期には免疫反応と胆汁うっ滞に対して治療を行う
- UDCA（ウルソ®）の内服で生命予後が改善する．肝胆道系酵素の上昇がみられる場合，UDCA（ウルソ®）600〜900 mgの投与を行う

◆ 中等症の場合
- UDCA（ウルソ®）600〜900 mgを投与する
- 症候性のPBCでは，自覚症状（皮膚掻痒感）や合併症（骨粗鬆症，食道静脈瘤）に対する治療も行う
- 皮膚掻痒感に対し，コレスチラミンを併用する場合，UDCA（ウルソ®）と同時に服用するとUDCA（ウルソ®）の作用を減弱させるため，同時服用は避ける
- 特に黄疸出現時には，脂溶性ビタミン（ビタミンA, D, K）の吸収障害をきたすため，注射での補充を行う

◆ **重症の場合**
- 血清ビリルビン値が2 mg/dL以上の黄疸期になると予後不良で，5年生存率は50%となる
- トランスアミナーゼの上昇，γ-グロブリンおよびIgG高値などPBCで肝細胞障害を伴う症例では，自己免疫性肝炎（AIH）の合併（overlap症候群，p.246参照）を念頭に置き，副腎皮質ステロイド（プレドニン®）の適応を検討する
- 血清ビリルビン値が6 mg/dLを超える症例は，内科的治療が困難であることが多く移植を検討する．移植時期に関してはMayoモデルなどの予後予測式を参考にする

症例から判断する薬の選びかた

原発性胆汁性肝硬変の症例

65歳，女性．主訴は特になし．既往歴は高脂血症．飲酒歴なし．眼瞼に黄色腫あり．検診でT-Bil 0.7 mg/dL，AST 43 U/L，ALT 34 U/L，ALP 304 U/L，γ-GTP 290 U/Lと胆道系酵素の上昇を認めた．肝炎ウイルスは陰性．抗核抗体 40倍．γ-グロブリン 1.9 g/dL，IgM 610 mg/dL．抗ミトコンドリア抗体（AMA）160倍．抗ミトコンドリア-M2抗体 131.3．肝組織で，PBC stage 2，慢性非化膿性破壊性胆管炎あり（図）．

➡ 行われた治療法と投与された薬剤

治療法：肝庇護薬を用いた治療
使用薬剤：UDCA（ウルソ®）

▶ **この症例での薬物治療のポイント**

┃胆道系酵素の上昇/stage2の早期PBC/病的骨折の既往なし

UDCA（ウルソ®）使用禁忌のない原発性胆汁性肝硬変であり，診断後よりUDCA（ウルソ®）の内服を開始する．

▶ **なぜこの薬剤を選択したか**

┃**着目ポイント** UDCAが第一選択薬のため

PBCに対する生命予後改善効果を認めた[1, 2]薬剤であり，診断後UDCA（ウルソ®）を開始することが望ましい．

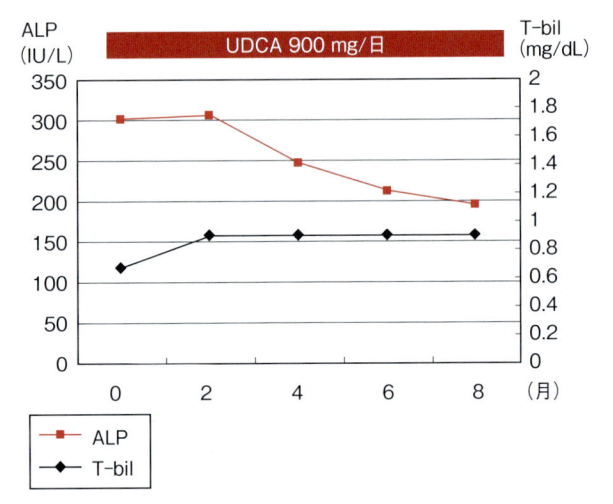

図◆原発性胆汁性肝硬変の治療経過
UDCA(ウルソ®)900mg/日を開始しALP値の低下を認めた

▶ 具体的な投与スケジュール
- UDCA(ウルソ®) (1錠 100 mg) 6錠/3×朝・昼・夕

胆道系酵素の改善効果を認めない場合,1日9錠まで増量して経過をみる.

▶ この症例で注意すべきこと
- 診断早期よりUDCA(ウルソ®)を開始する
- データの改善を認めても内服は継続する

▶ この処方でうまくいかなかったとき
ベザフィブラートの併用を検討する.

▶ 患者への説明のポイント
- UDCA(ウルソ®)は継続して内服する必要があることを話す
- 内服により下痢などの消化器症状を認めることがある

● 参考にしたいガイドラインとエビデンス ●

1) Kuiper, E. M. M., et al.：Improved prognosis of patients with primary biliary cirrhosis that have a biochemical response to Ursodeoxycholic acid. Gastroenterology, 136：1281-1287, 2009
2) Corpechot, C., et al.：Biochemical response to ursodeoxycholic acid and long-term prognosis in primary biliary cirrhosis, Hepatology, 48：871-877, 2008
・ 本吉康英, 他：「患者さんの背景・病態で考える 薬の選び方, 使い方のエッセンス, 肝・胆・膵, 自己免疫性肝疾患」治療, 91, 4月増刊号, 南山堂, 2009
・「骨粗鬆症の予防と治療ガイドライン」(骨粗鬆症の予防と治療ガイドライン作成委員会 編), ライフサイエンス出版, 2006

<小木曽 智美, 橋本悦子>

Ⅱ. 疾患編

2）肝・胆道疾患
7. 自己免疫性肝炎・原発性胆汁性肝硬変：overlap症候群

この疾患に使用される主な薬剤

ウルソデオキシコール酸（UDCA） p.87
副腎皮質ステロイド p.54

1 疾患と治療法の解説

◆ 疾患の解説

　自己免疫性肝炎（AIH）（p.234参照）および原発性胆汁性肝硬変（PBC）（p.241参照）は中年以降の女性に好発する自己免疫性肝疾患であり，障害の部位が異なる（表）．トランスアミナーゼの上昇，γ-グロブリンおよびIgG高値などPBCとしては非典型的な症例はAIHの合併（overlap症候群）を念頭に置く．AIH-PBCのoverlap症候群は，2つの病態が同時性にみられる場合と，異時性にみられる場合があり，異時性ではPBCが先行して診断されていることが多い．overlap症候群は，しばしば治療に難渋する．

◆ 薬物治療の解説

・UDCAが第一選択となる
・副腎皮質ステロイド（プレドニン®）が有効なこともあるが，

表◆自己免疫性肝炎（AIH）と原発性胆汁性肝硬変（PBC）の比較

	自己免疫性肝炎（AIH）	原発性胆汁性肝硬変（PBC）
障害の部位	肝細胞	胆管
自己抗体	抗核抗体 抗平滑筋抗体	抗ミトコンドリア抗体
免疫グロブリン	IgG	IgM
組織	慢性活動性肝炎 （肝細胞壊死 piecemeal necrosis 形質細胞浸潤）	慢性非化膿性破壊性胆管炎 (chronic non-suppurative destructive cholangitis：CNSDC)
治療	副腎皮質ステロイド UDCA 免疫調節剤，等	UDCA ベザフィブラート 漢方（茵蔯蒿湯，ツムラ135®）等

無効例も少なくなく慎重な治療が必要

2 薬物治療の原則

◆ 第一選択薬

副腎皮質ステロイド（プレドニン®）30〜40 mg/日が推奨される．AIHの治療の項（p.234参照）．

■ 症例から判断する薬の選びかた

自己免疫性肝炎と原発性胆汁性肝硬変のoverlap症候群の症例

74歳，女性．主訴は黄疸・全身倦怠感．特記すべき既往なし．飲酒歴なし．全身倦怠感が出現し，近医を受診．T-Bil 13.5 mg/dL，D-Bil 10 mg/dL，AST 255 U/L，ALT 181 U/L，ALP 301 U/L，γ-GTP 42 U/Lと肝胆道系酵素の上昇を認めた．肝炎ウイルスは陰性．抗核抗体320倍．Homogeneous パターン．IgG 4,250 mg/dL．IgM 485 mg/dL．抗ミトコンドリア抗体320倍．抗ミトコンドリア-M2抗体187．肝生検以前のAIHスコア12点．画像上，閉塞性黄疸は否定．肝組織は慢性活動性肝炎（F2，A3）およびPBC stage2，慢性非化膿性破壊性胆管炎あり（図）．

▶ 行われた治療法と投与された薬剤

治療法：ウルソデオキシコール酸（UDCA）（ウルソ®）の投与．副腎皮質ステロイド（プレドニン®）使用時は，無効な症例もあり，特に副作用に注意する．免疫調節剤やグリチルリチン製剤の併用．合併症（消化性潰瘍・骨粗鬆症）予防目的にプロトンポンプインヒビター，ビタミンK₂を使用

使用薬剤：副腎皮質ステロイド（プレドニン®），UDCA（ウルソ®），免疫調節剤（アザニン®），グリチルリチン製剤〔強力ネオミノファーゲンシー（SNMC®）〕，プロトンポンプインヒビター（PPI,パリエット®），ビタミンK₂（ケイツー®）

図◆自己免疫性肝炎＋原発性肝硬変の治療経過

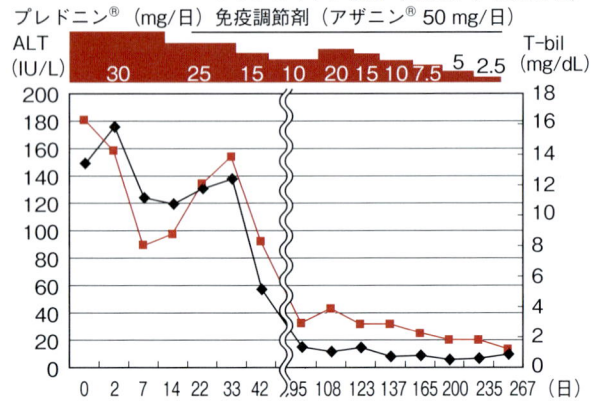

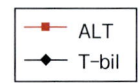

副腎皮質ステロイド（プレドニン®）30 mg/日の投与を開始し，2週間ごとに5 mgずつ漸減する．T-bilおよびALT値の改善を認めたが，副腎皮質ステロイド（プレドニン®）25 mg/日に減量した際に増悪を認め，UDCA（ウルソ®）600 mg，免疫調節剤（アザニン®）50 mg，グリチルリチン製剤（強力ミノファーゲンシー®，SNMC®）60 mLの連日投与を併用した．その後，副腎皮質ステロイド（プレドニン®）を2週間で5 mgずつ漸減し，グリチルリチン製剤（SNMC®）も週2回に減量した．副腎皮質ステロイドが2.5 mgとなったところで，グリチルリチン製剤（ANMC®）は中止した．1カ月後，副腎皮質ステロイド（プレドニン®）を中止したが，増悪を認めず，免疫調節剤（アザニン®）も中止し，UDCA（ウルソ®）600 mgにて経過観察している

▶この症例での薬物治療のポイント

肝胆道系酵素の上昇／自己抗体陽性／基礎疾患なし

- AIHスコアは12点．肝生検の結果より，自己免疫性肝炎・原発性胆汁性肝硬変のoverlap症候群と診断された．基礎疾患なく抗炎症効果を期待して，副腎皮質ステロイドおよびUDCAを開始
- overlap症候群であり，ステロイド抵抗性である可能性があることを想定．免疫調節剤やグリチルリチン製剤の併用を考慮する

▶ **なぜこの薬剤を選択したか**

着目ポイント 副腎皮質ステロイド（プレドニン®）抵抗例が多く存在する

- ウルソデオキシコール酸（UDCA）（ウルソ®）単独の投与で改善を認める例もあり，診断後治療を開始する
- 副腎皮質ステロイド（プレドニン®）も使用されるが無効症例も存在する．慎重に投与し，副作用に注意する．特に，肝組織で壊死が高度で，UDCA（ウルソ®）やグリチルリチン製剤（強力ネオミノファーゲンシー®，SNMC®）が無効と予測された場合に使用する
- 免疫調節剤やグリチルリチン製剤（強力ネオミノファーゲンシー®，SNMC®）を併用することもある

▶ **具体的な投与スケジュール**

1 UDCA（ウルソ®）
（1錠 50 mg・100 mg）600 mg/ 3×朝・昼・夕

2 副腎皮質ステロイド（プレドニン®）
（1錠 5mg）6錠 / 2×朝 20 mg，昼 10 mg

3 アザチオプリン（アザニン®）
（1錠 50 mg）1錠 / 1×朝

4 グリチルリチン製剤（強力ミノファーゲンシー®）
（5・20・40 mL）60 mL 1回静注

5 プロトンポンプインヒビター（PPI，パリエット®）
（1錠 10 mg）1錠 / 1×就寝前

6 ビタミンK$_2$（ケイツー®）
（10 mg 2 mL）10～20 mg/ 1×

overlap症候群の場合，ステロイド抵抗性であることもあり，注意が必要である．本症例でも副腎皮質ステロイド（プレドニン®）25 mgに減量した際に増悪を認め，UDCA（ウルソ®）600 mg，免疫調節剤（アザニン®）50 mg，グリチルリチン製剤（SNMC®）60 mL連日投与を併用した．

その後，副腎皮質ステロイド（プレドニン®）を2週間で5 mgずつ漸減し，グリチルリチン製剤（SNMC®）も週2回に減量した．副腎皮質ステロイド（プレドニン®）が2.5 mgとなったところで，グリチルリチン製剤（SNMC®）は中止した．

1カ月後,副腎皮質ステロイド(プレドニン®)を中止したが,増悪を認めず,免疫調節剤(アザニン®)も中止し,UDCA(ウルソ®)600 mgにて経過観察している.

▶ この症例で注意すべきこと

- UDCA(ウルソ®)単独投与で効果を認めるものもあり,UDCA(ウルソ®)の投与を優先する.副腎皮質ステロイド(プレドニン®)治療時には副作用の出現に留意する
- 副腎皮質ステロイド(プレドニン®)抵抗性または漸減時に増悪する症例もあり,注意する
- 副腎皮質ステロイド(プレドニン®)治療に際し,消化性潰瘍の予防としてPPIやH_2ブロッカーなどを併用する
- 骨折がなく,骨密度がYAM 80%以上であっても,1日の平均ステロイド使用量がプレドニゾロン換算5 mg以上の場合,骨粗鬆症の治療薬も併用する[1]

▶ この処方でうまくいかなかったとき

- UDCA(ウルソ®)単独投与で効果を認めるものもあり,UDCA(ウルソ®)の投与を優先する.効果がなかった場合は,副腎皮質ステロイド(プレドニン®)の使用を検討する
- 免疫調節剤(アザチオプリン,シクロスポリン)の併用を考慮する

▶ 患者への説明のポイント

- 感染・耐糖能異常・うつなどの精神症状が出ることがある
- 長期使用では骨折の危険がある

● 参考にしたいガイドラインとエビデンス ●

1)「骨粗鬆症の予防と治療ガイドライン」(骨粗鬆症の予防と治療ガイドライン作成委員会 編),ライフサイエンス出版,2006
- Woodward, J. & Neuberger, J.: Autoimmune overlap syndromes. Hepatology, 33: 994-1002, 2001
- 本吉康英,他:「患者さんの背景・病態で考える,薬の選び方,使い方のエッセンス,肝・胆・膵,自己免疫性肝疾患」治療,91,4月増刊号,南山堂,2009
- 高橋宏樹:「診療の秘訣,自己免疫性肝炎と原発性胆汁性肝硬変症の"オーバーラップ"症例の治療」Modern Physician,26(12):1913-19, 2006

<小木曽 智美,橋本悦子>

Ⅱ. 疾患編

2）肝・胆道疾患
8. 肝硬変

この疾患に使用される主な薬剤

分岐鎖アミノ酸製剤　p.93
難吸収性抗生物質
グルタミン酸アルギニン　p.93
利尿薬
難消化性二糖類

1 疾患と薬物治療の解説

◆ 疾患の解説

　肝硬変の病理学的定義は，高度の線維化，肝小葉構造の破壊とび慢性の再生結節（偽小葉）の形成である．臨床的には，肝実質細胞の減少による肝機能不全，線維化に伴う肝内シャント，微小門脈閉塞による門脈圧亢進，肝癌の合併が重要である．

　病変の進行に伴う肝機能不全では黄疸，低アルブミン血症による腹水・浮腫，肝性脳症の出現，門脈圧亢進症では食道，胃，小腸，直腸などの消化管静脈瘤，腹水，肝性脳症の出現などが認められる．

　原因としては肝炎ウイルス，アルコール，自己免疫性，胆汁うっ滞性，鉄や銅などの代謝性があげられ，最近では非アルコール性脂肪肝によるものが増加傾向にある．

　肝炎ウイルスによるものが全体の80数％を占め，ウイルス性肝硬変のうちC型肝炎ウイルスによるものが約85％，B型肝炎ウイルスによるものが約15％である．

◆ 薬物治療の解説

　腹水，浮腫の治療は栄養学的治療が原則であるが，薬物治療には**分岐鎖アミノ酸製剤の投与と利尿目的の利尿剤の投与**がある．

　また，肝性脳症の治療としてアンモニアの腸管内産生・吸収の抑制・排便促進が重要であるため難消化性二糖類などの投与を必要とする．低亜鉛状態であるため，亜鉛製剤の投与も必要である．

2 薬物選択の原則

＜浮腫・腹水＞（表1）

◆ 第一選択薬
血清アルブミン値が3 g/dL以下の場合は分岐鎖アミノ酸製剤を投与する．また利尿薬として，まず効果が緩徐な抗アルドステロン薬を用いる．

◆ 改善が乏しい場合
抗アルドステロン薬の増量に加え，ループ利尿薬を追加する．

◆ 臓器障害を合併している場合
腎機能障害に注意し，少量から投与を開始する．

◆ 他疾患を合併している場合
基礎疾患が悪化する可能性があるため，厳重にコントロールする．

◆ 腹水が軽度の場合
塩分制限（2〜5 g/日）および水分制限とし，抗アルドステロン薬を内服とする．

◆ 中等量の場合
分岐鎖アミノ酸製剤の投与，ループ利尿薬を併用する．

◆ 難治性の場合
アルブミン製剤の投与，腹水穿刺，腹水ろ過濃縮再静注法（CART），腹腔—大静脈シャント（PVS），頸静脈的肝内門脈静脈短絡術（TIPS）等の処置を考慮する．

表1 ◆ Child-Pugh分類

項目　　　　　　　　ポイント	1点	2点	3点
脳症	なし	軽度	ときどき昏睡
腹水	なし	少量	中等量
血清ビリルビン値（mg/dL）	2.0未満	2.0〜3.0	3.0超
血清アルブミン値（g/dL）	3.5超	2.8〜3.5	2.8未満
プロトロンビン活性値（％）	70超	40〜70	40未満

各項目のポイントを加算しその合計点で分類する

Child-Pugh分類		
A	5〜6点
B	7〜9点
C	10〜15点

<肝性脳症>

◆ **第一選択薬**

大腸のpHを下げ，アンモニアの腸管内産生・吸収を抑制し，排便を促進させるために，難消化性二糖類を注腸で用いる．

◆ **改善が乏しい場合**

難消化性二糖類の経口投与，腸内における神経毒素産生菌に対し，難吸収性抗生物質を経口投与，アミノ酸インバランスの是正のため分岐鎖アミノ酸顆粒製剤の投与を行う．

◆ **臓器障害を合併している場合**

アミノ酸投与過多による腎機能悪化に注意する．

◆ **他疾患を合併している場合**

基礎疾患に注意しながら加療する．

◆ **軽症の場合**

低タンパク食（40g／日以下），排便コントロールを行う．

◆ **中等度の場合**

難消化性二糖類の内服，難吸収性抗生物質，分岐鎖アミノ酸製剤の経口投与を行う．

◆ **重症の場合**

難消化性二糖類の注腸投与，肝性脳症用アミノ酸輸液の点滴静注を行う．

症例から判断する薬の選びかた

1：門脈圧亢進症が関与する症例

73歳，男性．他医よりC型肝炎ウイルスによる肝硬変症で紹介の患者．1カ月前より腹部膨満感，下腿浮腫，体重増加を自覚し，昨日より軽度呼吸苦が出現したため来院した．眼球結膜に黄染あり，腹部に腹水貯留あり，臍周囲の血管の怒張を認める．血液検査で血小板5.3万/mm^3，総ビリルビン2.2 mg/dL，AST 56 IU/L，ALT 67 IU/L，TP 5.1 g/dL，Alb 1.9 g/dL，BUN 14.8 mg/dL，Cr 0.86 mg/dL，Na 143 mmol/L，K4.2 mmol/L，空腹時血糖206 mg/dL，胸部X線で右側胸水貯留を認める．

▶ 行われた治療法と投与された薬剤

治療法：まず低アルブミン血症に対し分岐鎖アミノ酸製剤を投

与開始．利尿剤として抗アルドステロン薬を用いる

使用薬剤：分岐鎖アミノ酸顆粒製剤（リーバクト®），スピロノラクトン（アルダクトン®A）

▶ この症例での薬物選択のポイント

▍胸腹水/低アルブミン血症/肝硬変

　肝硬変によるタンパク合成能低下により低アルブミン血症をきたし胸腹水が出現したと考えられたため，膠質浸透圧を維持，血管内脱水を是正する目的で，まず分岐鎖アミノ酸製剤を投与．また胸腹水に対してスピロノラクトンを使用する．

　腎機能不全の患者には，高K血症をきたすスピロノラクトンは使いづらいが，今回の症例では腎機能は正常範囲内であり，血清K値の上昇も認めないため使用した．

▶ なぜこの薬剤を選択したか

▍着目ポイント 分岐鎖アミノ酸顆粒製剤/緩徐な利尿効果

　分岐鎖アミノ酸製剤には顆粒製剤と経口栄養剤があるが，後者はカロリーが多いため耐糖能障害を伴うことの多い肝硬変では食事制限を要する．よって空腹時血糖が高い本症例では**カロリーの低い顆粒製剤を選択した**（表2）．

　利尿薬として，サイアザイド類，ループ利尿薬，抗アルドステロン薬の3剤があるが，胸腹水貯留は初回であり，膠質浸透圧の低下による胸腹水が考えられるため，**利尿効果の緩徐な抗アルドステロン薬を選択した**．他の2つの薬剤は，急激な利尿により血管内脱水を引き起こし，肝性昏睡や急性腎不全を起こす可能性が

表2 ◆ 分岐鎖アミノ酸製剤のカロリー

		普通食	リーバクト®3包	ヘパンED®2包	アミノレバンEN®3包
タンパク質 (g)	食事由来	60	48	37.6	19.5
	BCAA製剤由来		12	22.4	40.5
エネルギー (kcal)	食事由来	1,800	1,752	1,180	1,170
	BCAA製剤由来		48	620	630
BCAA製剤総量 (g)		10.7	20.6	17.7	21.8
芳香族アミノ酸総量 (g)		4.8	3.9	3.3	2.2

あるため選択しなかった．

▶ 具体的な投与スケジュール

1 分岐鎖アミノ酸顆粒製剤（リーバクト®）
（1包4.15g）3包 / 3×朝・昼・夕食後
2 スピロノラクトン（アルダクトン®A）
（1錠50 mg）1錠1× 朝食後

▶ この症例で注意すること

スピノロラクトンは高カリウム血症をきたす可能性があり注意を要する．また急激な利尿により血管内脱水を引き起こさないよう注意する．

▶ この処方でうまくいかなかった時

利尿効果が乏しい場合は上記治療に追加してループ利尿薬を投与する．なお分岐鎖アミノ酸顆粒製剤使用で血中アルブミン値の上昇が乏しく，腹水や浮腫が改善しない場合のみアルブミン製剤の投与を考慮する．また亜鉛濃度の低値の場合は亜鉛製剤を投与する．

▶ 患者への説明ポイント

体重の増加，腹部膨満感，下腿浮腫が出現した際には来院するように説明する．

2：肝性脳症が関与する例

63歳，男性．2年前よりアルコール性肝硬変で外来加療中の患者．ここ最近便秘傾向で，日中の傾眠が出現するようになり家族に付き添われ来院した．来院時嗜眠状態で眼球結膜に黄染あり，羽ばたき振戦あり．血液検査でHb 13.6 g/dL，血小板 4.7万/mm^3，総ビリルビン 2.3 mg/dL，AST 136 IU/L，ALT 48 IU/L，Alb 2.9 g/dL，BUN 9.8 mg/dL，Cr 0.76 mg/dL，NH$_3$ 238，PT 78%

➡ 行われた治療法と投与された薬剤

治療法： 難消化性二糖類の注腸投与，グルタミン酸アルギニンおよび肝性脳症用アミノ酸輸液の投与

表3 ◆ 肝性脳症の昏睡度分類

昏睡度	精神症状	参考事項
I	睡眠—覚醒リズムの逆転 多幸気分，時に抑うつ状態 だらしなく，気にとめない態度	レトロスペクティブにしか判定できない場合が多い
II	指南力（時，場所）障害 物を取り違える（confusion） 異常行動（例：お金をまく，化粧品をゴミ箱に捨てるなど） 時に傾眠傾向（普通の呼びかけで開眼し，会話ができる） 人格変化（医師の指示には従う）	興奮状態がない 便・尿失禁がない 羽ばたき振戦あり
III	しばしば興奮状態，またはせん妄状態を伴い，反抗的態度を見せる 傾眠状態（ほとんど眠っている） 外的刺激で開眼し得るが，医師の指示には従わない，または従えない（簡単な命令には応じ得る）	羽ばたき振戦あり（患者の協力が得られる場合） 指南力は高度に障害
IV	昏睡（完全な意識の消失） 痛み刺激に反応する	刺激に対して，払いのける動作，顔をしかめる等がみられる
V	深昏睡 痛み刺激にも全く反応しない	

使用薬剤：ラクツロース（モニラック®）＋微温湯200mL，グルタミン酸アルギニン（アルギメート®），肝性脳症用アミノ酸輸液（アミノレバン®）

▶ **この症例での薬物選択のポイント**

高アンモニア血症／羽ばたき振戦／便秘／肝硬変

便秘により腸管内で産生されるアンモニアの増加により肝性脳症が出現しており，羽ばたき振戦出現・嗜眠状態より肝性昏睡III度と診断した（**表3**）．

可急的速やかな対応が要求されたため，ラクツロース注腸を行いグルタミン酸アルギニンおよび肝性脳症用アミノ酸輸液の点滴とした．

▶ **なぜこの薬剤を選択したか**

着目ポイント 肝性昏睡III度

軽症であれば絶食もしくはタンパク制限食（40g/日），難消化

性二糖類の経口投与による排便コントロール，難吸収性抗生物質および分岐鎖アミノ酸製剤の投与を考える．しかし肝性昏睡Ⅲ度であったためアンモニアの腸管内産生・吸収を抑制した上で**排便を促進させる難消化性二糖類の注腸**により速やかな覚醒を促し，**アンモニアと結合するアルギメート・アミノレバン点滴静注**を併用した．

▶ 具体的な投与スケジュール

グルタミン酸アルギニン200 mLを約2時間かけて点滴静注．同時に肝性脳症用アミノ酸輸液を500 mLを5時間かけて点滴投与する．またラクツロース＋微温湯200 mLにて注腸を行う．

▶ この症例で注意すること

グルタミン酸アルギニンは急速静注すると嘔気・嘔吐が出現するため緩徐に投与する．肝性昏睡Ⅲ度であるので昏睡の進行に注意する．また電解質異常の有無にも注意が必要である．

▶ この処方でうまくいかなかった時

ラクツロース注腸やグルタミン酸アルギニンの追加を行う．

▶ 患者への説明ポイント

肝性脳症の誘因である便秘などの便通異常，高タンパク食，消化管出血，過剰の利尿薬の内服について説明する．

● 参考にしたいガイドラインとエビデンス ●

- 「慢性肝炎の治療ガイド2008」（日本肝臓学会 編）文光堂，2007
- 「"シャーロック" 肝臓病学」（Sherlock, S. & Dooley, J. 著，小俣政男 監訳）西村書店，2006
- 「臨床に直結する肝胆膵疾患治療のエビデンス」（跡見 裕，他 編）文光堂，2007

＜大平 俊一郎，松岡俊一，森山光彦＞

Ⅱ. 疾患編

2）肝・胆道疾患
9. 脂肪肝・非アルコール性脂肪性肝炎

この疾患に使用される主な薬剤

チアゾリジン誘導体	強力ネオミノファーゲンシー® p.87
ビグアナイド薬	ポリエンホスファチジルコリン p.87
ビタミンE，C	アンジオテンシンⅡ 1型受容体拮抗薬
フィブラート系薬剤	（ARB）
ウルソデオキシコール酸	
（UDCA）　　　p.87	

1 疾患と薬物治療の解説

◆ 疾患の解説

　脂肪性肝疾患は肝細胞に脂肪が沈着する疾患の総称であり年々増加傾向にある．なかでも明らかな飲酒歴がなく脂肪性肝障害を認める症例をNAFLD（Nonalcoholic fatty liver disease）とよび，組織学的所見で脂肪沈着のみを認める単純性脂肪肝と，脂肪化に加えて壊死炎症反応や線維化を伴うNASH（Nonalcoholic steatohepatitis）に分かれる．

　NASHはNAFLDの重症型でアルコール性肝炎に類似する．

　大部分のNAFLDは肥満，糖尿病，高インスリン血症，高脂血症を伴っており，発症や発展にはインスリン抵抗性，アディポサイトカインの分泌異常，酸化ストレスが関与するとされる．

◆ 薬物治療の解説

　治療の原則は食事・運動を中心とした生活指導であり，薬物療法で確立した治療方法はない．アルコールが原因の脂肪肝であれば，禁酒が原則である．

　薬物療法は，発症要因となるインスリン抵抗性や酸化ストレスなどの病態に対して行う治療と肝障害そのものに対する治療がある．

2 薬物選択の原則

＜リスクファクターに対する治療＞
◆ 第一選択薬
・糖尿病合併症例

チアゾリジン誘導体はインスリン抵抗性を改善するため，糖尿病合併症例で有効である．

・高脂血症合併症例

フィブラート系薬剤はPPARαアゴニストであり組織内のトリグリセリド減少に有効である．

・高血圧合併症例

アンジオテンシンII 1型受容体拮抗薬（ARB）は線維化を改善する可能性があり，高血圧症例では推奨される．

・合併症のない症例

ポリエンホスファチジルコリンは細胞内の脂質代謝を改善する．また抗酸化療法としてビタミンE，ビタミンCの補充が線維化阻止に有効である．

◆ うまくいかなかった場合

糖尿病合併症例では，チアゾリジン誘導体で浮腫をきたしたりする場合，ビグアナイド薬（メトホルミン塩酸塩）でインスリン抵抗性の改善を図る．肥満症例にも有効である．

高コレステロール血症の症例では，HMG-CoA還元酵素阻害薬やプロブコールを使用する．

フェリチンが高値の症例では，瀉血療法で鉄を除去して酸化ストレス軽減を図る．

＜肝臓用薬＞
◆ 第一選択薬

ウルソデオキシコール酸（UDCA）は肝細胞保護効果があり，ALT上昇症例に有効である．

◆ うまくいかなかった場合

強力ネオミノファーゲンシー®の静注は肝細胞膜保護効果や抗酸化ストレス効果がある．

◆ 臓器障害を合併している場合

重篤な肝障害・腎障害ではビタミン剤による抗酸化療法や肝庇護療法を行う．

◆ 他疾患を合併している場合

肥満・糖尿病・高脂血症，高血圧などメタボリックシンドロームと関連する合併症が多く，これらの治療はNAFLDも改善させる．

◆ 軽症の場合

薬物療法より食事・運動療法を優先するが，合併症がある場合それぞれの治療を行う．

◆ 中等症の場合

インスリン抵抗性改善薬，抗酸化療法，高脂血症治療薬，肝庇護薬，アンジオテンシンⅡ1型受容体拮抗薬など，合併症を考慮して選択し，場合によっては数種類を組み合わせる．

◆ 重症の場合

進行したNASHでは通常の肝硬変と同様に，肝庇護薬のほかに分岐鎖アミノ酸製剤などを使用する．

症例から判断する薬の選びかた

インスリン抵抗性が関与している症例

69歳，女性．10年前から脂肪肝・糖尿病を発症し治療を開始した．身長 147 cm，体重 73 Kg，BMI 33.78，Fat Scan（内臓脂肪 187 cm^2，皮下脂肪 456.7 cm^2），AST 58 U/dL，ALT 89 U/dL，γGTP 51 U/dL，TG 103 mg/dL，HbA1c 7.4％，肝生検にてNASHと診断された（図1）．

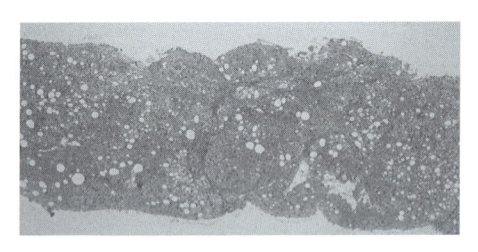

図1 ◆ NASHの病理組織
肝小葉内に大滴性脂肪沈着が認められ，ところどころ肝細胞の風船状膨化（ballooning）が存在する．また軽度のリンパ球浸潤と，肝細胞周囲の線維化，小葉間の線維化も認められる
（カラーアトラス，p.11，図⑩）

➡ 行われた治療と投与された薬剤

治療法： 食事療法 1,500kcal，ウォーキング 20 分，内服治療
使用薬剤： ポリエンホスファチジルコリン（EPL カプセル®），メトホルミン（メルビン®），ピオグリタゾン塩酸塩（アクトス®）

▶ この症例での薬物選択のポイント

▍インスリン抵抗性/体重増加の回避

肥満・糖尿病のコントロール悪化とともに肝機能も悪化しており，根底にはインスリン抵抗性が伺われる．

したがってこれを改善させる方向性の薬剤選択が求められる．過体重があり，体重増加をきたしにくい薬剤選択が必要である．

▶ なぜこの薬剤を選択したか

▍着目ポイント インスリン抵抗性

チアゾリジン誘導体は peroxisome proliferator-activated receptor（PPAR）-γ を活性化することでインスリン抵抗性を改善する．また脂肪細胞への脂肪酸流入を増加させて肝臓への流入を減少させる効果がある．

日本ではピオグリタゾンのみ2型糖尿病に対して認可されている．

メトホルミンは NASH の ALT 値を低下させるが，1年以上経過すると効果が乏しくなることが報告されており，今回メトホルミンで効果が上がらなくなった時点でピオグリタゾンを選択した（図2）．

▶ 具体的な投与スケジュール

1 ポリエンホスファチジルコリン（EPL® カプセル）
　　　　　　　　　　　　（1錠 500 mg）3錠 / 3×各食後
2 メトホルミン（メルビン®）
　　　　　　　　　　　　（1錠 250 mg）3錠 / 3×各食後
3 ピオグリタゾン（アクトス®）
　　　　　　　　　（1錠 15 mg）1錠 / 1×朝食前あるいは後，
　　　　　　　　　　　　　効果が乏しければ 45 mg まで増量

図 2 ◆ 本症例の経過と使用薬剤

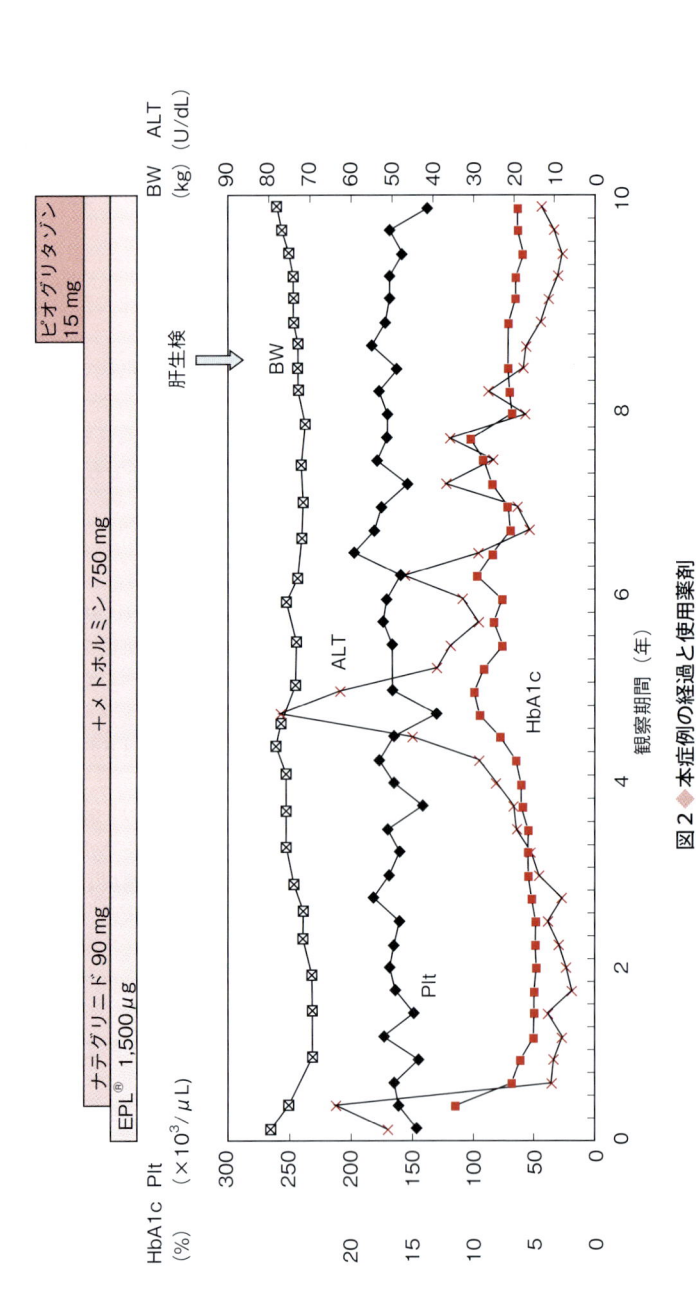

▶ この症例で注意すべきこと

　肝予備能が低下した症例，重篤な腎障害の症例ではピオグリタゾン（アクトス®），メトホルミン（メルビン®）は禁忌となる．
　ピオグリタゾン（アクトス®）は副作用に体重増加があり，特に女性では浮腫をきたしやすい．女性は15 mg/日から開始する．うっ血性心不全の傾向がないか投薬前に，浮腫の有無，心電図，胸部X線写真はチェックしておく必要がある．

▶ この処方でうまくいかない場合

　まずUDCA300～600 mg，分3の内服を開始し，無効であれば強力ネオミノファーゲンシー®の注射40～60 mL，週2～3回を検討する．

▶ 患者への説明ポイント

　薬物療法はあくまでも補助に過ぎないこと，食事療法と運動療法が常に優先されることを話す必要がある．
　また治療継続にあたり，病期の進行・発癌の可能性を説明の上で，服薬コンプライアンスの向上に努めることが必要である．

● 参考にしたいガイドラインとエビデンス ●

- 「NASH・NAFLDの診療ガイド」（日本肝臓学会 編），文光堂，2006
- Sanyal, A. J.：AGA Technical Review on Nonalcoholic Fatty Liver Disease. Gastroenterology, 123：1705-1725, 2002
- Vuppalanchi, R. & Chalasani, N.：Non-alcoholic fatty liver disease and non-alcoholic steatohepatitis：Selected practical issues in their evaluation and management. Hepatology, 49 (1)：306-317, 2009

　　　　　　　　　　　　　　　　　　＜中村仁美，森山光彦＞

Ⅱ. 疾患編

2) 肝・胆道疾患
10. 胆嚢結石症

この疾患に使用される主な薬剤

胆石溶解剤　　　　　　　　　　　　　　　　　　　　　　p.100

1 疾患と薬物治療の解説

◆ 疾患の解説

胆石症には**胆嚢結石症**と**総胆管結石症**が含まれるが，薬物療法の対象となるのは胆嚢結石症である．本邦の全国集計では成人の約10％が有胆石者であり，その80％が胆嚢結石である．胆嚢結石の発作発現率は年間1～2％とされ，無症状患者では経過観察が原則である．軽症状を有する患者では年間1～3％で重篤な症状や急性胆嚢炎などの合併症を発症する．

◆ 薬物治療の解説

胆石発作を伴う胆嚢結石のうち，併存疾患，全身状態，患者の希望などの理由で根治手術が不可能な場合に胆石溶解療法が選択される．原則的に胆嚢機能が保たれた1.5 cm以下の非石灰化純コレステロール胆石が適応となる．

2 薬物選択の原則

◆ 第一選択薬

クノデオキシコール酸（chenodeoxycholic acid：CDCA）
CDCAはウルソデオキシコール酸（ursodeoxycholic acid：UDCA）に比べて下痢等の副作用の頻度がやや高いため，UDCAを選択する場合が多い．

◆ うまくいかなかった場合

複数の胆石を認める症例では，UDCAにスタチン系薬剤を併用すると溶解効果が高いという報告がある．高コレステロール血症を合併した場合には考慮してもよい．

◆ 臓器障害を合併している場合

腎機能障害等の臓器障害の影響は少ないと考えられているが，**完全胆道閉塞**では利胆作用により症状の増悪をきたす可能性があ

り，禁忌となっている．また，**高度の黄疸を伴う肝硬変症例**では症状の増悪をきたす可能性があり，慎重投与となっている．

◆ 他疾患を合併している場合

UDCA，CDCAのいずれも，**消化性潰瘍**を合併している場合は慎重投与とされている．疾患ではないが，CDCAは催奇形性があるため，妊婦または妊娠している可能性のある女性への投与は禁忌とされている．

◆ 軽症の場合

UDCA，CDCAのいずれを選択するにしても，投与回数，投与期間のいずれも長期間に及ぶ．コンプライアンスの維持が必須である．

◆ 中等症・重症の場合

有症状胆石の第一選択となる治療は**胆嚢摘出術**であり，漫然と薬物療法を継続することは推奨されない．

症例から判断する薬の選びかた

1：軽症例の胆嚢結石症

生来健康な40代女性．数カ月前からときどき脂質食後に心窩部痛が出現するため来院した．身長156 cm，体重64 kg，血圧122/64，脈拍62/分，呼吸回数8/分，顕性黄疸なし，Murphy徴候は陽性だがその他，特に身体所見なし．血液生化学検査では総コレステロール値が270 mg/dLと高値である以外は異常所見なし．腹部超音波検査で直径12 mmの胆石2個を認めた．この結石は腹部単純X線撮影では認められず，X線透過性であった．胆嚢摘出術よりも薬物療法を希望された．

➡ 行われた治療法と投与された薬剤

治療法：胆石溶解療法
使用薬剤：UDCA（ウルソ®）

▶ この症例での薬物選択のポイント

胆石溶解療法で効果が期待されるのは全体の10％程度

腹部単純X線陰性のコレステロール性小結石であり，胆石発作の頻度が比較的に少なく，本人が胆嚢摘出術を希望しないことが

薬物用法のポイントである．

▶なぜこの薬剤を選択したか
着目ポイント 副作用の頻度で選択

UDCA は CDCA に比べて下痢等の副作用の頻度が低く，コンプライアンスが維持しやすい．

▶具体的な投与スケジュール
■ UDCA（ウルソ®）　　　　　　600 mg/ 3×朝・昼・夕食後
6カ月～1年ごとに効果判定する．

▶この症例で注意すべきこと
・6カ月から1年間投与を継続して，効果を判定する．超音波検査で胆石の消失や縮小傾向が認められなければ無効と考え中止する
・胆石が溶解しても再発の可能性は高く（3年で30～40％），内服の継続と定期的な観察が推奨される

▶この処方でうまくいかなかったとき
処方を中止する．胆石発作の頻度が高いようであれば，胆嚢摘出術を検討する．

▶患者への説明のポイント
胆石溶解療法は適応の限られた治療であり，必要に応じて胆嚢摘出術を勧めることが必要である．

2．重症例の胆嚢結石症

高脂血症にて近医通院中の50代女性．脂質食後の腹痛で受診した．身長152 cm，体重60 kg，血圧146/84，脈拍74/分，呼吸回数10/分，顕性黄疸 なし，Murphy徴候陽性．血液生化学検査では異常所見なし．腹部超音波検査で直径25 mmの胆石を1個認めた．この結石は腹部単純X線撮影では認められず，X線透過性であった．胆嚢摘出術よりも薬物療法を希望された．

行われた治療法と投与された薬剤

治療法：体外衝撃波胆石破砕療法（ESWL）にて胆石を破砕し，引き続いて胆石溶解療法

使用薬剤：UDCA（ウルソ®）

▶ この症例での薬物選択のポイント

胆石径が大きい場合はESWLの併用も

胆石径が大きいため胆石溶解療法単独での治療は困難であり，ESWLを用いて胆石を破砕した後に胆石溶解療法を実施した．

▶ なぜこの薬剤を選択したか

着目ポイント コンプライアンスの維持のためにも

症例1と同様，UDCAはCDCAに比べて下痢等の副作用の頻度が低く，コンプライアンスが維持しやすい．

▶ 具体的な投与スケジュール

■ UDCA（ウルソ®）　　　　　600 mg/ 3×朝・昼・夕食後

3〜6カ月後に腹部超音波検査．

▶ この症例で注意すべきこと

ESWLを併用しても再発の可能性は高く，内服の継続と定期的な観察が推奨される．

▶ この処方でうまくいかなかったとき

処方を中止する．胆石発作の頻度が高いようであれば，胆嚢摘出術を検討する．

▶ 患者への説明のポイント

ESWLを併用しても，胆石溶解療法は適応の限られた治療であり，必要に応じて胆嚢摘出術を勧めることが必要である．

● 参考にしたいガイドラインとエビデンス

1) Podda, M., et al.：Efficacy and safety of a combination of chenodeoxycholic acid and ursodeoxycholic acid for gallstone dissolution：a comparison with ursodeoxycholic acid alone. Gastroenterology, 96：222-229, 1989
   X線陰性のコレステロール胆石に対する経口胆石溶解療法の有効性：メタアナリシス
2) Tomida, S., et al：Long-term ursodeoxycholic acid therapy is associated with reduced risk of biliary pain and acute cholecystitis in patients with gallbladder stones：a cohort analysis. Hepatology, 30（1）：6-13, 1999
   胆石溶解療法による疝痛発作，手術移行に対する影響：前向きコホート研究

<中野　茂, 五十嵐 良典>

Ⅱ. 疾患編

2）肝・胆道疾患
11. 胆囊炎

この疾患に使用される主な薬剤

抗菌薬，鎮痛剤

1 疾患と薬物治療の解説

◆ 疾患の解説

　胆嚢に生じた急性の炎症性疾患である．多くは胆石に起因するが，種々の原因で胆嚢管の閉塞と胆汁うっ滞が発生し，細菌感染が惹起されることで引き起こされる．**胆嚢摘出術を前提として全身状態の改善を目指した初期治療（絶飲食，補液，鎮痛剤や抗菌薬投与など）を行い，必要に応じて経皮的または内視鏡的胆嚢ドレナージ術も考慮する．**細菌学的診断には抗菌薬の選択だけでなく重症度，治療効果等の判断も重要であり，できる限り胆汁を採取し**菌種の同定に努めることが推奨される**．

◆ 薬物治療の解説

　抗菌薬：急性胆嚢炎の診断がつき次第投与を開始する．想定される起炎菌に対する抗菌力や胆汁移行性，胆嚢炎の重症度，患者の過去の抗菌薬投与歴，施設での起炎菌検出状況などを考慮して抗菌薬を選択する．患者の腎機能などを考慮して用量を決定し，静脈内投与が原則であり，早急な感染のコントロールが望ましい．抗菌薬の投与終了時期は，症状が消失するまで，解熱の48時間後まで，白血球正常化の24〜48時間後までなどを参考にして決定する．

　鎮痛薬：NSAIDsが推奨されているが，コントロール不良の時は**ペンタゾシン（ソセゴン®）**も使用される．麻薬系鎮痛薬はOddi括約筋を収縮させるため充分注意し，必要に応じて抗コリン薬を併用する．

2 薬物選択の原則

◆ 第一選択薬

　腸内細菌の逆行性感染が主体であり，グラム陰性桿菌（大腸菌，

11. 胆嚢炎　269

クレブシエラ，緑膿菌など）が多い．抗菌薬は重症度に応じて使い分けることが原則だが，判断に迷う場合は胆汁移行性が良く抗菌スペクトルの広いセフォペラゾンナトリウム・スルバクタムナトリウム配合（スルペラゾン®），イミペネム・シラスタチンナトリウム配合（チエナム®），シプロフロキサシン（シプロキサン®）等を使用する．

◆ 効果がなかった場合

12〜24時間の初期治療に反応しない例は緊急手術の適応である．併存疾患や施設の事情により緊急手術が行えない場合は**緊急胆嚢ドレナージ術**の適応となる．

◆ 臓器障害を合併している場合

セフェム系，ペニシリン系，カルバペネム系，ニューキノロン系薬の多くは腎排泄性であり，**腎機能低下時には用量を減量する**必要がある．

◆ 他疾患を合併している場合

中等症以上の急性胆管炎を合併している場合は**胆道ドレナージ術**が必要である．

◆ 軽症の場合

軽症例では大腸菌などの単一感染が原因であることが多い．起炎菌が同定されない状態で使用されることが多いため，予想される菌をカバーする感受性をもつ抗菌薬を使用する（表1）．胆石疝痛発作と区別がつかないような胆嚢炎症例では，**経口抗菌薬を使用しても良い**（大腸菌は第一世代のセフェム系薬剤に耐性を

表1 ◆ 軽症での使用例

第一世代セフェム系薬
セファゾリンナトリウム（セファメジン®）
広域ペニシリン系薬
アンピシリン水和物（ビクシリン®） ピペラシリン（ペントシリン®）
経口ニューキノロン系薬
レボフロキサシン（クラビット®） シプロフロキサシン（シプロキサン®）
経口セフェム系薬
セフォチアムヘキセチル（パンスポリン®T） セフカペンピボキシル（フロモックス®）

もっていることより，第二世代以上のセフェム系薬剤を使用する．

◆ 中等症の場合

中等症では第一選択として，広域ペニシリン系薬や第二世代セフェム系薬が選択される（表2）．急激に重症化する症例もあり，重症度判定とともに抗菌薬の効果判定を行い適切な抗菌薬の選択に努める必要がある．

表2 ◆ 中等症での使用例

第二世代セフェム系薬
セフメタゾール（セフメタゾン®） フロモキセフ（フルマリン®） セフォチアム（パンスポリン®）

◆ 重症の場合

複合菌・耐性菌感染の可能性が高いため，第一選択薬には幅広い抗菌スペクトルを持つ第三，第四世代セフェム系が推奨されている（表3）．第一選択薬が無効の場合は第二選択薬としてニューキノロン系薬，カルバペネム系薬が選択される．嫌気性菌が検出された場合は，カルバペネム系薬以外ではクリンダマイシンの併用が推奨される．

表3 ◆ 重症例での使用例

第一選択
第三，第四世代セフェム系薬
セフォペラゾン・スルバクタム（スルペラゾン®） セフトリアキソン（ロセフィン®） セフォゾプラン（ファーストシン®） セフピロム（ブロアクト®）
第二選択
ニューキノロン系薬
シプロフロキサシン（シプロキサン®） パズフロキサシン（パシル®）
カルバペネム系薬
メロペネム（メロペン®） イミペネム・シラスタチン（チエナム®） パニペネム・ベタミプロン（カルベニン®）

症例から判断する薬の選びかた

1：軽症例の胆嚢炎

　生来健康な50代女性．主訴は発熱と右季肋部痛．50歳時より人間ドックにて胆石を指摘されている．前夜から続く38℃台の発熱と右季肋部痛で来院した．血圧122/64，脈拍86/分，呼吸回数16/分，顕性黄疸なし，Murphy徴候陽性，血液生化学検査ではCRP 8.6 mg/dL，白血球数10,200/mm^3，腹部超音波検査で胆石，sonographic Murphy徴候と胆嚢の腫大を一胆認めたが胆嚢壁は肥厚しておらず，周囲に液体貯留も認めなかった．CT所見は胆嚢の腫大のみ．

➡ 行われた治療法と投与された薬剤

治療法：入院して絶食，補液，抗菌薬投与
使用薬剤：セフォペラゾン・スルバクタム（スルペラゾン®）

▶ この症例での薬物選択のポイント

黄疸・バイタルサインの変動無し/基礎疾患無し/画像上胆嚢壁外への炎症の波及無し

軽症の胆嚢炎と判断できる．

▶ なぜこの薬剤を選択したか

着目ポイント 重症化を避ける

　軽症でありガイドライン上は第一世代セフェムが推奨されているが，呼吸回数がやや多く重症化が懸念されるため，スルペラゾン®を選択した．

▶ 具体的な投与スケジュール

■ セフォペラゾン・スルバクタム（スルペラゾン®）
　　　　　　　　　　　　2g/ 2×朝・夕食後　症状消失まで

▶ この症例で注意すべきこと

　抗菌薬投与で症状がすみやかに消失したとしても再発の可能性は高い．胆嚢摘出術が推奨される．

▶ この処方でうまくいかなかったとき

初期治療に反応しない場合は抗菌剤の変更または胆嚢ドレナージ術を施行する．施設によっては緊急手術の適応となる．

▶ 患者への説明のポイント

自然経過の場合は重症化すると致死的な疾患であり，慎重な対応が必要であること，急速に悪化する可能性があることを説明し，薬物療法だけでは根本的な治療となりえないことを理解させる．

2：重症例の治療

糖尿病と心不全にて他院通院中の80代後半の女性．主訴は発熱と腹痛．4日前から37℃台の発熱と腹痛を認めかかりつけ医を受診していたが増悪傾向であるため来院した．血圧94/48，脈拍110/分，呼吸回数24/分，皮膚黄染あり眼球黄染あり．心窩部に圧痛あり，反跳痛あり，Murphy徴候陽性．血液生化学検査ではCRP 28.6 mg/dL，白血球数18,200/mm^3，総ビリルビン6.5 mg/dL，BUN 42，Cr 2.42．腹部超音波検査で胆石，sonographic Murphy徴候，胆嚢壁の著明な肥厚，周囲の液体貯留を認めた．CT所見でも胆嚢壁の肥厚と胆嚢周囲の液体の出現を認めた．

➡ 行われた治療法と投与された薬剤

治療法：入院して絶食，補液，抗菌薬投与，経皮経肝的胆嚢ドレナージ術

使用薬剤：イミペネム・シラスタチン（チエナム®）

▶ この症例での薬物選択のポイント

高齢者，基礎疾患あり/黄疸・バイタルサインの変動あり/画像上胆嚢壁外への炎症の波及あり

重症の胆嚢炎であり，早急に全身状態を改善させる必要がある．**抗菌薬だけでは状況の改善は困難であり，胆嚢ドレナージ術を施行した．**

▶ なぜこの薬剤を選択したか

着目ポイント 初期治療に反応しない場合は予後が不良となる可能性が高い

基礎疾患に糖尿病を持つ高齢者で全身状態も不良であり,初期治療に反応しない場合は予後が不良となる可能性が高い.

▶ 具体的な投与スケジュール

■ イミペネム・シラタスチン(チエナム®)

　　　　　　　　　　　　　　　0.5 g/ 4×　　症状消失まで

▶ この症例で注意すべきこと

抗菌薬投与と胆嚢ドレナージで症状が消失したとしても再発の可能性は高いため,全身状態を改善させての胆嚢摘出術が推奨される.

▶ この処方でうまくいかなかったとき

初期治療で改善しない場合は全身状態が非常に悪化していると予想される.必要に応じてγ-グロブリン投与,呼吸循環補助,CHDF(持続的血液濾過透析)やエンドトキシン吸着等の高度な全身管理を考慮する.

▶ 患者への説明のポイント

重症であり,場合によっては致死的経過をたどること,必要に応じて手術も含めた処置を緊急で行う可能性があることを説明する.

● 参考にしたいガイドラインとエビデンス
- 「科学的根拠に基づく急性胆管炎・胆嚢炎のガイドライン」(急性胆道炎の診療ガイドライン作成出版委員会 編),医学図書出版,2005
- Tazuma, S., et al.:Clinical efficacy of intravenous ciprofloxacin in patients with biliary tract infection:a randomized controlled trial with carbapenem as comparator. J. Gastroenterol., 44:781-792, 2009

<中野　茂,五十嵐 良典>

Ⅱ. 疾患編

3）膵疾患
1. 急性膵炎

この疾患に使用される主な薬剤

タンパク分解酵素阻害薬	p.104
鎮痛薬	
抗菌薬	
ヒスタミン H_2 受容体拮抗薬	p.27
プロトンポンプ阻害薬	p.21

1 疾患と薬物治療の解説

◆ 疾患の解説

- 急性膵炎は何らかの原因で膵酵素が活性化し，膵の自己消化をきたす疾患である．成因としてはアルコールや胆石が多い
- 急性膵炎の診断基準は「①上腹部に急性腹痛発作と圧痛がある，②血中または尿中に膵酵素の上昇がある，③超音波，CTまたはMRIで膵に急性膵炎に伴う所見がある」の3項目中2項目以上を満たし，他の膵疾患および急性腹症を除外したものである
- 重症度は軽症と重症の2つで，予後因子と造影CT Gradeで判定する（図1）．予後因子は各項目1点とし3点以上を重症，造影CT GradeはGrade2以上を重症とする
- 多くは一過性の経過をたどり保存的治療で軽快するが，重症化すると膵壊死，感染性膵壊死の他，ショック，全身性炎症反応症候群（SIRS），多臓器不全（MOF），敗血症，播種性血管内凝固（DIC）などの致死的合併症を併発し予後不良となる
- 急性膵炎の死亡率は全体で2.9％，重症例で8.9％となる．死亡例の約半数は循環不全に伴う臓器不全で，発症2週間以内の早期死亡である

◆ 薬物治療の解説

- 診療指針は急性膵炎診療ガイドライン2010[1]に沿って的確・迅速に治療を行うことが重要である
- 初期治療において最も重要なことは，十分な輸液である．炎症による血管透過性の亢進により血管外へ水分が漏出するため，

予後因子
① BE ≦ －3mEq またはショック
② PaO_2 ≦ 60mmHg（room air）または呼吸不全
③ BUN ≧ 40mg/dL（または Cr ≧ 2.0mg/dL）または乏尿
④ LDH ≧ 基準値上限の2倍
⑤ 血小板数 ≦ 10万/mm^2
⑥ 総 Ca ≦ 7.5mg/dL
⑦ CRP ≧ 15mg/dL
⑧ SIRS 診断基準における陽性項目数 ≧ 3
⑨ 年齢 ≧ 70歳

造影 CT Grade

膵外進展度 造影不良域	前腎房腔	結腸間膜根部	腎下極以遠
各区域に限局している場合 膵周囲のみの場合	Grade1	Grade1	Grade2
2つの区域にかかる場合	Grade1	Grade2	Grade3
2つの区域全体 あるいはそれ以上	Grade2	Grade3	Grade3

予後因子は各項目を1点とし3点以上を重症
造影 CT Grade は Grade2 以上を重症

図1 ◆ 急性膵炎の重症度判定基準
文献1より引用

　細胞外液補充液を中心に輸液する．輸液量は維持輸液の2～4倍量（60～160 mL/kg）が必要である
・薬物療法は鎮痛薬，抗菌薬，タンパク分解酵素阻害薬，制酸薬が挙げられる
・重症急性膵炎に対する特殊療法としては血液浄化療法，膵局所動注療法，選択的消化管除菌（selective decontamination of the digestive tract：SDD）がある

2 薬物治療の原則

◆ 第一選択薬

・タンパク分解酵素阻害薬は膵酵素活性を抑制し膵炎の進行を抑止する．重症急性膵炎でのタンパク分解酵素阻害薬の大量持続点滴静注は，死亡率や合併症の発生頻度を低下させる可能性がある
・十分な疼痛コントロールが重要であり，非麻薬性鎮痛剤が鎮痛

- 効果が高く有効である
- 抗菌薬は，軽症例では感染性合併症発生の頻度は低く予防投与の必要はない．重症例では抗菌薬の予防投与により感染性膵合併症の頻度を低下させ，予後の改善が期待できる
- 胆管炎を併発している場合は胆汁移行性の良い抗菌薬の投与を検討する
- 胃酸による膵外分泌刺激の抑制，急性胃粘膜病変（AGML）や消化管出血の合併も考慮して，ヒスタミンH_2受容体拮抗薬やプロトンポンプインヒビター（PPI）が投与される

◆ うまくいかなかった場合

- 軽症が重症化した場合はタンパク分解酵素阻害薬の増量，抗菌薬の変更を検討し，厳重なモニタリングと，輸液管理を行いつつICU管理が可能な高次医療機関へ搬送する

◆ 臓器障害を合併している場合

- 多臓器不全をきたしている症例ではそれぞれの病態に応じ，集中的な治療（血液浄化療法や人工呼吸器管理など）が必要となる

◆ 他疾患を合併している場合

- 胆石・胆管炎に合併した胆石性膵炎では，速やかにERCP, ESTなどでの結石除去が望ましい
- 心機能低下例や維持透析例でも，血管内脱水による循環不全をきたさないよう十分な輸液を行う

◆ 軽症の場合

- 急性膵炎の重症度は容易に変化するため軽症であっても十分な輸液を行う．タンパク分解酵素阻害薬を投与し，症状の増悪に応じて用量を追加する
- 胆管炎合併例や感染徴候を認めるときは広域スペクトルの抗菌薬を投与する

◆ 重症の場合

- 十分量の大量輸液（3,000〜8,000 mL/日），タンパク分解酵素阻害薬の大量持続投与，膵組織移行性の良い広域スペクトルの抗菌薬を投与する
- 急性腎不全を合併した場合には，炎症性サイトカインの除去も目的とし，持続血液濾過透析（CHDF）を考慮する
- 造影CTにて壊死性膵炎と診断した場合は，動脈カテーテルを腹腔動脈や上腸間膜動脈に挿入し，タンパク分解酵素阻害薬と抗菌薬の膵局所動注療法を行う．発症早期に5日間を限度として行う

・感染性合併症の多くは腸内細菌に起因することが多い．Bacterial translocation により腸管内細菌や細菌毒素が腸管内からリンパや血液中に移行する．SDDを行うことでbacterial translocationを阻止し，膵感染性合併症の発生を低下させる

症例から判断する薬の選びかた

1：軽症膵炎の症例

75歳，女性．嘔気，腹痛，背部痛を認め来院．血液検査で膵酵素の上昇を認め急性膵炎の診断で入院となった．腹部造影CT（図2）ではCT Grade1，予後因子1点であり軽症膵炎と診断した．

➧ 行われた治療と投与された薬剤

治療法：保存的治療
使用薬剤：ガベキサートメシル酸塩（エフオーワイ®）

▶ この症例での薬物選択のポイント

軽症膵炎

・軽症膵炎であるため抗菌薬の投与は必要としない
・タンパク分解酵素阻害薬の投与を行う

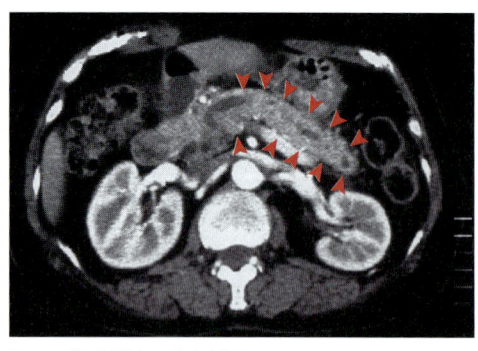

図2　軽症膵炎の腹部造影CT
膵肥大と膵周囲脂肪織のdensityの上昇を認める（矢頭）

▶ **なぜこの薬剤を選択したか**

重症化した場合ガベキサートの大量投与が必要となる．その際に薬剤の変更をしなくて済むようにガベキサートを選択した．

▶ **具体的な投与スケジュール**

■ ガベキサート（エフオーワイ®）
（1バイアル100 mg） 600 mg/日，24時間持続点滴

▶ **この症例で注意すべきこと**

症状，状態の変化に注意する．

▶ **この処方でうまくいかなかったとき**

・感染徴候を認めるときは抗菌薬を投与する
・重症化した時にはタンパク分解酵素阻害薬の増量，病態に応じて特殊療法も検討する

▶ **患者への説明のポイント**

・重症化する可能性があることを説明する

2：重症急性膵炎の症例

52歳，女性．突然の腹痛，背部痛で来院．血液検査では膵酵素の上昇を認め急性膵炎の診断で入院となった．入院時予後因子1点，造影CTでCT Grade1であったが，入院翌日にCT Grade2（図3）となり重症急性膵炎と診断した．

➡ **行われた治療法と投与された薬剤**

治療法：タンパク分解酵素大量持続点滴，SDD
使用薬剤：ガベキサート（エフオーワイ®），イミペネム（チエナム®），ペンタゾシン（ソセゴン®）
　　　　　：SDD　ポリミキシンB硫酸塩（硫酸ポリミキシン®B），L-グルタミン（マーズレン®），ラクツロース（ラクツロース®）

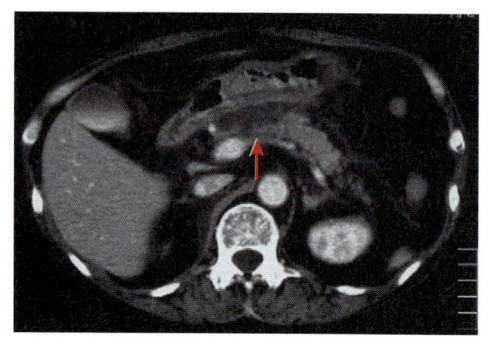

図3 重症急性膵炎の腹部造影CT
膵頭体部に造影不良域を認める（矢印）

▶この症例での薬物治療のポイント

重症急性膵炎

- タンパク分解酵素阻害薬の大量持続投与を行う
- 広域スペクトルの抗菌薬を使用するとともに，SDDを行い感染性合併症を予防する

▶なぜこの薬剤を選択したか

着目ポイント 膵局所動注療法とSDD

- 膵組織移行性の良い広域スペクトルの抗菌薬であり，また動注療法の可能性があるため，動注療法のプロトコールに含まれるイミペネムを選択した
- 腸管からの吸収がなく，グラム陰性菌に対する抗菌効果を持つポリミキシンBを選択した
- 腸管粘膜バリアの脆弱化からの感染予防のためマーズレン®を選択した
- 麻痺性イレウスに伴う腸内細菌，細菌毒素の停滞予防のため，緩下剤としてラクツロース®を選択した

▶具体的な投与スケジュール

1 ガベキサート（エフオーワイ®）
（1バイアル100 mg）2,500 mg/日，24時間持続点滴

2 イミペネム（チエナム®）
　　　　　　　（1バイアル0.5g）　0.5g×2，朝・夕
3 ポリミキシンB（硫酸ポリミキシン®B）
　　　　　（1パック200万IU）　200万IU×3，朝・昼・夕
4 L-グルタミン（マーズレン®）　1パック×3，朝・昼・夕
5 ラクツロース（ラクツロース®）　30 mL×3，朝・昼・夕

▶ この症例で注意すべきこと

- 重症例であり，血管内脱水による腎不全となることがある．尿量，バイタルサインの変化に注意する
- SDDで下痢となった場合にはラクツロースを減量する．麻痺性イレウスが改善しない場合にはラクツロースを増量する

▶ この処方でうまくいかなかったとき

- 抗菌薬を2 g/日に増量する
- 膵壊死を認める場合は動注療法を行う
- 腎不全の合併を認める場合は血液浄化療法を行う

▶ 患者への説明のポイント

- 厳格なモニタリングや水分管理が必要となるため，ICUでの集中治療が必要であることを説明する
- 重症例であり多臓器不全による死亡の可能性があることを説明する

● 参考にしたいガイドラインとエビデンス ●

1)「急性膵炎診療ガイドライン2010」（急性膵炎診療ガイドライン改訂出版委員会 編），金原出版，2009
・武田和憲：「膵炎・膵癌」（下瀬川徹 編），pp.9-60，最新医学社，2008
・武田和憲：「臨床に直結する肝・胆・膵疾患の治療エビデンス」（跡見　裕，上村直実，白鳥敬子，正木尚彦 編）pp.214-250，文光堂，2007

<長尾健太，白鳥敬子>

Ⅱ. 疾患編

3）膵疾患
2. 慢性膵炎

この疾患に使用される主な薬剤

NSAIDs坐薬	タンパク分解酵素阻害薬　p.104
COMT阻害薬	ヒスタミンH₂受容体拮抗薬　p.27
抗コリン薬	プロトンポンプ阻害薬　p.21
消化酵素薬	

1 疾患と治療法の解説

◆ 疾患の解説

慢性膵炎とは膵の持続性，進行性の炎症で，再燃を繰り返しながら，膵臓に不規則な線維化，細胞浸潤，実質の脱落などの慢性変化をきたし，最終的には膵の内外分泌機能不全をきたす疾患である．慢性膵炎の成因はアルコール性が最も多く，ついで特発性，胆石性に多い．慢性膵炎は膵内外分泌機能と臨床徴候から代償期・移行期・非代償期に分けられる（図1）．膵機能が比較的保たれている代償期や移行期では血中アミラーゼの上昇を伴う腹痛が主症状となる．病期が進行すると腹痛は軽減し，非代償期では膵内外分泌不全による栄養障害と膵性糖尿病が主な臨床像となる．

◆ 薬物治療の解説

日本では各病期の治療指針（慢性膵炎診療ガイドライン[1]）が定められている．代償期の慢性膵炎では反復する急性増悪と腹痛の治療が中心である．非代償期では，消化吸収障害や糖質代謝障害に対する治療が必要となる．

2 薬物治療の原則

◆ 第一選択薬

＜代償期＞

反復する急性増悪，腹痛，および原因の除去が治療の中心である

①腹痛時：慢性膵炎の頑固な腹痛にはNSAIDsの頓用が一般的に有効とされている．その他，鎮痙薬（COMT阻害薬，抗コリン薬），消化酵素薬，タンパク分解酵素阻害薬が用いられる．

②**間欠期**：消化酵素薬に，ヒスタミンH_2受容体拮抗薬やプロトンポンプ阻害薬を併用する．これは，胃十二指腸内pHを上昇させ消化酵素の失活を防止するためである．タンパク栓には，ブロムヘキシン塩酸塩が膵液の粘稠度を低下させ，再燃予防に有効といわれている．

<非代償期>

①**消化不良**：脂肪便と体重減少に対し，通常用量の数倍の消化酵素薬をヒスタミンH_2受容体拮抗薬やプロトンポンプ阻害薬を併用して投与する．

②**膵性糖尿病**：慢性膵炎合併する膵性糖尿病は，膵β細胞減少に起因するため，インスリン療法が基本となる．膵性糖尿病はグルカゴン分泌の低下も認めるため低血糖を惹起しやすい傾向にある．そのため少量頻回インスリン治療法（速効型，超速効型），持効型インスリン製剤の使用が有用である．治療目標は通常の糖尿病患者に比べ高めに設定し，HbA1c 7.0％前後，空腹時血糖値80〜150 mg/dL，食後2時間血

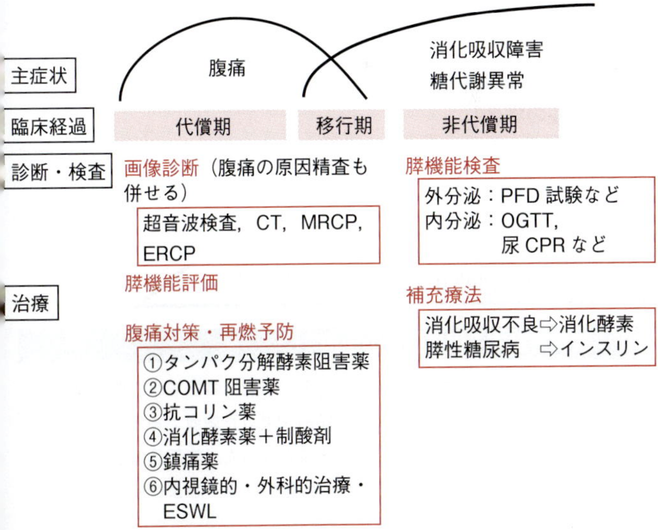

主症状	腹痛		消化吸収障害 糖代謝異常
臨床経過	代償期	移行期	非代償期
診断・検査	**画像診断**（腹痛の原因精査も併せる） 超音波検査, CT, MRCP, ERCP **膵機能評価**		**膵機能検査** 外分泌：PFD試験など 内分泌：OGTT, 　　　　尿CPRなど
治療	**腹痛対策・再燃予防** ①タンパク分解酵素阻害薬 ②COMT阻害薬 ③抗コリン薬 ④消化酵素薬＋制酸剤 ⑤鎮痛薬 ⑥内視鏡的・外科的治療・ESWL		**補充療法** 消化吸収不良⇨消化酵素 膵性糖尿病　⇨インスリン

図1　慢性膵炎の臨床病期と治療指針
文献2から引用

糖値150〜250 mg/dLを目標とする．

◆ **うまくいかなかった場合**

薬物療法で改善されない腹痛に対しては，画像診断や臨床症状などから腹痛の原因精査を行う．膵石が原因である場合は内視鏡治療やESWLを考慮し，タンパク栓，膵管狭窄，膵仮性嚢胞などが原因である場合は内視鏡治療を考慮する．内科的治療でも疼痛コントロールが困難な場合には，外科的治療を考慮する．また，膵癌の合併や膵外の合併症（胃静脈瘤など）にも留意する．

◆ **臓器障害を合併している場合**

膵性糖尿病による腎障害を合併している場合はNSAIDs投与にて増悪する可能性があり注意が必要である．

◆ **他疾患を合併している場合**

慢性膵炎の患者は，摂取不良や脂肪便，タンパク代謝異常などによる栄養不良になりやすいため，他疾患の管理をする意味でも栄養管理は重要である．

◆ **軽症の場合**

腹痛が軽度の場合は，消化酵素薬に制酸剤を併用し投与する適宜COMT阻害薬や抗コリン薬などの鎮痙薬を併用する．

◆ **中等症の場合**

血中膵酵素の上昇を伴う強い腹痛を認める場合は，上記処方にタンパク分解酵素阻害薬を加え，適宜NSAIDs坐薬の頓用を行う．

◆ **重症の場合**

膵内外分泌不全による栄養不良や耐糖能異常に対しては，充分量の消化酵素薬やインスリンによる補充療法を積極的に行う．

症例から判断する薬の選びかた

1：症状を呈する慢性膵炎の治療

27歳，女性．主訴は繰り返す腹痛，下痢．特記すべき既往歴はなし．3歳時より遺伝性慢性膵炎の診断を受けた患者である．急性増悪を繰り返すため，膵石除去目的で入院となった．腹部超音波検査および腹部CT検査では膵内の石灰化，膵管の拡張，および膵萎縮を認める（図2）．

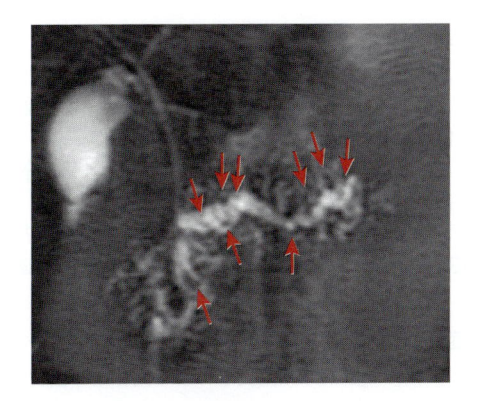

図2 腹部超音波検査MRCP
主膵管, および分枝膵管の不規則な拡張を認める. 内部には膵石による透亮像が多発している（矢印）

➔ 行われた治療法と投与された薬剤

治療法：薬物治療, 内視鏡治療, 生活指導
使用薬剤：タンパク分解酵素阻害薬（フオイパン®）, 消化酵素薬（ベリチーム®）, ヒスタミンH_2受容体拮抗薬（プロテカジン®）, NSAIDs坐薬（ボルタレン®）

▶ この症例での薬物治療のポイント

腹痛/下痢を伴う慢性膵炎の治療

慢性炎症と膵外分泌刺激の抑制に加え, 疼痛コントロールを行う.

▶ なぜこの薬剤を投与したか

着目ポイント 組織の炎症抑制/膵外分泌刺激の抑制/症状に対するコントロール

軽度腹痛, 下痢を繰り返している患者であるため, 炎症と膵外分泌刺激による痛みを抑制することを目的としてタンパク分解酵素阻害薬, 消化酵素薬, ヒスタミンH_2受容体拮抗薬を投与した. また, 頑固な腹痛に対してNSAIDs坐薬を頓用で使用した.

2. 慢性膵炎

▶ **具体的な投与スケジュール**

1. タンパク分解酵素阻害薬（フオイパン®）
   （1錠 100 mg）6錠 / 3×朝・昼・夕・食後
2. 消化酵素薬（ベリチーム®）
   6 g/ 3×朝・昼・夕・食後
3. ヒスタミン H_2 受容体拮抗薬（プロテカジン®）
   （1錠 10 mg）2錠 / 2×朝・夕・食後
4. NSAIDs 坐薬（ボルタレン®）（1錠 25mg）疼痛時頓用

▶ **この症例で注意すべきこと**

ボルタレン®坐薬の頻回投与による副作用の出現に注意する．栄養不良による体重減少に留意する．

▶ **この処方でうまくいかなかったとき**

腹痛が増悪する場合は，その原因を画像診断で精査し，膵管内膵石が腹痛の原因ならばESWLを考慮する．

▶ **患者への説明のポイント**

腹痛が起こりやすいのは膵機能が保たれている代償期であり，症状が進行すると腹痛が軽快する可能性もある．

2：アルコール性慢性膵炎の治療

67歳，男性．主訴は下痢．元来大酒家である．脾動脈破裂による入院精査が行われた際に膵仮性嚢胞を指摘されたため当科紹介．血液検査では膵酵素低値であり膵機能の低下が示唆された．また空腹時血糖，HbA1cも高値だった．膵仮性嚢胞に対し経胃的嚢胞ドレナージを施行し，内瘻化チューブステントを挿入した．現在外来にて経過観察中である（図3）．

➡ 行われた治療法と投与された薬剤

治療法：薬物治療，生活指導
使用薬剤：①消化酵素薬（ベリチーム顆粒®），②H_2受容体拮抗薬（ガスターD®），③超速効型インスリン（ノボラピッド®），④超持続型インスリン（ランタス®）

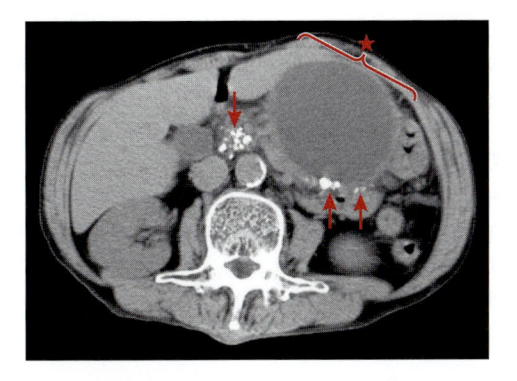

図3 腹部単純CT検査
膵体部に仮性嚢胞を認める（星印）．実質は萎縮しており膵石を多数認める（矢印）

▶ この症例での薬物治療のポイント

非代償期の慢性膵炎の治療

膵組織の炎症や膵外分泌刺激を抑え再燃を予防するとともに，下痢を改善し栄養状態の改善を図る．

▶ なぜこの薬剤を投与したか

着目ポイント 下痢の改善と再燃予防を目的とする治療が中心

消化酵素の補充と膵外分泌刺激を抑制することを目的として，消化酵素薬とヒスタミン H_2 受容体拮抗薬を併用した．

▶ 具体的な投与スケジュール

1 消化酵素薬（ベリチーム顆粒®）
（1カプセル0.4g）9g 3×朝・昼・夕食後
2 ヒスタミン H_2 受容体拮抗薬（ガスターD®）
（D錠20mg）1錠 1×就寝前
3 超速効型インスリン（ノボラピッド®）
（注100IU）6IU-6IU-4IU 朝・昼・夕食後
4 超持続型インスリン（ランタス®）（注100IU）8IU 就寝前

▶ この症例で注意すべきこと

仮性嚢胞が再度増大する可能性があるため,定期的な画像診断が必要である.

▶ この処方でうまくいかなかったとき

- 下痢が継続する場合は消化酵素薬を追加投与する
- 食前血糖が高い場合は,超持続型インスリンを1〜2IU増量する
- 食後血糖が高い場合は,超速効型インスリンを1〜2IU増量する

▶ 患者への説明のポイント

- 病態の悪化を予防するために薬物治療と生活改善が重要であることを説明する.慢性膵炎における発癌の危険性から,禁煙を促す
- 膵性糖尿病は血糖コントロールが不安定になりやすいため,低血糖に注意する
- 膵性糖尿病の合併症の頻度は,1型および2型糖尿病と比較すると,網膜症の頻度がやや低いが神経症や腎症については差がなく,適正な血糖管理が重要である

●参考にしたいガイドラインとエビデンス●
1)「慢性膵炎診療ガイドライン」(日本消化器病学会 編),南江堂,2009
2)白鳥敬子:慢性膵炎.「専門医のための薬物療法Q&A消化器」,278-282,中外医学社,2008
・西 森功:疫学調査に基づいたわが国の慢性膵炎の実態.胆と膵.30(11):1339-1342,2009
・丹藤雄介:代償性慢性膵炎の薬物療法.胆と膵.30(6):609-612,2009
・下瀬川 徹:非代償性膵炎の薬物療法.胆と膵.30(6):613-618,2009

<久保木 友子,清水京子,白鳥敬子>

3) 膵疾患
3. 自己免疫性膵炎

この疾患に使用される主な薬剤

ステロイド　　　　　　　　　　　　　　　　　　p.54

1 疾患と治療法の解説

◆ 疾患の解説

- 自己免疫性膵炎は，自己免疫機序の関与が疑われる特殊型の膵炎と定義されている．びまん性膵腫大や膵管狭細像が典型的な画像所見であるが，限局性病変や腫瘤形成型もある
- 自己免疫性膵炎の診断基準は「①**膵画像検査にて特徴的な主膵管狭細像と膵腫大を認める**，②**血液検査で高γ-グロブリン血症，高IgG血症，高IgG4血症，自己抗体のいずれかを認める**，③**病理組織学所見として膵にリンパ球，形質細胞を主とする細胞浸潤と線維化を認める**」の3項目中，①を含め2項目以上を満たし，他の原因による膵炎や膵癌・胆管癌などの悪性疾患を除外したものである
- 本症は膵以外の臓器病変として，硬化性胆管炎，硬化性唾液腺炎，後腹膜線維症，腹腔・肺門リンパ節腫大，慢性甲状腺炎，間質性腎炎などが合併することがあり，全身的疾患である可能性も指摘されている

◆ 薬物治療の解説

発症に自己免疫機序が推測されており，抗炎症作用や免疫抑制作用を有するステロイドの経口治療が標準である．ステロイドの投与期間・投与量（図1）は本邦で治療指針（自己免疫性膵炎診療ガイドライン2009[1]）が示されており，維持量を3年間を目安に投与する．

ステロイド投与中に再燃する場合もあり，黄疸を呈する場合は内視鏡的胆道ドレナージを考慮する．効果不十分な場合パルス療法や再燃例に対する免疫調節剤の有効性が示されつつあるが，適応は慎重に決定すべきであり専門医に判断を委ねる．

- 診断/合併症の検索
- 胆道ドレナージ（黄疸例）
- 血糖コントロール（糖尿病合併例）

注1．自己免疫性膵炎の診断がつかない時点で，安易にステロイド治療を行ってはならない．また，ステロイド治療の経過から膵腫瘍が否定されない場合，膵癌を念頭においた再評価を行う．

プレドニゾロン 30〜40mg/日 (0.6mg/体重kg/日)

注2．初診時に ①1/3以上の膵腫大，② ガリウムシンチにおける膵外臓器へのガリウムの集積，③ 下部総胆管を除く硬化性胆管炎の合併を示す症例は再燃率が高く注意が必要である．

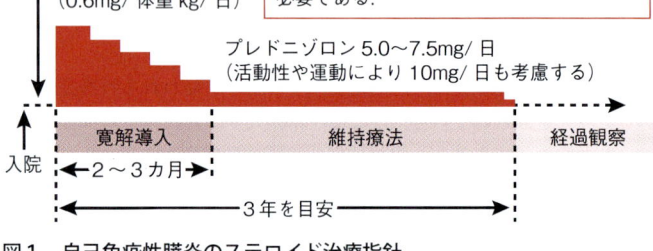

プレドニゾロン 5.0〜7.5mg/日
（活動性や運動により10mg/日も考慮する）

入院 | 寛解導入 | 維持療法 | 経過観察
←2〜3カ月→
3年を目安

図1　自己免疫性膵炎のステロイド治療指針
文献1から引用

2 薬物選択の原則

◆ 第一選択薬
- ステロイド治療が有症状例や膵外病変の合併例で標準治療であることが，ガイドライン[1]でも示されている
- ステロイドとしてプレドニゾロンを経口投与する

◆ うまくいかなかった場合
効果が乏しい場合，ステロイドパルス療法の有効性[2]が報告されているが適応は慎重に判断する．

◆ 臓器障害を合併している場合
- 硬化性胆管炎により黄疸を合併している場合，黄疸の程度により胆道ドレナージで減黄する
- 糖尿病合併例では，血糖のコントロールを行ってからステロイド投与を行う

◆ 他疾患を合併している場合
基礎疾患を有する場合，本症は基本的に良性疾患と考えられており，基礎疾患の予後や治療法にステロイド治療が影響する際，基礎疾患との相互関係をふまえ慎重に適応を判断する．

◆ **軽症の場合**
・ステロイドの経口投与を行う
・偶発的に病変を指摘され,無症状であれば,年齢なども考慮し経過観察も選択肢となる

◆ **中等症の場合**
・疾患の活動性をスコア化し評価を行うが,軽症例同様,ステロイドの経口投与が基本である
・経口投与で改善が乏しければパルス療法を検討する

◆ **重症の場合**
　膵外病変を合併している場合や,ステロイドの経口投与で改善の乏しい例は,中等症同様パルス療法を行う.再燃例やステロイド無効例は免疫調節剤の有効性を示す報告もあるが,その場合専門医に判断を委ねる.

症例 から判断する 薬の選びかた

硬化性胆管炎を併発した症例

　67歳,男性.腹痛,皮膚黄染を認め来院.64歳時より糖尿病で治療を受けている.受診時の腹部造影CT検査で膵のびまん性腫大を認める(図2 a).入院後の内視鏡的逆行性膵胆管造影(ERCP)検査で主膵管のびまん性狭細像と膵内胆管の狭窄を認める(図2 c).

➡ 行われた治療法と投与された薬剤

治療法:黄疸に対する内視鏡的胆道ドレナージとステロイド投与
使用薬剤:ステロイド

▶ この症例での薬物選択のポイント

硬化性胆管炎を合併

・硬化性胆管炎により閉塞性黄疸を合併しており,黄疸に伴う症状や肝障害および急性胆管炎予防のため,まずは内視鏡的胆道ドレナージを行う
・黄疸改善後,ステロイドを投与する

3. 自己免疫性膵炎

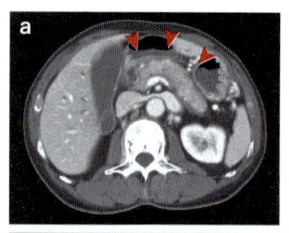

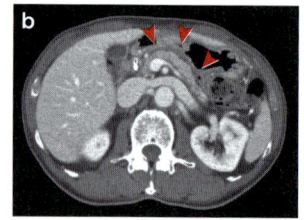

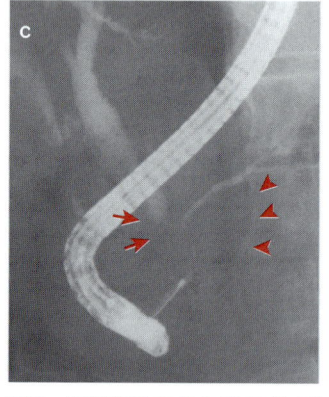

図2 腹部造影CT像とERCP像でみる本症例の経過
a) ステロイド治療前のびまん性膵腫大（矢頭），b) ステロイド治療後膵腫大は改善（矢頭），c) ERCP像で主膵管の狭細像（矢頭）と膵内胆管の狭窄（矢印）を呈する

▶ なぜこの薬剤を選択したか

着目ポイント 膵外病変による有症状例でありステロイド治療の適応

　自己免疫機序により，膵実質および胆管の炎症性傷害であり，抗炎症作用および免疫を抑制する目的でステロイドを投与する．

▶ 具体的な投与スケジュール

■ プレドニゾロン（プレドニン®）
　　　　　　　　　　（1錠5mg）30 mg/日×2～4週間投与
　2～3カ月の期間で漸減し，維持量である5.0～7.5 mgまで減量し，維持量を3年間を目安に投与する．

▶ この症例で注意すべきこと

硬化性胆管炎を合併した場合，胆道狭窄が膵内胆管を越えると再燃の可能性が高く，ステロイド治療中や治療終了後も注意を要する[3]．

▶ この処方でうまくいかなかったとき

ステロイドパルス療法を検討する．

▶ 患者への説明ポイント

- 再燃する可能性があることとステロイド長期投与による副作用を説明する
- 全身的疾患とも考えられており，膵外にも病変が出現する可能性があることを説明する
- 糖尿病を合併することが多い疾患であり，ステロイド投与や投与量の調節中に血糖が不安定になることがあり，低血糖や高血糖への注意が重要である

● 参考にしたいガイドラインとエビデンス ●

1) 自己免疫性膵炎診療ガイドライン．日本膵臓学会，2009
2) 佐藤 愛，他：自己免疫性膵炎に対するステロイド療法．肝胆膵，56：269-275，2008
3) 西森 功，他：自己免疫性膵炎の治療中治療後の再燃率と再燃形式．肝胆膵，60：29-35，2010
・岡崎和一，他：自己免疫性膵炎の病態・診断・治療．医学のあゆみ，228：900-905，2009

<中村健二，山口康晴，高橋信一>

Ⅱ. 疾患編

4）悪性腫瘍
1. 食道癌

この疾患に使用される主な薬剤

フルオロウラシル（5-FU®）
　　　　　　　　　　p.108
シスプラチン（ブリプラチン®，ランダ®，他）p.122
ネダプラチン（アクプラ®）
　　　　　　　　　　p.122
ドセタキセル水和物（タキソテール®）
　　　　　　　　　　p.117

1 疾患と治療法の解説

◆ 疾患の解説

　食道癌は本邦の統計（2006年）では，癌死亡の3.5％を占め，40歳後半以降年齢があがるにつれ増加する．死亡率・罹患率とも男性が女性の5倍以上と多く，男性では7番目に多い癌である．

　第3回食道癌全国登録では**全体の92％は扁平上皮癌**であった．扁平上皮癌では喫煙と飲酒が主要な危険因子である．

　食道癌は局在により頸部，胸部，腹部食道に分類されるが，**胸部の特に中部からの発生頻度が高い**．進行したものは狭窄感や嚥下困難などの症状が契機に発見されることが多いが，粘膜下層よりも浅い病変の58.3％は無症状で発見されている．

　全身状態の確認とともに，各種検査により進行度を診断し，治療方針を決定する．粘膜固有層までにとどまり**2/3周以下の病変は内視鏡的粘膜切除の適応**であり，**SM2以深のstageⅠ・stageⅡ〜Ⅲ（T4除く）の標準治療は外科的切除である**（オプションとして化学放射線療法がある）．T4ないしM1病変で根治照射可能なものは化学放射線療法の適応となる．根治照射困難なM1病変（リンパ節転移）や遠隔転移例では原則として第一に化学療法単独が選択されるが，原発巣による症状に対して照射野を限局した化学放射線療法が選択されることも多い．

◆ 薬物療法の解説

　周術期の補助化学療法と切除不能・再発例を対象に全身化学療法が行われている．また放射線と併用の化学放射線療法としても行われている．

周術期の補助化学療法としてはJCOG9204試験（図1）において手術単独に対する5-FUとシスプラチンを用いた術後補助化学療法の有用性が示されたが，そのサブ解析でリンパ節転移陽性例において両群の差が明らかであったことから，リンパ節転移陽性症例を対象に術後補助化学療法を行うことが標準となった．

　その結果を受けて補助化学療法施行時期として術前と術後を比較するJCOG9907試験が施行された（図2）．中間解析の結果，術前が術後に対し全生存期間において有意に上回ったため2007年5月に結果が公表され，それ以降本邦では5-FUとシスプラチンを用いた術前補助化学療法が標準治療と認識されている．

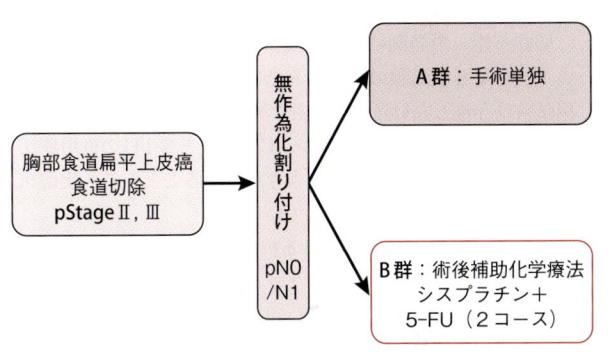

図1 ◆ JCOG9204試験
pStage：pathlogical stage

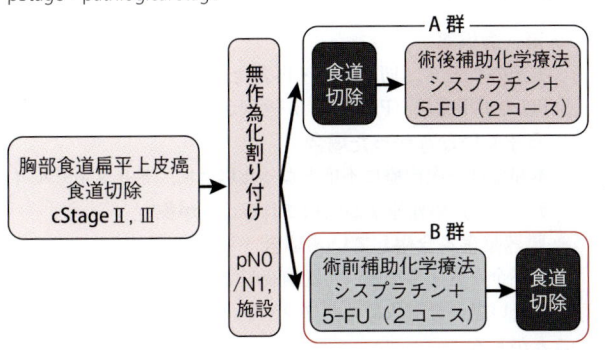

図2 ◆ JCOG9807試験
cStage：clinical stage

表1 ◆ 切除不能・再発例に対しての各種抗がん剤の単剤，併用療法の臨床試験

薬剤	症例数	奏効率	文献
シスプラチン＋5-FU	39	36	Iizuka T. et al : Jpn J Clin Oncol 1992
シスプラチン＋5-FU	44	35	Bleiberg H. et al. : Eur J Cancer, 1997
シスプラチン＋5-FU	36	33	Hayashi K. et al : Jpn J Clin Oncol, 2001
ネダプラチン＋5-FU	38	40	室 圭：癌の臨床，2004
ドセタキセル	49	21	Muro K. et al : Ann Oncol, 2004

切除不能・再発例に対しては各種抗がん剤の単剤，併用療法のいずれも第Ⅱ相試験の報告のみであり，生存延長を証明した第Ⅲ相試験は存在しない（表1に主な試験結果を示す）．しかし第Ⅱ相試験ではあるが，シスプラチン（CDDP）と5-FUの併用療法（FP療法）による有用性が多数報告されていることから，実臨床において第一選択として汎用されている．

化学放射線療法で使用される抗がん剤についてはFP療法の報告が多数存在するが，治療スケジュール，投与量については一定していない（表2）．現在ではsplitなしの50.4〜60Gyの放射線照射と併用療法（RTOGレジメン）が汎用されている．

2 薬物治療の原則

◆ 第一選択薬

上記のごとく，切除不能・再発食道癌に対しては，CDDPと5-FUの併用療法（FP療法）が選択される．

◆ うまくいかなかった場合

本邦では一次治療に不応となった場合に，ドセタキセル（タキソテール®）単独療法が選択されることが多い．

◆ 臓器障害を合併している場合

心不全を有するなど，大量輸液ができないためにCDDPが使用できない患者を対象にネダプラチン（アクプラ®）が選択されることがある．

表2 ◆ FP併用放射線化学療法の報告

対象病期	化学療法 CDDP	化学療法 5-FU	放射線	完全奏効割合	生存期間中央値	3年生存割合	文献等
T1 N0 M0	70mg/m² 1, 29日目	700mg/m² 1～4, 29～32日	2Gy×30 (splitあり)	87.5%	—	93.1% (2年)	Katou H, et al: Proc Am Soc Clin Oncol 2003
T1b N0 M0 Stage I	70mg/m² 1, 29日目	700mg/m² 1～4, 29～32日	2Gy×30	—	—	—	進行中のJCOG0502試験レジメン
Stage I～III	75mg/m² 1, 29日目	1,000mg/m² 1～4, 29～32日	1.8Gy×28	—	18.1ヵ月	40% (2年)	Minsky BD, et al: J Clin Oncol, 1167-1174, 2002
Stage II～III (T4を除く)	40mg/m² 1, 8, 29, 36日目	400mg/m² 1～5, 8～12, 36～40, 43～47日	2Gy×30 (splitあり)	62.2%	29ヵ月	47.1%	Minashi K, et al: Gastrointestinal Cancer Symposium, 2008
T4 and/or M1 lymph	40mg/m² 1, 8, 29, 36日目	400mg/m² 1～5, 8～12, 36～40, 43～47日	2Gy×30 (splitあり)	33%	9ヵ月	23%	Ohtsu A, et al: J Cli Oncol, 1999
T4 or M1 lymph	70mg/m² 1, 29日目	700mg/m² 1～4, 29～32日	2Gy×30 (splitあり)	15%	11ヵ月	31.5% (2年)	Ishida K, et al: Jpn J Clin Oncol, 2004
T4 and/or M1 lymph	70mg/m² 1, 29日目	700mg/m² 1～4, 29～32日	2Gy×30	—	—	—	登録終了のJCOG0303試験 Standard PFレジメン

症例から判断する薬の選びかた

胸部中部食道癌術後再発

66歳，男性．胸部食道切除・3領域郭清を施行，術後病理所見でstage Ⅲの結果で経過観察されていた．術後2年の経過観察CTで多発肺転移が認められた．心機能・腎機能ともに問題なし．

➡ 行われた治療法と投与された薬剤

治療法：シスプラチン＋5-FU併用化学療法
使用薬剤：シスプラチン（ブリプラチン®，ランダ®，他），フルオロウラシル（5-FU®）

▶ この症例での薬物療法のポイント

心機能，腎機能ともに問題ないため，通常の第一選択薬剤であるシスプラチンの使用には問題はない．

▶ なぜこの薬剤を選択したか

遠隔転移を有する食道癌においては第一選択としてシスプラチン＋5-FU®併用療法が，標準治療として認識されている．本邦で使用可能なネダプラチン，ドセタキセルの初回治療での使用は推奨される十分な根拠がないとしてガイドラインではgradeCとされている．

▶ 具体的な投与スケジュール

1. シスプラチン 80 mg/m^2，点滴静注1日目
2. フルオロウラシル（5-FU®）800 mg/m^2/日，持続静注1～5日目を4週間ごと投与

▶ この症例で注意すべきこと

・シスプラチンによる腎機能障害が特徴的であり，シスプラチン投与前後には十分な輸液負荷を行う
・悪心・嘔吐の高リスク群に分類されるためデキサメサゾン（デカドロン®），5HT$_3$拮抗薬（カイトリル®，ゾフラン®，ナゼア®，アロキシン®他），アプレピタント（イメンド®），などの制吐剤を用い十分に予防を行う

- 抗がん剤投与中に，シスプラチンによる低ナトリウム血症・低マグネシウム血症，5-FU® による高アンモニア血症などが出現することがあるため十分な経過観察を行う
- シスプラチンの蓄積量が500 mg/m² を超えると神経毒性を生じることがあるので，継続の際には総投与量に注意する

▶ この処方でうまくいかなかったとき

増悪時には二次治療としてドセタキセル（タキソテール®）を導入を検討する．シスプラチンアレルギーなどシスプラチン投与継続困難な有害事象出現の場合にはシスプラチンからネダプラチン（アクプラ®）への切り替えを検討する．

▶ 患者への説明のポイント

目的が延命・症状緩和であること，大規模な試験の結果はないが抗がん剤治療のコンセンサスがあること，デメリットである副作用について説明をきちんとした上で行うかどうかの意思を確認する．発熱性好中球減少（発熱）や重症化な粘膜炎（口内炎，下痢）といった副作用の危険性があるため，症状が悪化しそうなときは電話連絡・受診するように説明する．

● 参考にしたいガイドラインとエビデンス ●
- 「食道癌診断・治療ガイドライン第2版」（日本食道学会 編），金原出版，2007
- 「新臨床腫瘍学 改訂第2版」（日本臨床腫瘍学会 編），南江堂，2009

<町田 望，朴 成和>

Ⅱ. 疾患編

4）悪性腫瘍
2. 胃癌

この疾患に使用される主な薬剤

テガフール・ギメラシル・オテラシルカリウム配合剤（TS-1®）
　　　　　　　　　　　　　　　　　　　　　　　　　　p.108
シスプラチン（ブリプラチン®，ランダ®，他）　　　p.122
フルオロウラシル（5-FU®）　　　　　　　　　　　　p.108
イリノテカン塩酸塩水和物（トポテシン®，カンプト®注）p.125
パクリタキセル（タキソール®）　　　　　　　　　　p.117
ドセタキセル水和物（タキソテール®）　　　　　　　p.117

1 疾患と薬物治療の解説

◆ 疾患の解説

　胃癌は1960年代から減少傾向にあるものの，2004年部位別がん罹患率において男性1位，女性3位，2008年部位別がん死亡率において男性2位，女性3位を占め，本邦において頻度の一番高い消化器癌である．病因として疫学的に喫煙や塩分過剰摂取，ヘリコバクター・ピロリ菌（*H.pylori*）の持続感染の関連が考えられている．内視鏡技術や検診の発展により，本邦では欧米に比較し胃癌全体に占める早期胃癌の占める割合が多いのが特徴である．早期胃癌では無症状で発見されることが多いが，進行癌では心窩部痛や食欲不振，体重減少，貧血などの症状で発見される頻度が高い．

　胃癌取り扱い規約[1]による病期に基づき治療方針が決定される．胃癌治療ガイドライン[2]では，**2 cm以下の肉眼的粘膜癌（cM）と診断される病変で，組織型が分化型，肉眼型は問わないが，陥凹型では潰瘍または潰瘍瘢痕がないもの**が内視鏡的治療の標準適応であり，さらに臨床試験により適応拡大が検討されている．内視鏡切除不適応で切除可能な進行胃癌における標準治療は根治的切除である．後述の通り治癒切除後のstage Ⅱ/Ⅲ症例においては術後補助化学療法の有用性が報告され，現在では本邦の標準治療となっている．切除不能や再発症例に対しては，化学療法による延命効果が証明されているが，国・地域ごとに臨床試験の

歴史があり，薬剤の承認状況も異なることから，各々に標準治療が異なるため本稿では国内の状況について解説する．

◆ 薬物療法の解説

術後補助化学療法と，切除不能・再発例を対象にした全身化学療法が行われている．術後補助化学療法はACTS-GC試験において，手術単独群に対しティーエスワン®（TS-1）術後1年間内服群の3年生存率が有意に改善されたことから（図1），TS-1術後1年間内服が本邦における標準治療と認識されている．一方，切除不能・再発例に対しては，JCOG9912試験において5-FU®（5-FU）単剤療法に対するTS-1単剤療法の非劣性が証明され（図2），さらにSPIRITS試験によりTS-1単剤に対するTS-1＋シスプラチン併用療法の優越性が証明された．これらの結果により，本邦では**TS-1単剤療法ないしはTS-1＋シスプラチン併用療法が標準治療**として認識されている（図3）．

二次治療についても，2009年米国臨床腫瘍学会（ASCO）でドイツのグループからイリノテカンによる化学療法と無治療の比較試験により，延命効果が証明されている．一方，本邦ではそれ以前から化学療法が有用だと考えられていたため，第Ⅱ相試験の結果をもって承認された**イリノテカンないしはタキサン系薬剤（パクリタキセル，ドセタキセル）が実地臨床において二次治療として投与**されており，多くの安全性や有効性についての後ろ向き解析の結果が報告されている．現在，国内では，二次治療におけるイリノテカンとパクリタキセルの比較試験が行われている．

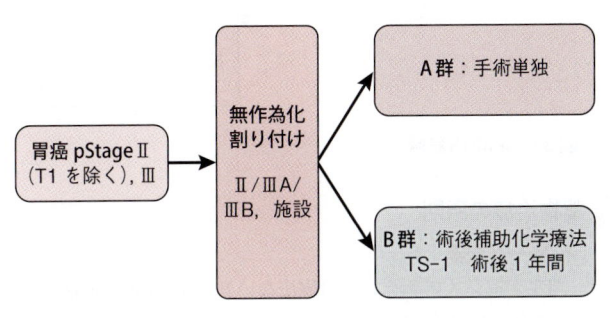

図1 ◆ ACTS-GC試験

pStage：patahological stage
T1：癌の浸潤が粘膜（M）または粘膜下組織（SM）にとどまるもの

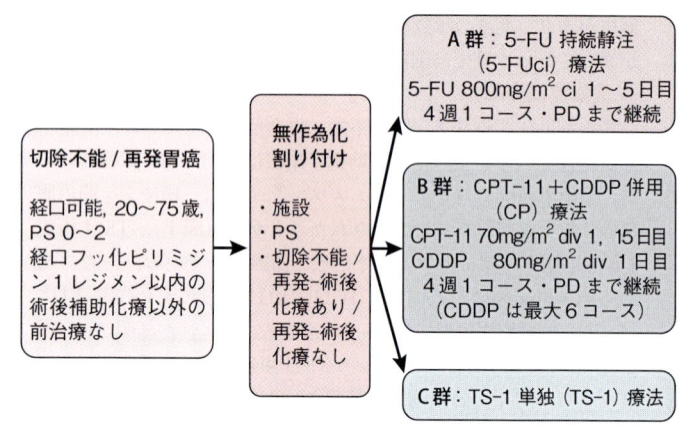

図2 ◆ JCOG9912試験

TS-1：ティーエスワン®，PD：進行増悪（progressive disease），
PS：全身状態（performance status），ci：continuos intusion（持続静注），
div：drip infusion into vein（点滴静注）

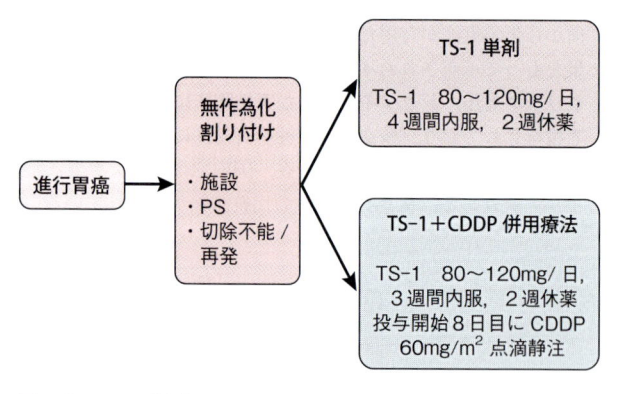

図3 ◆ SPIRITS試験

2 薬物治療の原則

◆ 第一選択薬

TS-1＋シスプラチン併用療法ないしはTS-1単剤療法．

◆ うまくいかなかった場合

イリノテカンないしはタキサン系薬剤（パクリタキセル，ドセ

タキセル）

◆ 臓器障害を合併している場合

水分負荷に耐えられない心機能の患者にはシスプラチンの投与は行わず，TS-1単剤での治療を考慮する．

◆ 他疾患を合併している場合

ワーファリン®を使用するような疾患の罹患があるときには，TS-1がワーファリン®の作用を増強することがあるので出血傾向に注意し，凝固能を確認しワーファリン®の用量を調整しながら使用する．

症例から判断する薬の選びかた

1：胃癌術後再発：多発肝転移（高齢者例）

75歳，女性．3年前に幽門側胃切除，D2郭清が施行されている．術後stage ⅢAであった．術後補助化学療法としてTS-1を開始しており，その際に味覚障害持続や中等度の食欲不振があったため開始4カ月の時点で1段階減量し，1年間の投与を完了している．今回定期経過観察中のCTで肝転移が認められた．合併症はなくPS 0である．

➡ 行われた治療法と投与された薬剤

治療法および使用薬剤：TS-1単剤療法

▶ この症例での薬物療法のポイント

TS-1の効果を考慮

前治療としてTS-1の内服歴があるが，終了からも2年ほど経過しておりTS-1の効果が無いとは断言できないと思われる．切除不能ないしは再発の一次治療としての化学療法を検討する症例である．

▶ なぜこの薬剤を選択したか

着目ポイント SPIRITS試験と患者年齢

SPIRITS試験全体（20〜74歳）ではTS-1単剤療法に対するTS-1＋シスプラチン併用療法の優越性が認められているが，70歳以上のサブグループ解析では症例数が少ない影響もあるが生存

期間に差がないと報告されている．本症例はSPIRITS試験の適格基準からも外れるような高齢者（75歳）であり，シスプラチン併用による上乗せ効果に乏しい可能性もある．以上のことも患者に伝えTS-1単剤かTS-1＋シスプラチン併用療法の患者選択としたところ，患者はTS-1単剤を選択した．

▶ 具体的な投与スケジュール

■ TS-1（ティーエスワン®）1日朝・夕食後2回内服，1コース（6週）4週投与＋2週休薬

▶ この症例で注意すべきこと

以前にTS-1を使用した際の副作用として味覚障害や食欲不振が出現しているが，術後であったために副作用が強く出た可能性があり，開始時は通常用量でよいと思われる．しかし延命目的の治療であることから，QOLを損なわないようにすることや，高齢により副作用の回復が悪い可能性もあるので慎重に経過を見て用量を調節する必要がある．

▶ この処方でうまくいかなかったとき

薬剤不耐の場合はイリノテカンないしはタキサン系薬剤（パクリタキセル，ドセタキセル）への変更を検討するが，高齢者での安全性や有効性の明確なエビデンスはない．不応になった際の二次治療としては適応をさらに慎重に検討すべきである．

▶ 患者への説明のポイント

術後補助化学療法と同じ薬剤のため投与方法や管理に問題はないと思われる．しかし術後で使用したときとは目的が異なるので，目的が治癒ではなく延命であることをはっきり理解していただいた後に治療を希望するのか，十分に情報を伝えた上で患者意思を確認する必要がある．

2：切除不能胃癌，腹膜播種，腹水

56歳，男性．試験開腹にて腹膜播種が認められ切除不能と診断後，他院でTS-1＋シスプラチン併用療法を施行された．開始後8カ月の時点でCTにて肝転移と肝表面の腹水が出現したためPDの判断となり治療法の変更を勧められた．治療変更を機に地元である当院への転医を希望し来院した．経口摂取は十分可能でPS 0である．

▶ 行われた治療法と投与された薬剤

治療法，使用薬剤：イリノテカンの隔週投与

▶ この症例での薬物療法のポイント

TS-1およびシスプラチンの2剤に不応となった二次治療症例である．患者の全身状態が良いため，化学療法の適応となり得る．治療の選択肢としてはイリノテカンないしはタキサン系薬剤（パクリタキセル，ドセタキセル）が考えられる．腹水も少量であり投与する薬剤の禁忌はない．

▶ なぜこの薬剤を選択したか

着目ポイント 増悪時を考慮

一次治療時に腹水出現でPDとなっており，今後二次治療における増悪時には肝転移の増悪，腹水の増量や腹膜播種による腸管麻痺の出現が考えられる．タキサン系薬剤を先行した場合，増悪時にイリノテカンが使えなくなる可能性が高いためイリノテカンを先行することを考えた．逐次的に2剤投与できた方が生存に寄与するのではないかという仮説に基づいた考え方である．

▶ 具体的な投与スケジュール

■ 150 mg/m^2 点滴静注（90分），隔週で繰り返す

▶ この症例で注意すべきこと

増悪時は上述の通り腹膜播種による悪化が一番に考えられる．腹水貯留や腸管麻痺増悪によりイリノテカンの副作用が強く出る可能性がある．診察ごとに経口摂取の状況，排便状況，腹部膨満程度，四肢浮腫の有無，体重の変化などを慎重に観察して投与継

続の是非を検討する．

▶ **この処方でうまくいかなかったとき**

　患者の全身状態が良いのであれば早急にタキサン系薬剤への変更を考える〔投与法などはⅠ．-4）-1．参照のこと〕．

▶ **患者への説明のポイント**

　副作用の説明のみならず，主治医に状況を伝えられるように，あらかじめ予想される腹膜播種悪化による症状を伝えておくこと．

● 参考にしたいガイドラインとエビデンス ●
1）「胃癌取扱い規約　14版」（日本胃癌学会 編），金原出版，2010
2）「胃癌治療ガイドライン　第2版」（日本胃癌学会 編），金原出版，2004→本年中に改訂予定である（2010年8月現在）
・「食道癌診断・治療ガイドライン第2版」（日本食道学会 編），金原出版，2007
・「新臨床腫瘍学　改訂第2版」（日本臨床腫瘍学会 編），南江堂，2009

<町田　望，朴　成和>

Ⅱ. 疾患編

4) 悪性腫瘍
3. 胃悪性リンパ腫（MALTリンパ腫も含む）

この疾患に使用される主な薬剤

リツキシマブ	プロトンポンプ阻害薬　p.21
CHOP（シクロフォスファミド，ドキソルビシン塩酸塩，ビンクリスチン硫酸塩，プレドニゾロン併用療法）	アモキシシリン水和物　p.45
	クラリスロマイシン　p.45

1 疾患と薬物治療の解説

◆ 疾患の解説

悪性リンパ腫は新WHO分類[1]で組織型別にHodgkin病（HD）とそれ以外のリンパ腫（non-HodgkinリンパJ腫：NHL）に大別される．本邦ではHDの発症頻度は少なく，ほとんどがNHLである．NHLの原発臓器ではリンパ節が最も多くついで消化管である．消化管悪性リンパ腫は胃原発が最も多く（60～80％），ついで小腸，直腸である[2]．胃悪性リンパ腫の大半はB細胞性非ホジキンリンパ腫，T細胞性は稀である．組織型はびまん性大細胞型リンパ腫（diffuse large B-cell lymphoma：DLBCL）が40～60％，mucosal associated lymphoid tissue（MALT）リンパ腫が30～50％で，その大半を占める．本項では胃悪性リンパ腫で最も頻度の高いDLBCLとMALTリンパ腫について言及し，比較的稀なT細胞リンパ腫などについては他成書に譲る．

胃悪性リンパ腫の治療法は組織型とLugano分類による臨床病期（表）に基づいて決定される．DLBCLは化学療法が第一選択であり，MALTリンパ腫は*H.pylori*除菌療法が行われる．臨床病期はStageⅡ1までの限局期とStageⅡ2以上進行期に二分される．それぞれの治療法は図1に示す．

胃DLBCLは急速に進行するが化学療法に対する反応は良好であり，早期に適切な治療を行うことにより約半数は治癒可能である．

胃MALTリンパ腫は，リンパ濾胞マントル層外側のB細胞由来

表 ◆ Lugano 分類による臨床病期

Stage I	消化管に限局した腫瘍で，漿膜への浸潤を認めない
Stage II	原発巣から腹腔へ進展 リンパ節浸潤II 1：限局性（胃または腸管所属リンパ節にとどまる） 　　　　　　　II 2：遠隔性（大動脈周囲，下大静脈周囲，骨盤腔内あるいは腸間膜リンパ節）
Stage II E	漿膜から隣接臓器やリンパ節以外の周辺臓器に浸潤
Stage IV	リンパ節外への浸潤が播種状に認められる 消化管病変とともにリンパ節浸潤が横隔膜を越えて認められる

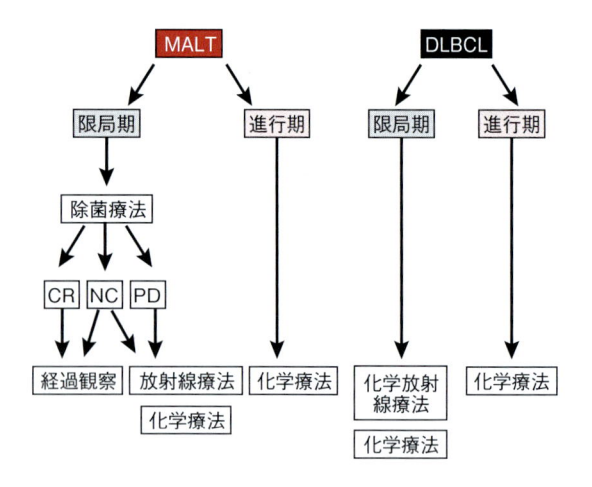

図1 ◆ MALTリンパ腫とDLBCLの治療法
CR：complete response（完全寛解），PD：progress disease（遅行），NC：nochange（不変）
文献3より引用

で，消化管のみならず甲状腺，肺，唾液腺，眼窩などにも認められる．胃MALTリンパ腫の60〜80%が*H.pylori*除菌療法に反応することが明らかにされており，現在では現局性胃MALTリンパ腫の治療法の第一選択となっている．

◆ **薬物治療の解説**

DLBCLに対しては限局期は化学放射線療法もしくは化学療法，

進行期は化学療法を施行する．MALTリンパ腫に対しては，限局期は*H.pylori*除菌療法，再発時は適宜経過観察，放射線療法および化学療法を検討し，進行期は化学療法を施行する．

2 薬物選択の原則

◆第一選択薬

DLBCL：R-CHOP（シクロフォスファミド，ドキソルビシン，ビンクリスチン，プレドニゾロン，リツキシマブ※1併用療法．リツキシマブはCD20陽性症例に投与）

MALT：*H.pylori*除菌療法

プロトンポンプ阻害薬，アモキシシリン，クラリスロマイシンによる*H.pylori*除菌治療．

> ※1 **リツキシマブ**：リンパ腫細胞にCD20の発現が確認されれば，抗CD20キメラ抗体であるリツキシマブが使用される．単独療法での成績は除菌療法と異なり，*API2-MALT1*遺伝子の影響を受けず，その全奏効率は77％である[4]．最近ではCHOP療法にリツキシマブを併用する方が治療成績が良いため併用されることが多いが，高齢者にはリツキシマブ単独療法が勧められる．

◆うまくいかなかった場合

DLBCL：自家造血幹細胞移植併用の大量化学療法
MALT：放射線療法，R-CHOPなど

◆臓器障害を合併している場合

ペニシリンアレルギーのある患者には，クラリスロマイシンに代えてメトロニダゾールを加えた3剤の治療を行う．メトロニダゾールは飲酒により腹部の仙痛，嘔吐，潮紅が現れることがあるので投与期間中は飲酒を避ける必要がある．また，相互作用でワーファリン®の作用を増強するので注意を要する．

◆他疾患を合併している場合

B型肝炎ウイルス感染症例にはエンテカビル（バラクルード®）を併用下にR-CHOPを行う．

◆軽症の場合，中等症の場合，重症の場合

・Lugano分類Ⅰ，もしくはⅡ1
  DLBCL：R-CHOPもしくは化学放射線療法

3．胃悪性リンパ腫（MALTリンパ腫も含む）

MALT：*H.pylori*除菌，除菌耐性もしくは再発時は放射線療法
・Lugano分類 II 2以上
DLBCL：R-CHOP
MALT：R-CHOP

症例から判断する薬の選びかた

胃MALTリンパ腫の症例　（図2）

　60歳，男性．検診の上部消化管内視鏡検査にて胃角部後壁に潰瘍性病変あり，生検にて胃MALTと診断され，消化器内科紹介受診した．Lugano分類stage Iと診断し，*H.pylori*除菌治療開始した．以後病変消失，生検にて完全寛解（CR）と判断するも，51カ月後に同部位のみに再発を認めたため，放射線療法（1.5Gy×20Fr：total 30Gy）開始した．以後16カ月経過観察しているが，再発を認めていない．

➡ 行われた治療と投与された薬剤

治療法： *H.pylori*除菌療法，放射線療法
使用薬剤： クラリスロマイシン（クラリシッド®），アモキシシリン（サワシリン®），ランソプラゾール（タケプロン®）

▶ この症例での薬物治療のポイント

遺伝子検査 /*H.pylori*除菌効果

　遺伝子検査にて*API2-MALT1*遺伝子[※2]陰性，*H.pylori*陽性を確認し，*H.pylori*除菌奏効群であることを確認し，除菌治療を開始した．

※2 ***API2-MALT1*遺伝子：** *MALT*の一部においてt (11;18)(q21;q21) 転座を有することが報告されている．18q21領域に存在する*MALT1*遺伝子と11q21領域のアポトーシス抑制遺伝子であるAPI2遺伝子とが融合し，*API2-MALT1*が形成される．この転座を有する胃MALTリンパ腫は，*H.pylori*除菌治療に反応しない[5]ことから，治療法の選択に大きく寄与している．

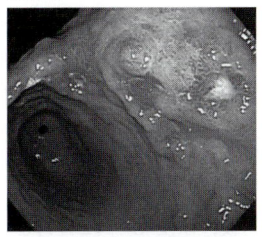

除菌前　　　　　　　　除菌3カ月後：CR

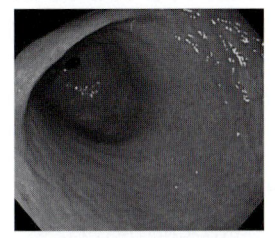

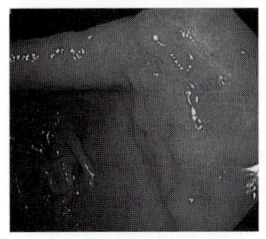

除菌51カ月後：再発　　放射線療法3カ月後：CR

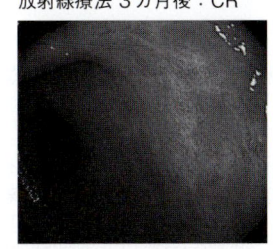

図2 ◆ 胃MALTリンパ腫の*H.pylori*除菌と放射線療法の治療後の所見
(カラーアトラス，P11，図⓫)

▶ なぜこの薬剤を選択したか

着目ポイント 低侵襲かつ高い奏効率

初発時はLugano分類にてstage Iであることより，*H.pylori*除菌を選択，再発時もstage Iであったことより，放射線療法を選択した．

▶ 具体的な投与スケジュール

1 クラリスロマイシン（クラリシッド®）
　　　　　　（1錠200mg）　2錠/2×朝・夕食後　7日間
2 アモキシシリン（サワシリン®）
　　　　　　（1錠250mg）　6錠/2×朝・夕食後　7日間
3 ランソプラゾール（タケプロン®）
　　　　　　（1錠30mg）　2錠/2×朝・夕食後　7日間

合併症として，軽度の下痢，味覚障害等を認めることがあるが，治療は対症療法で継続していく．

▶ **この処方でうまくいかなかったとき**

　H.pylori 感染持続,もしくは服薬不十分であれば,クラリスロマイシンに代えてメトロニダゾールを加えて再除菌を行う.再発時の臨床病期に応じて経過観察,放射線療法,化学療法を検討する（図2）.

▶ **患者への説明**

　除菌後定期的に（1,3,6カ月後,以後 3〜12カ月ごと),上部消化管内視鏡検査,胸腹部CTにて経過観察を行う.

● 参考にしたいガイドラインとエビデンス ●

1) Jaffe, E. S., et al.：World Health Organization classification of tumors：Pathology and genetics of tumors：of haematopoietic and lymphoid tissues. IARC Press, 2001
2) 二村 聡, 他："腸管悪性リンパ腫の病理".胃と腸. ; 41: 278-293, 2009
3) 「胃悪性リンパ腫診療の手引き（案）」（日本癌学会）（日本胃癌学会ホームページ, http://www.jgca.jp/index/html）
4) Zucca, E., et al.：The gastric marginal zone B-cell lymphoma of MALT type. Blood,. 15, 96：410-419, 2000
5) Sugiyama, T., et al.：API2-MALT1 chimeric transcript is a predictive marker for the responsiveness of H. pylori eradication treatment in low-grade gastric MALT lymphoma.Gastroenterology. 120：1884-5, 2001

<松本和也, 澤木　明>

II. 疾患編

4) 悪性腫瘍
4. GIST（消化管間質腫瘍）

この疾患に使用される主な薬剤
イマチニブメシル酸塩 p.129　　スニチニブリンゴ酸塩 p.129

1 疾患と薬物治療の解説

◆ 疾患の解説

　消化管間質腫瘍（gastrointestinal stromal tumor，以下GIST）は消化管由来の間質腫瘍の中で最も頻度の高い腫瘍であり，CD117（KIT）あるいはCD34陽性という免疫組織学的な特徴を有している．廣田らが*c-kit*遺伝子の機能獲得性変異が腫瘍増殖に関与していることを報告し[1]，その後この遺伝子産物であるKITの抑制する薬剤で効果が示されて以来，GISTの予後は飛躍的に改善した．確定診断にはKITの免疫染色が必須であるが，GISTの多くは粘膜下腫瘍の形態を呈しており，腫瘍成分が露出している場合を除いて既存の生検鉗子による組織採取は困難である．進行・転移・再発GISTに対する治療指針は図1に示すとおりである[2]．

◆ 薬物治療の解説

　転移もしくは切除不能症例に対して薬物療法を施行する．第一選択薬としてイマチニブ，増悪時スニチニブを選択する．

2 薬物選択の原則

◆ 第一選択薬
　イマチニブ．
◆ うまくいかなかった場合
　スニチニブ．
◆ 臓器障害を合併している場合
　イマチニブは一般の抗がん剤投与が可能と考えられる臓器機能を有していれば投与可能である．スニチニブは心機能障害，甲状腺機能障害を有する症例では投与は禁忌である．また，perfor-

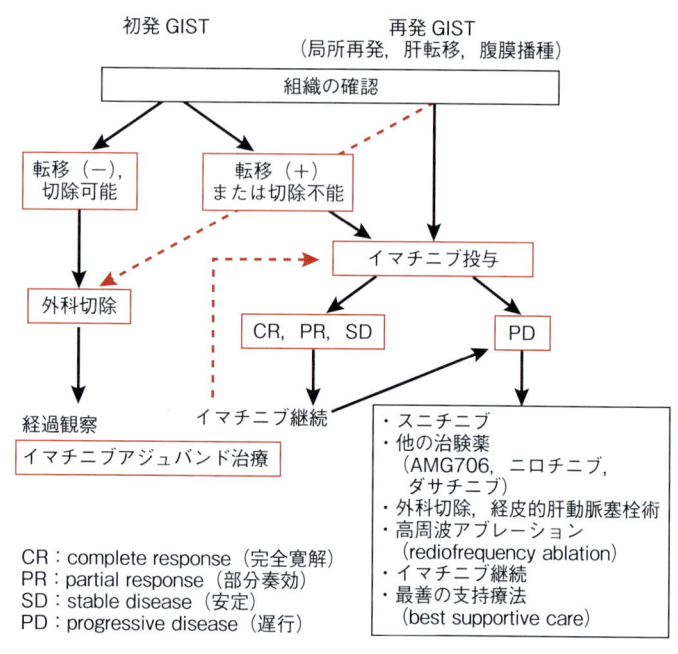

```
                初発GIST          再発GIST
                              (局所再発,肝転移,腹膜播種)
                     ┌──────────────────┐
                     │     組織の確認      │
                     └──────────────────┘
                       │         │
              ┌────────┘         └────────┐
        ┌──────────┐              ┌──────────┐
        │ 転移(−),  │              │ 転移(+)   │
        │ 切除可能  │              │または切除不能│
        └──────────┘              └──────────┘
              │                         │
              │                    ┌──────────┐
              ▼                    │ イマチニブ投与 │
        ┌──────────┐              └──────────┘
        │  外科切除  │                │       │
        └──────────┘          ┌──────┘       └──────┐
              │           ┌──────────┐         ┌──────┐
              ▼           │CR, PR, SD│         │  PD  │
          経過観察         └──────────┘         └──────┘
     ┌──────────────┐
     │イマチニブアジュバンド治療│     イマチニブ継続
     └──────────────┘
```

・スニチニブ
・他の治験薬
 (AMG706, ニロチニブ, ダサチニブ)
・外科切除,経皮的肝動脈塞栓術
・高周波アブレーション
 (rediofrequency ablation)
・イマチニブ継続
・最善の支持療法
 (best supportive care)

CR：complete response(完全寛解)
PR：partial response(部分奏効)
SD：stable disease(安定)
PD：progressive disease(遅行)

図1 進行・転移・再発GIST治療指針
文献2より引用

mance status(PS)低下例では治療効果が得られにくいことが知られており，ECOG(Eastern Cooperative Oncology Group)(歩行可能で自分の身の回りのことはすべて可能だが作業は出来ない．日中の50％以上はベット外で過ごす)．PS2以上の症例にも禁忌である．CTCAE(有害事象共通用語基準：common teminology criteria for adverse events)に準じて適宜減量して投与する．

◆ **他疾患を合併している場合**

　良性疾患の場合，基本的に平行して治療を行う．合併疾患が悪性腫瘍の場合は，病期や治療方針に準じて治療を平行して行うか，いずれのみを行うかを検討する．スニチニブ投与においては，タンパク尿や高血圧の合併症が投与中に悪化することが予想されるため，十分なモニタリングを行う必要がある．

◆ 軽症の場合，中等症の場合，重症の場合

いずれの場合も外科治療が第一選択であり，切除不能あるいは転移性および再発例に対してイマチニブ治療を行う．イマチニブに不応あるいは不耐の場合にスニチニブ治療をおこなう．術後補助化学療法により無再発生存期間の延長することが示されている[3]．腫瘍径が大きい中・高悪性度群において，無再発生存期間の差が大きくなることから，中・高悪性度GISTに対して術後補助化学療法は考慮すべき治療である．

症例から判断する薬の選びかた

イマチニブ耐性GIST症例

70歳，男性．小腸原発GIST．多発肝転移にてイマチニブの服用を開始した．治療開始5年後に腹部CTにて新病変を認めたが，切除・インターベンション（IVR）などの局所療法の適応はなかった．PS 1であったためスニチニブ投与をおこなった．治療2コース目のCTにて病変の液状化変性を認め，4コース目のCTで腫瘍径が35%縮小したため部分寛解（PR）と診断した（図2）．

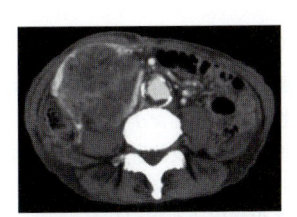

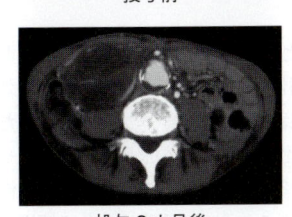

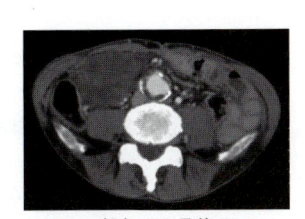

図2　スニチニブ投与後CT所見の変化
投与前：小腸に内部に造影効果を伴う巨大な腫瘤を認める
投与2カ月後：腫瘍内の造影効果が消失している
当投与5カ月後：腫瘍の縮小を認め，PRと診断した

➡ 行われた治療と投与された薬剤

治療法：分子標的治療薬を用いた化学療法
使用薬剤：スニチニブ（スーテント®）

▶ この症例での薬物治療のポイント

▌イマチニブ耐性[※]/切除・IVR不能/PS良好

　スニチニブはイマチニブに比較して高度の全身倦怠感が認められることが多い．このほか，手足症候群や味覚異常など多彩な症状が認められる．スニチニブの血中半減期が約80時間と長いことから，**休薬により有害事象が速やかに消退しないことを念頭に置く必要がある**．薬物有害反応に耐えられる直前まで使ってしまうと，休薬してもさらに悪化することがありうる．**スニチニブ治療のポイントは，そのまま使い続けた1週間後の状況を予測しながら投与の時期を検討することである**．適切な休薬をとることがスニチニブの効果を最大にする秘訣である．また心機能の低下，甲状腺機能低下症をきたすことがあり，治療前の血液検査，心電図による確認が必要である．

▶ なぜこの薬剤を選択したか

▌着目ポイント　イマチニブ耐性GISTの標準治療

　イマチニブ耐性GISTの治療原則は，①全身性耐性にはスニチニブの投与，②耐性病変が限局性であればイマチニブ投与下に耐性病変への外科切除，ラジオ波焼灼術，経皮的肝動脈塞栓術である（図3）．本症例においては耐性病変が限局性でないことより，標準治療であるスニチニブによる化学療法を選択した．

※ イマチニブ耐性：一次耐性と二次耐性/遺伝子変異：治療開始後180日以内の進行を一次耐性，180日以後，すなわち治療効果確定後の進行を二次耐性と定義する．イマチニブ治療をうけた約10〜15%のGISTに一次耐性を認め，その原因は①*c-kit*や*PDGFRα*遺伝子変異がない，②遺伝子変異を持っていても耐性型の遺伝子変異がある，などである[4, 5]．二次耐性の分子機構として，変異を持つ*c-kit*や*PDGFRα*遺伝子のキナーゼ領域に2つめの遺伝子変異が起こり，イマチニブ耐性となる場合が50〜80%を占める．

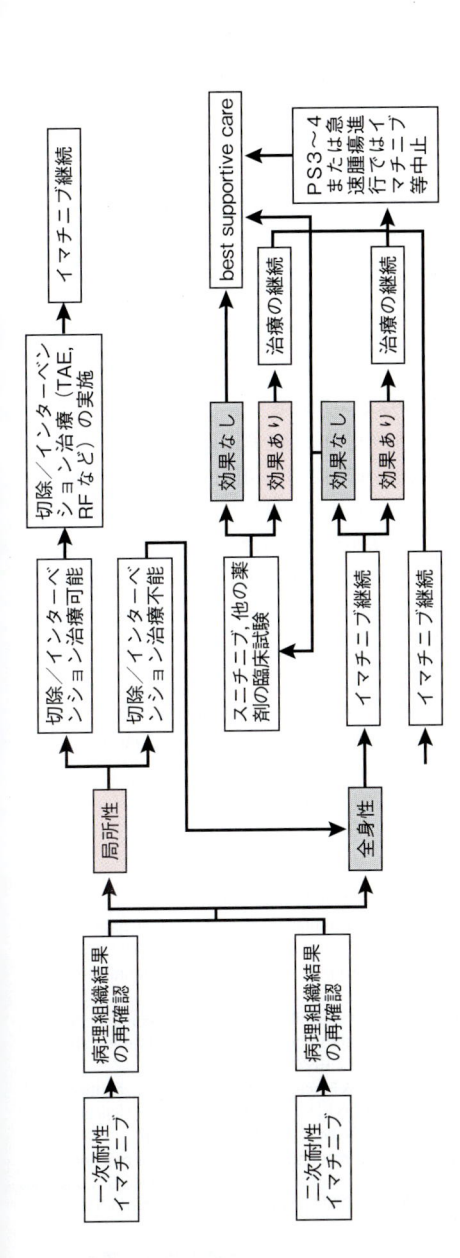

図3 イマチニブ耐性 GIST の治療指針
KIT の発現,c-kit や PDGFR の遺伝子変異の確認により GIST を確認.c-kit や PDGFR 遺伝子変異の確認を行うことが望ましい(遺伝子型解析).文献2より引用

▶ 具体的な投与スケジュール

■ スニチニブ（スーテント®）50mg/日を28日（4週）投与
2週休薬

投与2週間頃より手足症候群，倦怠感，黄染，味覚異常などが出現する．また，このころより血小板減少がみられ，少し遅れて好中球の減少がみられることが多い．半減期80時間かつ一次代謝産物も活性があるので，休薬しても4〜5日間効果が持続するため，全身状態，検査データの推移を確認し，投与継続4〜5日後の状態を想定しながら投与する．

▶ この処方でうまくいかなかったとき

新規分子標的薬の参加可能な治験を探し新薬を試す，またはイマチニブにより腫瘍増殖が抑制される可能性が期待できるようであれば，投与を考慮する．肝転移に対してラジオ波焼灼療法や肝動脈塞栓術などの局所療法が有効な場合がある．腫瘍増大による疼痛や骨転移に対しては放射線治療も選択肢になる．認容性が良好であればイマチニブを継続する，もしくは緩和医療を行う．

▶ 患者への説明

- スニチニブはイマチニブと異なる副作用が認められることが多い
- 副作用としては，手足症候群，肝機能障害，全身倦怠感などが高頻度に認められ，甲状腺機能低下症，QT延長症候群なども認められることがある

●参考にしたいガイドラインとエビデンス●

1) Hirota, S., et, al.: Gain-of-function mutations of c-kit in human gastrointestinal stromal tumors. Science, 279: 577-580, 1998
2) Kubota, T.: Gastrointestinal stromal tumor (GIST) and imatinib. Int. J. Clin. Oncol., 11: 184-189, 2006
3) Dematteo, R. P., et al.: Adjuvant imatinib mesylate after resection of localised, primary gastrointestinal stromal tumour: a randomised, double-blind, placebo-controlled trial. Lancet, 373: 1097-1104, 2009
4) Demetri, G. D., et, al.: NCCN TaSk Force report: management of patients with gastrointestinal stromal tumor (GIST) --update of the NCCN clinical practice guidelines. J. Natl. Compr. Canc. Netw., 5, Suppl. 2: S1-29, 2007
5) Blay, J. Y., et al.: GIST consensus meeting panelists. Consensus meeting for the management of gastrointestinal stromal tumors. Report of the GIST Consensus Conference of 20-21 March 2004, under the auspices of ESMO. Ann. Oncol.,16: 566-578, 2005

<松本和也，澤木　明>

Ⅱ. 疾患編

4) 悪性腫瘍
5. 大腸癌

この疾患に使用される主な薬剤

● 注射薬
フルオロウラシル　　　p.108
レボホリナート, l-LV
オキサリプラチン　　　p.122
イリノテカン塩酸塩水和物 p.125
ベバシズマブ　　　　　p.129
セツキシマブ　　　　　p.129

● 経口薬
テガフール・ウラシル配合
　　　　　　　　　　　p.108
ホリナートカルシウム
テガフール・ギメラシル・オテラシルカリウム配合剤 p.108
カペシタビン　　　　　p.108

● レジメン
FOLFOX※1（5-FU®, ロイコボリン®, オキサリプラチン）
FOLFIRI（5-FU®, ロイコボリン®, イリノテカン塩酸塩水和物）
XELOX（カペシタビン, オキサリプラチン）

1 疾患と薬物治療の解説

◆ 疾患の解説

　大腸癌は大腸粘膜上皮から発生した悪性腫瘍であり、進行度に応じた切除方法が選択される。早期癌（M癌, 軽度浸潤SM癌）には内視鏡的切除を、内視鏡的切除が不可能な早期癌, 深部浸潤SM癌, 進行癌には外科的切除を選択することになる。

　外科的切除の方法に関しては、近年腹腔鏡（補助）下手術が積極的に行われているが、その適応は施設により異なっている。

◆ 薬物治療の解説

　一般的には進行度に応じて以下の化学療法が行われる。

① **術後補助化学療法（アジュバント療法）**：治癒切除が行われたstage Ⅲ以上の症例において推奨されている。stage Ⅱ以下の症例に関しては一定の見解に至っていない。

② **化学療法**：非治癒切除症例や、進行・再発癌で切除不能症例に用いる。以前は化学療法により癌巣の消失ないしは縮小がみら

れた場合のみに有効とされていたが,最近では腫瘍の大きさが変化のない場合も増殖を抑制したと考え(治療判定上はstable disease:SD),有効であると判定する.

また,診断時に根治的切除が困難な症例にはdownstagingを期待して術前補助化学療法(ネオアジュバント療法)を行う場合があるが,十分なエビデンスはない.

2 薬物選択の原則

◆ 第一選択薬

①**術後補助化学療法**:5-FU,**ロイコボリン®療法**[※2](注射薬,経口薬いずれでもよい)ないしはカペシタビン内服療法を6カ月間行う.なお本邦においても**FOLFOX療法**が平成21年8月に保険承認された.

②**全身化学療法**:FOLFOX+ベバシズマブ療法もしくはFOLFIRI+ベバシズマブ療法が一次治療として行われる.海外で行われたFOLFOXとXELOXのランダム化比較試験の結果,XELOXの非劣性が証明され,持続点滴が必要なFOLFOXから経口剤のXELOXに変えることが可能となった.本邦においてもXELOX療法が平成21年9月に保険承認された.

◆ うまくいかなかった場合

①**術後補助化学療法後に再発をきたした場合**:FOLFOX+ベバシズマブ,FOLFIRI+ベバシズマブ療法ないしはXELOX+ベバシズマブ療法

※1 **FOLFOX**:一概にFOLFOXといっても投与方法はリニューアルされており少々異なるものが存在する.当初5-FUの急速静注を2日連続で行うFOLFOX4のレジメンが使用されていたが,現在海外では5-FUの急速静注を初日のみにし,オキサリプラチンを100 mg/m^2に増量したFOLFOX6が汎用されている.また本邦ではオキサリプラチンの投与量をFOLFOX4と同様の85 mg/m^2としたmFOLFOX6が主に用いられている.

※2 **ロイコボリン®とアイソボリン®**:海外ではロイコボリン®の使用が多いが,本邦では光学異性体であり活性の高いアイソボリン®(L型ロイコボリン)が認適応承認されている.

②進行・再発癌で一次治療が無効の場合：FOLFOX療法を先行した場合はFOLFIRI療法に変更する．FOLFIRI療法を先行した場合はFOLFOX療法に変更する．なおベバシズマブの併用については明確なエビデンスは確立していない．

さらに増悪した場合はセツキシマブ（＋イリノテカン）療法を用いる．

◆ 臓器障害を合併している場合

オキサリプラチンの使用は，重度の感覚異常または知覚不全のある場合は禁忌であり，腎障害を有する症例では，オキサリプラチンの投与を控える．

◆ 他疾患を合併している場合

腸閉塞や腹水を認める症例ではイリノテカンの投与を控える．

ベバシズマブは喀血の既往がある患者や脳転移の患者は禁忌であり，抗凝固剤を投与している患者，凝固系異常のある患者，血栓塞栓症の既往のある患者などでは慎重投与となっている．

オキサリプラチンの有害事象として末梢神経障害を高率に認めるため，症状が重篤化する前に減量，もしくは中止を行う．

症例から判断する薬の選びかた

1：FOLFOX＋ベバシズマブ療法

78歳，女性．主訴は便潜血陽性．大腸内視鏡検査にて上行結腸に全周性の2型腫瘍を認めた．生検にて中分化腺癌の診断であった．腹部CT検査にて肝臓に多発性転移を認めたが，腹痛，腹満，悪心症状はなく，下血も認めなかった．Hb 12.0g/dL，ALT 33IU/L，ALT 18 IU/L，T-Bil 0.3 mg/dL，CEA 29.3 ng/mL，CA19-9 170.8U/mL（図1）．

➡ 行われた治療法と投与された薬剤

治療法：FOLFOX＋ベバシズマブ療法
使用薬剤：5-FU，レボホリナート，l-LV（アイソボリン®），オキサリプラチン（エルプラット®），ベバシズマブ（アバスチン®）

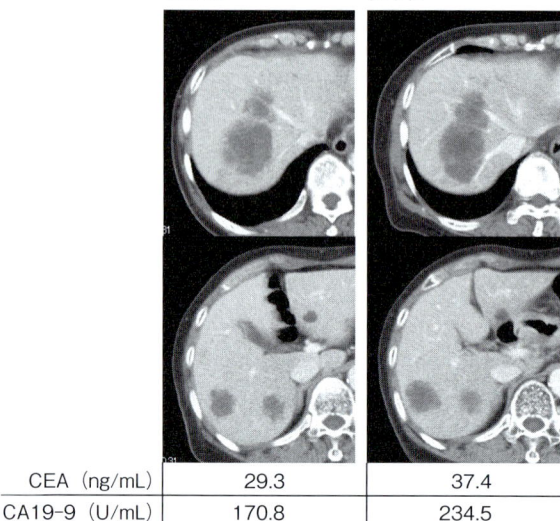

	投与前	投与後
CEA（ng/mL）	29.3	37.4
CA19-9（U/mL）	170.8	234.5

図1 ◆ FOLFOX＋ベバシズマブ症例のCT所見ならびに腫瘍マーカーの推奨

腫瘍径の増大，腫瘍マーカーの上昇を認めたが，腫瘍径の和の比が20％未満でありstable disease（SD）と判断した

▶ **この症例での薬物治療のポイント**

手術が先か，化学療法が先か？

治癒切除が不可能と判断される症例でも，腸閉塞症状（腹痛，腹満，嘔吐など）や出血・貧血などの自覚症状を認める場合は腫瘍切除を検討する．本症例は診断時に腸閉塞症状や貧血を認めないことから原発巣の外科的切除は行わず，全身化学療法の方針とした．

事前のチェックは忘れずに

ベバシズマブ投与前には，まず深部静脈血栓症のスクリーニング検査としてD-ダイマーの測定が必要である．異常値が出た場合は超音波検査か造影CT検査にて血栓の有無を確認する．また，脳転移症例では脳内出血の危険性があるので，脳転移の有無をMRIもしくは頭部CT検査にて確認する．いずれかが該当する症例

ではベバシズマブを投与せずFOLFOXのみの投与とする．

本例では頭部CT検査にて脳転移を認めず，D-ダイマーは2.39 μg/mLと高値であったが下肢超音波検査にて深部静脈血栓がないことを確認している．

▶なぜこの薬剤を選択したか
着目ポイント エビデンスとガイドライン

NO16966試験，E3200試験などでベバシズマブの上乗せ効果が報告されており，NCCN（National Comprehensive Cancer Network）ガイドラインや本邦の大腸癌治療ガイドライン（2009年版）でも一次治療として推奨されている．

▶具体的な投与スケジュール（**1**→**7**の順に投与）

順序	薬剤	溶解液	投与時間
1	デキサメタゾン（デカドロン®）（8 mg） アザセトロン塩酸塩（セロトーン®）（10 mg）	生理食塩水 100 mL	30分
2	ベバシズマブ（アバスチン®）（5 mg/kg）（初回）	生理食塩水 100 mL	初回1時間30分
3	ベバシズマブ（2回目以降）	生理食塩水 50 mL	2回目以降全開
4	l-LV（アイソボリン®）（200 mg/m^2）	5％ブドウ糖液 250 mL	1時間30分
5	オキサリプラチン（エルプラット®）（85 mg/m^2）	5％ブドウ糖液 250 mL	2時間
6	5-FU（400 mg/m^2）	5％ブドウ糖液 100 mL	全開
7	5-FU（2,400 mg/m^2）	生理食塩水 500 mL	46時間

▶この症例で注意すべきこと

オキサリプラチンの有害事象として腎障害と末梢神経障害に注意する．特に末梢神経障害（冷感刺激による咽頭部や四肢のしびれ，疼痛）は特徴的であり，総投与量700～800 mg/m^{2}を超えると出現し，1,200 mg/m^{2}でGrade 3の神経障害が約50％出現するとの報告がある．FOLFOXを7，8回以上行う場合は上記の症状のチェックと共に，神経症状がGrade 2以上となる場合は

いったん中止し，原病の増悪時や投与可能時に投与を再開する（stop and go method）．なおオキサリプラチンを休薬したOPTIMOX1試験では，通常のFOLFOX療法と比較して全生存期間（overall survival）に有意差がなかったと報告されている．

▶ この処方でうまくいかなかったとき

増悪と判断された場合はFOLFIRI（＋ベバシズマブ）療法に変更する．

▶ 患者さんへの説明ポイント

現在この化学療法は全世界的にみても標準治療とされているが，有害事象も多い．しかし5-FU，オキサリプラチン，イリノテカンを使い切ることで生存期間の延長を認めているため，有害事象の出現を認めた場合は症状をコントロールしつつ化学療法を継続することが大切である旨を伝える．

2：セツキシマブ療法

74歳，男性．主訴なし．5年前直腸癌にて低位前方切除術施行．4年前局所再発にて腹会陰式直腸切断術施行．3年前多発性肝転移・肺転移を認めイリノテカン単独療法を4クール施行したが腫瘍の増大を認めた．2年前，FOLFOX4療法に変更し8クール施行し白血球減少（Grade3）を認めたため，FOLFIRI療法に変更し4クール施行するも再度腫瘍の増大を認めた（図2）．

➡ 行われた治療法と投与された薬剤

治療法：セツキシマブ療法
使用薬剤：セツキシマブ（アービタックス®），イリノテカン（カンプト®，トポテシン®）

▶ この症例での薬物治療のポイント

タンパクの発現や遺伝子の変異を調べる

セツキシマブ投与前に免疫染色にてEGFR（上皮成長因子受容体：epidermal growth factor receptor）の発現を確認する必要がある．

またセツキシマブの効果予測因子として，*K-ras*遺伝子の変異

が挙げられ，**コドン12，13の変異がある症例では投与効果を認めないとする報告がある**[1]．***K-ras*遺伝子検査**は，本邦においては平成22年4月に保険認可が下りている．

イリノテカンについては，***UGTA1*遺伝子多型**（*UGT1A1**6，*UGT1A1**28）のホモ群，またはいずれもヘテロ群をもつ患者では**好中球減少の頻度の高い**ことが知られている．*UGT1A1*の上記の遺伝子変異に該当した場合はイリノテカンの投与は慎重に行うべきである．

▶なぜこの薬剤を選択したか

|着目ポイント| エビデンスとガイドライン

二次治療，三次治療におけるセツキシマブの有用性についてはBOND試験，EPIC試験，NCIC CTG CO.17試験において示され，一次治療としてはCRYSTAL試験，OPUS試験において示されている．NCCNガイドラインでは*K-ras*遺伝子の野生型に限りFOLFIRIとの併用で一次治療として推奨されているが，本邦では二次治療以降での使用が保険適応となっている．ただし現在のところ本邦では*K-ras*遺伝子の変異は問われてはいない．

本症例では，FOLFOX，FOLFIRIを使用して腫瘍の増大を認めていることから，三次治療のレジメンとしてはセツキシマブを考慮する．しかし全身状態が低下しており，イリノテカンはすでに使用していることからセツキシマブの単剤投与とした．

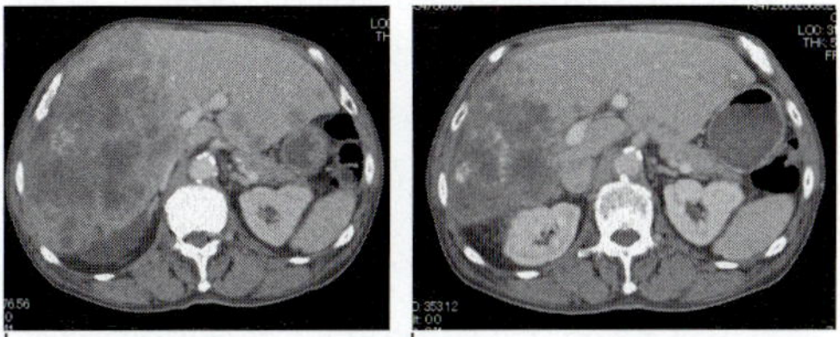

	投与前	投与後
CEA（ng/mL）	8,270	548
CA19-9（U/mL）	5,910	570

図2◆セツキシマブ症例のCT所見
腫瘍径の縮小，腫瘍マーカーの減少を認めた

▶具体的な投与スケジュール (**1**→**6**の順に投与)

セツキシマブの投与量は初回導入時とそれ以降では投与量が異なる．

順序	薬 剤	溶解液	投与時間
1	デキサメタゾン（デカドロン®）8 mg，クロルフェニラミン（ポララミン®）5 mg	生理食塩水 100 mL	30分
2	オンダンセトロン（ゾフラン®）4 mg	生理食塩水 100 mL	30分
3	セツキシマブ（アービタックス®）400 mg/m^2（初回）	生理食塩水 250 mL	2時間
4	セツキシマブ 250 mg/m^2（2回目以降）	生理食塩水 100 mL	1時間
5	イリノテカン（カンプト®，トポテシン®）100 mg/m^2	5％ブドウ糖液 500 mL	2時間
6		生理食塩水 100 mL	30分

なおイリノテカンを使用しない場合は上記の**2**，**5**，**6**を省略する．

▶この症例で注意すべきこと

セツキシマブの有害事象として**皮膚症状（ざ瘡様皮疹，乾皮症）の出現率が高い**ため予防的に軟膏などを処方しておく．当院ではダラシンゲル，ヒルドイド軟膏を処方している．

▶この処方でうまくいかなかったとき

FOLFOX, FOLFIRI，ベバシズマブを使用後にセツキシマブを使用しても病勢の増悪がみられた場合，これらの抗腫瘍薬と同等もしくはそれ以上の効果のある薬剤は現在のところない．したがって有害事象の少ない抗腫瘍薬の使用から緩和ケア（best supportive care）まで，患者の状態にあわせて幅広い対応を検討する．

▶患者さんへの説明ポイント

セツキシマブの有害事象としては皮膚症状が多いが，他の抗腫瘍薬と比べ重篤なものは少なく，かつ症状のコントロールが比較的可能である旨を伝える．

● **参考にしたいガイドラインとエビデンス** ●

1) Karapetis, C.S., et al. : k-*ras* Murations and Benefit from Cetuximab in Advanced Colorectal Cancer. N. Eng. J. Med., 359 (17) : 1757-1765, 2008
- 「新臨床腫瘍学 改訂第2版」(日本臨床腫瘍学会 編), 南江堂, 2009
- 「大腸癌治療ガイドライン 医師用2009年版」(大腸癌研究会), 金原出版, 2009
- 「ガイドラインサポートハンドブックー大腸癌－2009」(杉原健一 編), 医薬ジャーナル, 2010
- 「大腸癌治療におけるセツキシマブ (アービタックス®) のすべて」(吉野孝之 監, チームアビタックス 編, 山崎直也 編集協力), メディカルレビュー, 2009

<小林敬明, 杉山政則>

Ⅱ. 疾患編

4）悪性腫瘍
6. 肝細胞癌

この疾患に使用される主な薬剤

ソラフェニブトシル酸塩	p.129
シスプラチン	p.122

1 疾患と治療法の解説

◆ 疾患の解説

　肝細胞癌は進行度と肝予備能に応じた治療選択が行われる．肝切除，肝移植，局所壊死療法（ラジオ波治療など），肝動脈化学塞栓療法（TACE）などの肝病変に対する局所療法が有効な治療法として確立している．また近年，全身治療薬として分子標的薬であるソラフェニブの有効性が示された．これら治療法の選択にはBarcelona Clinic Liver Cancer（BCLC）staging classificationが用いられている（図）．

◆ 薬物治療の解説

　局所療法の対象とならないadvanced stage（遠隔転移例や高度門脈腫瘍塞栓例など）と，一部のintermediate stage（TACE不応例）の進行癌症例が本稿における薬物療法の適応となる．

　肝切除などの根治治療後の補助療法として有効性が明らかな治療法は確立していない．

2 薬物治療の原則

◆ 第一選択薬

＜ソラフェニブ＞

　進行肝細胞癌に対するソラフェニブの有効性は2つのランダム化比較試験により示されている．欧米諸国を中心にSHARP（Sorafenib HCC Assessment Randomized Protocol）試験が施行され，ソラフェニブ群299人，プラセボ群303人が割り付けられた．生存期間（中央値）と1年生存割合は，プラセボ群7.9カ月，33％に対して，ソラフェニブ群は10.7カ月，44％と生存期間の有意な延長を認めた（ハザード比：0.69, $p<0.001$）．またア

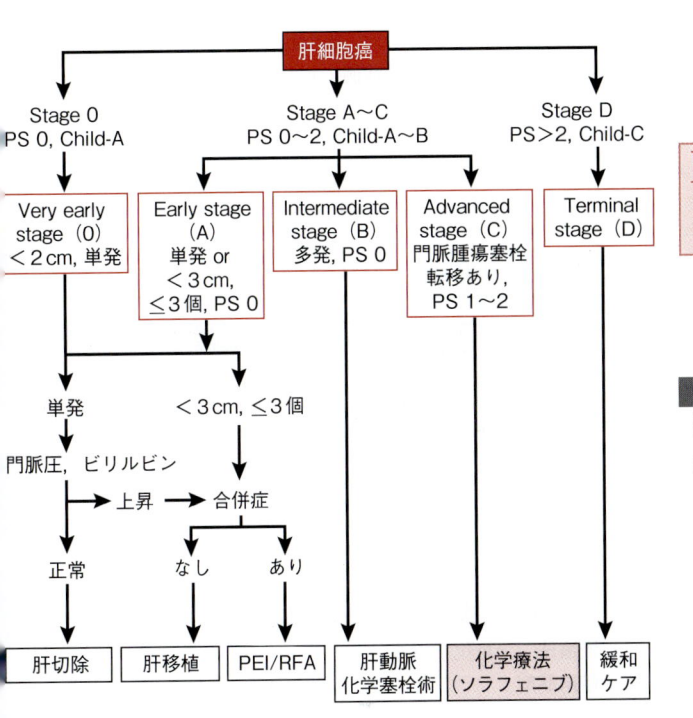

```
                         肝細胞癌
    ┌───────────────────┼───────────────────┐
 Stage 0            Stage A〜C              Stage D
PS 0, Child-A    PS 0〜2, Child-A〜B     PS>2, Child-C
```

| Very early stage (0) <2cm, 単発 | Early stage (A) 単発 or <3cm, ≤3個, PS 0 | Intermediate stage (B) 多発, PS 0 | Advanced stage (C) 門脈腫瘍塞栓 転移あり, PS 1〜2 | Terminal stage (D) |

```
     単発              <3cm, ≤3個
      │                    │
  門脈圧, ビリルビン
      │
      ├──→ 上昇 ──→ 合併症
      │              ├─── なし
      │              └─── あり
      ↓              ↓      ↓        ↓            ↓            ↓
   肝切除         肝移植  PEI/RFA  肝動脈        化学療法        緩和
                                化学塞栓術     (ソラフェニブ)    ケア
```

図◆ Barcelona Clinic Liver Cancer Group の治療方針
PS : performance status, PEI/RFA : エタノール注入療法／ラジオ波焼灼術（文献1より引用）

ジア諸国を中心に同様の比較試験が施行され（Asia-Pacific試験），ソラフェニブ群150人，プラセボ群76人の2：1に割り付けられた．生存期間（中央値）と6カ月生存割合は，プラセボ群4.2カ月，36.7％に対して，ソラフェニブ群6.5カ月，53.3％と**生存期間の有意な延長を認めた**（ハザード比：0.68, p=0.014）．

◆うまくいかなかった場合

ソラフェニブ不応例に対する二次治療として有効な治療法は確立していない．本邦では，肝動注化学療法が施行されてきており適応があればこれを検討する．

◆臓器障害を合併している場合

肝細胞癌は背景に肝硬変を合併している場合がほとんどであり，

第一選択薬のソラフェニブの適応は原則として肝予備能がChild-Pugh A（p.252参照）の症例である．また，腎障害例に対する安全性は確立していない．

◆ **他疾患を合併している場合**

高血圧，血栓症の既往，脳転移を合併する場合は症状の増悪をきたすリスクがあるため慎重投与を要する．

症例から判断する薬の選びかた

1：多発肝細胞癌，肺転移

70歳，男性．主訴は右季肋痛．腹部超音波検査にて多発肝腫瘍を指摘．ダイナミックCTにて肝右葉に最大径8 cmの動脈相で腫瘍濃染を示す主腫瘍に加え，多発する肝内転移と多発肺転移を認めた．腹水を認めず．HCV抗体陽性，Hb 13.0g/dL，Plt 12万/mm^3，AST 82 IU/L，ALT 50 IU/L，T-Bil 1.0 mg/dL，Alb 3.8 g/dL，PT 82％，AFP 18,500 mg/mL．

◆ 行われた治療法と投与された薬剤

治療法：全身化学療法
使用薬剤：ソラフェニブ（ネクサバール®）

▶ この症例での薬物治療のポイント

局所療法適応なし/Child-Pugh A

・局所療法の適応のない遠隔転移症例である
・肝予備能は Child-Pugh A である

▶ なぜこの薬剤を選択したか

着目ポイント 大規模臨床試験の結果を考慮

SHARP試験，Asia-Pacific試験で進行肝細胞癌に対するソラフェニブの有効性が報告されており，NCCN（National Comprehensive Cancer Network）ガイドラインにおいても推奨されている．

▶ 具体的な投与スケジュール

■ ソラフェニブ（ネクサバール®）

（1錠 200 mg）4錠 /2 × 朝・夕

▶この症例で注意すべきこと

　特徴的な副作用として手足皮膚反応，高血圧，疲労感，下痢などがあげられる．SHARP 試験での発現頻度を表に示す．特に**手足皮膚反応は症状が進行すると日常生活に支障をきたすことがあるため注意が必要**である．好発部位は手のひらや足の裏の角化肥厚の強い部位であり，発赤・紅斑が出現し進行すると疼痛を伴いびらん・落屑へと進行する．まずは予防に努めることが重要であり，物理的刺激の軽減，保湿クリームや，角質の軟化作用のある尿素配合軟膏（ケラチナミン®，ウレパール® など）を使用する．症状出現時はステロイド軟膏を患部に塗布する．症状が進行した場合は，減量・休薬を考慮する．

　手足皮膚反応などの副作用は，投与開始から1カ月以内に発現することが多く，血液検査も含め1～2週おきの注意深い観察が必要である．

▶この処方でうまくいかなかったとき

　適宜 CT，MRI などの画像検査にて効果判定を行い，増悪と判断した場合は中止する．

▶患者への説明のポイント

　SHARP 試験でのソラフェニブの奏効割合は2％程度であり，腫瘍縮小はあまり期待できず，進行を抑えることが目標である．副作用の発現が高頻度であるので，そのマネージメントをしながら治療を継続していくことが大切であることを伝える．

表◆ソラフェニブの有害事象（SHARP試験）

	全 Grade（%）	Grade3/4（%）
疲労	22	4
脱毛	14	0
手足皮膚反応	21	8
皮疹／落屑	16	1
食欲不振	14	<1
下痢	39	8
嘔気	11	<1
嘔吐	6	0

National Cancer Institute Common Terminology Criteria version 3.0 による
（文献2より引用）

2：多発肝細胞癌，門脈腫瘍塞栓

65歳，男性．主訴は上腹部痛．腹部超音波検査にて肝腫瘍を指摘．ダイナミックCTにて肝左葉に径10cmの動脈相で腫瘍濃染を示す腫瘍を認め，同部位から門脈本幹まで腫瘍塞栓を伴っていた．遠隔転移，腹水を認めず．HBs抗原陽性，Hb 10.0g/dL, Plt 9.2万/mm³, AST 100 IU/L, ALT 32 IU/L, T-Bil 1.2 mg/dL, Alb 3.2 g/dL, PT 68％, AFP 258,000 mg/mL．

➡ 行われた治療法と投与された薬剤
治療法：動注化学療法
使用薬剤：シスプラチン（アイエーコール®）

▶ この症例での薬物治療のポイント
▎切除不能／ソラフェニブ適正使用外
- 肝予備能はChild-Pugh Bであり，切除不能である（外科医へのコンサルトを要する）
- 門脈腫瘍塞栓のため局所療法の適応がない
- 肝予備能はChild-Pugh Bでありソラフェニブの適正使用外である

▶ なぜこの薬剤を選択したか
▎着目ポイント 臨床試験の結果／投与の簡便性

　肝動注化学療法が進行肝細胞癌患者の予後を改善するという科学的根拠のあるデータはない．しかし一般に全身化学療法よりも高い奏効割合が報告されており，特に本症例のように肝病変が予後を規定するような場合，あるいはソラフェニブの適正使用外の場合は本療法を検討する．

　シスプラチン，5-FU＋シスプラチン，5-FU＋インターフェロンなどの治療レジメンが報告されているが，標準的レジメンは確立されていない．肝動注化学療法の詳細については他書を参照されたい．本書では国内において第Ⅰ/Ⅱ相試験が治験として行われ，至適用量と奏効割合に関するデータがあること，また投与の簡便性の観点からシスプラチン（アイエーコール®）単独投与を選択した．

▶ 具体的な投与スケジュール

- シスプラチン(アイエーコール®)65 mg/m^2 を肝動脈内に挿入されたカテーテルから20〜40分間かけて投与.1コース:4〜6週ごとに投与を繰り返し

▶ この症例で注意すべきこと

シスプラチンを用いた全身化学療法と同様に,腎毒性を軽減するため,2,000〜3,000 mL程度の輸液を行い,尿量を十分に確保するため必要に応じて利尿剤を投与する.また悪心・嘔吐などの消化器症状に対しては制吐剤にて対応する.

▶ この処方でうまくいかなかったとき

基本的には1コースごとにCT,MRIなどの画像検査にて効果判定を行い,増悪と判断した場合は中止する.肝予備能を含め全身状態が保たれていれば,その他の肝動注レジメンを考慮する,もしくは緩和治療へ移行する.

▶ 患者への説明のポイント

悪心・嘔吐などの消化器症状や腎毒性などのシスプラチンによる有害事象のほかに,血管造影手技そのものによる合併症(血管内膜損傷など)について説明をしておく.

● 参考にしたいガイドラインとエビデンス ●

1) Llovet, J. M., et al : Molecular targeted therapies in hepatocellular carcinoma. Hepatology, 48 : 1312〜1327, 2008
2) Llovet, J. M., et al : Sorafenib in advanced hepatocellular carcinoma. N. Engl. J. Med., 24 : 359(4):378-390, 2008
- Cheng, A. L., et al. : Efficacy and safety of Sorafenib in patients in the Asia-Pacific region with advanced hepatocellular carcinoma: a phase III randomised, double-blind, placebo-controlled trial. Lancet Oncol., 10(1):25-34, 2009
- 「肝細胞癌に対するソラフェニブ チームネクサバール—国立がんセンター東病院のチーム医療—」(池田公史 監,Team Nexavar 編)メディカルレビュー社,2010
- Yoshikawa, M., et al. : Phase II study of hepatic arterial infusion of a fine-powder formulation of cisplatin for advanced hepatocellular carcinoma. Hepatol Res., 38(5):474-483, 2008

<仲地耕平>

Ⅱ. 疾患編

4) 悪性腫瘍
7. 胆道癌

この疾患に使用される主な薬剤

ゲムシタビン塩酸塩	p.137
テガフール・ギメラシル・オテラシルカリウム配合剤	p.108

1 疾患と治療法の解説

◆ 疾患の解説

胆道とは，肝細胞から分泌された胆汁が十二指腸に流出するまでの全排泄経路を指し，肝内胆管，肝外胆管，胆嚢，乳頭部がこれに含まれる．胆道癌とはこれらの臓器から発生するがんと定義される．胆道癌は「胆道癌取り扱い規約（第5版）」[1]あるいはUICC（国際対がん連合）分類では，**肝外胆管癌，胆嚢癌，乳頭部癌**に分類されている．一方，**肝内胆管癌**は，いずれの分類においても**原発性肝がん**に分類されている．しかし化学療法の対象を考える場合，肝内胆管癌も含めて胆道癌として考えることが一般的である．

他の消化器癌と同様に，外科切除が唯一根治の期待できる治療法であるため，切除適応について外科医へのコンサルトが必要である．肝門部の詳細な外科解剖を熟知した上での検討が必要なことも多く，判断に迷う場合は専門施設へのコンサルトも考慮する．

◆ 薬物治療の解説

2009年に英国においてゲムシタビン単剤療法（GEM群）に対してゲムシタビン + シスプラチン併用療法（GC群）の有効性が報告された（ABC-02試験）[2]．生存期間中央値はGEM群では8.3カ月であるのに対し，GC群では11.7カ月であり生存期間の延長が証明された（$p = 0.002$）．日本においても同様のレジメンを比較したランダム化第Ⅱ相試験（BT-22）が施行された[3]．生存期間中央値はGEM群では7.7カ月に対して，GC群では11.2カ月であり同様にGC療法の有効性が示された．本結果をもとにNCCNガイドラインでもゲムシタビン + シスプラチン併用療法が標準治療として推奨されているが，本邦ではシスプラチンが保険承認

されていない（2010年1月現在）ため本稿ではゲムシタビン単剤療法を第一選択薬として解説する．また根治切除後の補助療法として有効性が明らかな治療法は確立していない．

2 薬物治療の原則

◆ 第一選択薬
ゲムシタビン．

◆ うまくいかなかった場合
ゲムシタビン不応例に対する二次治療として有効な治療法は確立していない．本邦では，テガフール・ギメラシル・オテラシルカリウム配合剤（ティーエスワン®）が保険適応になっており，全身状態が保たれている場合はこれを検討する．

◆ 臓器障害を合併している場合
・ゲムシタビンは腎排泄性であるので腎障害例では副作用が増強する可能性があり慎重投与を要する
・間質性肺炎または肺線維症のある患者に対する投与は疾患を増悪させる可能性があるため禁忌である

症例から判断する薬の選びかた

胆嚢癌，肝転移

72歳，男性．主訴は右季肋痛．腹部画像検査にて胆嚢腫瘍と多発肝転移を認めた．また胆管拡張を認め，T-Bil 17.5 mg/dLと上昇し閉塞性黄疸を合併していた．肝転移からの生検にて腺癌が確認された．適切な減黄処置により閉塞性黄疸の改善を認めた．WBC 6,500/mm^3, Hb 11.0g/dL, Plt 23万/mm^3, AST 45 IU/L, ALT 82 IU/L, T-Bil 2.0 mg/dL, クレアチニン 0.5 mg/dL．

➡ 行われた治療法と投与された薬剤
治療法：ゲムシタビン単剤療法
使用薬剤：ゲムシタビン（ジェムザール®）

▶ この症例での薬物治療のポイント
根治切除不能/肝機能の回復
根治切除不能の遠隔転移症例である．
適切な減黄処置がなされ，肝機能が回復している．

▶ なぜこの薬剤を選択したか

「**2** 薬物治療の原則」の項を参照.

▶ 具体的な投与スケジュール

■ ゲムシタビン(ジェムザール®) 1コース(4週):1,000 mg/m^2 点滴静注(30分), 週1回投与×3週連続+1週休薬

これを1コースとして投与を繰り返す. 60分以上かけて投与を行うと副作用が増強することが報告されているので注意を要する.

▶ この症例で注意すべきこと

主な副作用は血液毒性,悪心,嘔吐,食欲不振,疲労感,発熱,発疹などがある. 血液毒性のうちGrade3以上の白血球減少は20％前後,好中球減少は30％前後,血小板減少は5％程度に認められる. そのため投与ごとに血液検査を施行し,白血球数2,000/mm^3,好中球数1,000/mm^3,血小板数7万/mm^{3}未満で投与を延期する. 休薬のみで翌週には回復するので,基本的にはG-CSF(遺伝子組換えヒト顆粒球コロニー刺激因子)の投与や血小板輸血は不要である. 悪心,嘔吐,食欲不振などの消化器毒性はおよそ50％程度に認められる. ステロイド(デカドロン®)の前投薬や制吐剤もしくは5-HT$_3$受容体拮抗剤(カイトリル®など)で対応する. 疲労感,発熱(投与当日から3日目くらいまでの薬剤熱),発疹に対してもステロイドの前投薬が有効である. 発疹に対しては抗ヒスタミン剤の外用薬(レスタミン®)や内服薬で対応可能な場合もある.

稀ではあるが重篤なものとして間質性肺炎が約1％程度に発症すると報告されている. 咳,呼吸苦などの胸部症状があまり目立たないことも多く,倦怠感,微熱などの症状に注意が必要である. 発現時期に一定した傾向はなく,普段とは異なる症状に注意を払う必要がある. 疑われる場合は積極的に胸部CTまで施行し,呼吸器専門医にコンサルトする. 早期診断が治療のカギである.

▶ この処方でうまくいかなかったとき

適宜胸部CT,MRIなどの画像検査にて効果判定を行い,**増悪と判断した場合は中止**する. 全身状態(PS 0～1程度),臓器機能が保たれていれば,テガフール・ギメラシル・オテラシルカリウム配合剤(ティーエスワン®)での治療を考慮する. 状態によっ

ては緩和ケアへの移行を検討する．

▶ **患者への説明のポイント**

治療の目標を明確に伝え，副作用の大部分はマネージメント可能であることを伝える．

● 参考にしたいガイドラインとエビデンス ●

1)「胆道癌取り扱い規約（第5版）」（日本胆道外科研究会 編），金原出版，2003
2) Valle, J. W., et al.：Gemcitabine with or without cisplatin in patients (pts) with advanced or metastatic biliary tract cancer (ABC)：Results of a multicenter, randomized phase Ⅲ trial (the UK ABC-02 trial). J. Clin. Oncol., 27:15s (suppl.; abstr. 4, 503), 2009
3) Furuse, J. et al.：BT22 Study Group. A randomized study of gemcitabine/cisplatin versus single-agent gemcitabine in patients with biliary tract cancer. J. Clin. Oncol., 27:15s (suppl.; abstr. 4579), 2009

<仲地耕平>

II. 疾患編

4）悪性腫瘍
8. 膵癌

この疾患に使用される主な薬剤

ゲムシタビン塩酸塩　　　　　　　　　　　　　　　　　　　　p.137
テガフール・ギメラシル・オテラシルカリウム配合剤（TS-1）
　　　　　　　　　　　　　　　　　　　　　　　　　　　　p.108

1 疾患と薬物治療の解説

◆ 疾患の解説

　膵癌は難治性癌の代表といわれ，日本では近年増加傾向にあり20,000人を超える死亡原因とされる．自覚症状が乏しいことが多く，発見時すでに切除不能であることが多い．また切除後もその多くが再発し予後不良である．主な症状としては腹痛，黄疸などがある．リスクファクターは喫煙，家族歴，糖尿病などがあげられる．

◆ 薬物治療の解説

　切除不能の場合，経口および点滴による抗がん剤治療（全身化学療法）が行われる．局所進行膵癌の場合，放射線が併用されることがある．原則として生存期間延長と症状緩和のために用いられる．

2 薬物治療の原則

◆ 第一選択薬

＜ゲムシタビン塩酸塩＞

　1997年Burrisらにより5-FUとの比較試験でその優越性が示され，標準治療となった[1]．日本でも保険適応があり，日常診療として用いられている．その後さまざまな併用療法の開発が行われたが，ゲムシタビン単剤を超える治療法のコンセンサスは得られず，依然としてゲムシタビン単剤による治療が中心である．奏効割合10％程度，生存期間中央値は6～7カ月といわれている．主な副作用として骨髄抑制（白血球・好中球・赤血球や血小板の減少），食欲不振，発熱，疲労などがある．頻度は低いが致命的

な副作用となり得るものとして間質性肺炎がある．

◆ うまくいかなかった場合

標準治療は確立されていないが本邦では保険適応薬であるTS-1が用いられていることが多い．日本における初回治療例を対象とした後期第Ⅱ相試験において奏効割合37.5％，無増悪期間中央値3.7カ月，生存期間中央値9.2カ月が示されている[2]．またゲムシタビン耐性膵癌に対する第Ⅱ相試験では奏効割合15％，無増悪中央値2.0カ月，生存期間中央値4.5カ月との成績が報告されている．TS-1の副作用として骨髄抑制や食欲不振，口内炎，下痢，色素沈着などがある．とりわけ口内炎や下痢などの粘膜障害はときに強く現れることがあり，十分に注意する．

◆ 臓器障害を合併している場合

減量して用いられることがある．とりわけ肝・腎機能には十分な注意が必要である．1段階（20％程度）減量する方法や，従来の3週間投与・1週休薬から2週間投与・1週休薬にするなど，投与間隔を空けて用いる方法などがある．

◆ 多疾患を合併している場合

疾患の程度によるが，多くの場合膵癌が最も命に関わることが多く，十分な病状説明ののち治療が行われることが多い．

◆ 軽症の場合

全身状態が良好の場合，腫瘍状況によりゲムシタビンに他の薬剤を用いた併用療法が選択されることがある．

◆ 中等症の場合

治療を行う際に減量等考慮されることがある．

◆ 重症の場合

全身状態が不良の場合，必ずしも全身化学療法が生存期間延長に寄与しない場合もあり，慎重に検討し治療の有無を決定する．

症例から判断する薬の選びかた

1：ゲムシタビン単剤による治療

68歳，女性．高血圧にて内服治療中．家人に眼球黄染を指摘され来院．閉塞性黄疸あり，胆道ステント留置．精査の結果，膵頭部癌，肝転移（組織診にて腺癌）．現在軽度の疼痛あり．食欲低下あり（図1，2）．

◆ 行われた治療法と投与された薬剤

治療法：点滴抗がん剤を用いた全身化学療法
使用薬剤：ゲムシタビン（ジェムザール®）

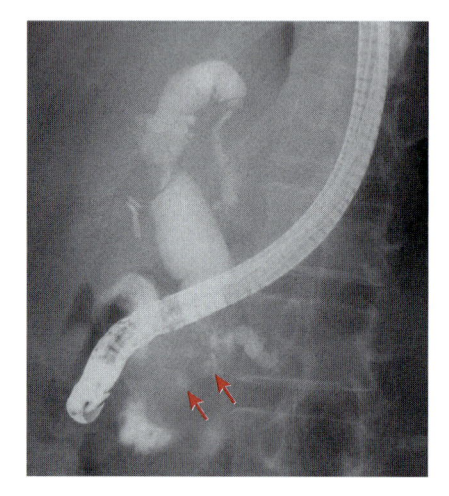

図1 ◆ 経乳頭的胆道造影（ERC）による胆管像
途絶部分（矢印）が腫瘍部位

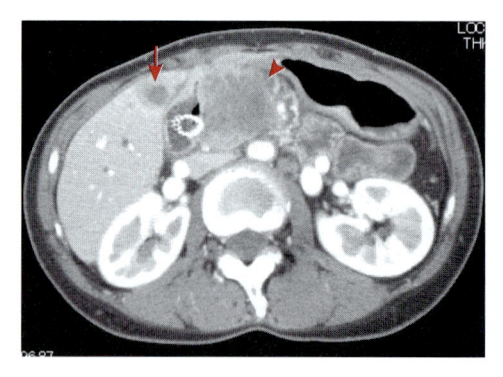

図2 ◆ CT画像
膵頭部癌，多発肝転移，膵頭部ステント挿入後．矢印：肝転移，矢頭：膵頭部癌

▶ この症例での薬物治療のポイント

胆道ステント挿入後/軽度の疼痛あり

臓器機能保たれている．全身化学療法による治療の合併症のリスクはあるが，治療可能と判断される．

▶ なぜこの薬剤を選択したか

着目ポイント 国内外の標準治療

現在国内外で標準治療として確立されている．主な副作用は，2 薬物治療の原則参照のこと．

▶ 具体的な投与スケジュール

- ■ゲムシタビン（ジェムザール®）（注射用1g・200 mg）
  1,000 mg/m^2
  1コース（4週）：週1回点滴静注（30分）（1,000 mg/m^2）
  ×3週連続＋1週休薬

4週1コースとして原則腫瘍が増大するまで行う．骨髄抑制の程度により，減量や休薬を適宜行う．6～8週間ごとに1回CTまたはMRIで腫瘍状況を確認する

▶ この症例で注意すべきこと

- 膵頭部にあり，閉塞性黄疸解除のため胆道ステント留置中であること．ステント閉塞，あるいは胆汁逆流等により再黄疸あるいは胆管炎のリスクがある．血液検査や全身状態などに十分注意する必要がある
- 間質性肺炎は，頻度は少ないものの致命的になることが多く，息切れ・発熱などの症状がみられたときは治療を休止し，画像，採血等で精査を行う
- がん性疼痛と思われる腹痛がある．非ステロイド系抗炎症薬（NSAIDs）やオピオイド等，十分な疼痛管理を行い，患者に痛みの我慢を強いることは避ける

▶ この処方でうまくいかなかったとき

TS-1（ティーエスワン®）が用いられることが多い．

▶ 患者への説明のポイント
- 根治は困難であること，症状緩和や生存期間延長を企図して全身化学療法が行われることなどを話す（患者への心理面への負担を考慮し，慎重な言葉遣いを心がける）
- 骨髄抑制（白血球・赤血球・血小板数が減少すること）が起こりうること，それにより治療延期もあることを話す．また頻度は低いが間質性肺炎など，治療が困難な副作用も存在することを話す

2：ゲムシタビンとTS-1の併用療法

43歳，女性．軽度の腹部不快感主訴に前医受診．超音波検査にて多発肝腫瘤および膵腫瘤が認められ，紹介来院．精査および肝生検の結果，膵癌，多発肝転移および肺転移の診断となった．現在疼痛なし．全身状態良好．治療前の画像検査にて肝転移の急速な増大および腹水出現が認められている（図3）．

▶ 行われた治療法と投与された薬剤
治療法：抗がん剤を用いた全身化学療法
使用薬剤：ゲムシタビン（ジェムザール®）とTS-1（ティーエスワン®）の併用療法

▶ この症例での薬物治療のポイント
年齢（43歳）/遠隔転移の急速な増大/全身状態良好

腫瘍増大を考えると，高い抗腫瘍効果治療が必要．

▶ なぜこの薬剤を選択したか
着目ポイント 急速な腫瘍増大に対応

ゲムシタビンによる単剤治療では急速な腫瘍増大に対応できない可能性が高い．年齢も比較的若く，全身状態も良好であることから，併用療法を選択した．

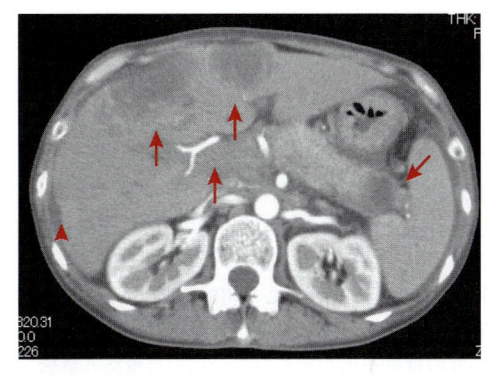

図3 ◆ CT画像
膵尾部および肝に多発腫瘍が認められ(矢印), 腹水が出現している(矢頭)

▶ 具体的な投与スケジュール

1 ゲムシタビン
　1コース(3週):週1回点滴静注(30分)(1,000mg/m^2)×2週連続+1週休薬

2 TS-1(ティーエスワン®)(カプセル, 顆粒)
　1コース(3週):2週連続内服(80mg/m^2/日)+1週休薬(**1**の初回投与日から内服)
　原則, 腫瘍が増大するまで行う(RECIST※)

▶ この症例で注意すべきこと

・ゲムシタビン単剤とくらべ, 腫瘍縮小効果は高いといわれるが, 副作用も比較して多いといわれ, 十分な注意が必要である

※ RECIST(response evaluation criteria in solid tumors):固形癌に対するがん化学療法の抗腫瘍効果をみる指標で, CTまたはMRIでの腫瘍の長径の和や新病変の有無により治療効果を見る. 臨床試験で用いられることが多い. 実地臨床でも有用だが, 治療継続の有無はRECISTによる判定だけでなく, 全身状態や症状など総合的に判断する必要がある.

▶ **この処方でうまくいかなかったとき**
  ・個々の患者の状態により判断される.全身状態不良の場合はbest supportive care（患者の痛みやつらさ，肉体的・精神的苦痛などの軽減を図ること）が選択される

▶ **患者への説明のポイント**
  ・標準治療はゲムシタビン塩酸塩単剤であるが，高い腫瘍縮小効果を期待し，本治療を施行することを伝える
  ・骨髄抑制等副作用が起こる可能性はゲムシタビン単剤よりも高率であること．TS-1は自宅で内服することになるが，下痢や高度の食欲不振が現れた場合はただ漫然と継続することなくいったん中止し，連絡をとるよう伝える

● 参考にしたいガイドラインとエビデンス ●
1) Burris, H. A. 3rd., et al.：Improvements in survival and clinical benefit with gemcitabine as first-line therapy for patients with advanced pancreas cancer：a randomized trial. J. clin. Oncol, 15：2403-2413, 1997
2) Okasaki T, et al：A late phase Ⅱ study of S-1 for metastatic pacreatic cancer：cancer chem. ither. pharmacol., 61：615-621, 2007
・「科学的根拠に基づいた膵癌診療ガイドライン 2009 年度版」（日本膵臓学会ガイドライン改訂委員会 編），金原出版, 2009
・「がん診療レジデントマニュアル（第 3 版）」（がんセンター内科レジデント 編），医学書院, 2007
・「膵癌化学療法の実際-エビデンスに基づく治療と連携医療の重要性-」（奥坂拓志 編），南江堂, 2007

<鈴木 英一郎>

付録1　本書に掲載されている薬剤一覧

一般名	商品名	製造販売元*-販売元

▶ 消化管運動機能改善薬（プロカイネティクス）　p.16

一般名	商品名	製造販売元*-販売元
イトプリド塩酸塩	ガナトン	アボット*-アステラス
モサプリドクエン酸	ガスモチン	大日本住友
トリメブチンマレイン酸塩	セレキノン	田辺三菱
六君子湯	六君子湯	ツムラ
メトクロプラミド	プリンペラン	アステラス
ドンペリドン	ナウゼリン	協和発酵キリン
大建中湯	大建中湯	ツムラ

▶ 酸分泌抑制薬：プロトンポンプ阻害薬　p.21

一般名	商品名	製造販売元*-販売元
オメプラゾール錠	オメプラール錠10・20 オメプラール注用20	アストラゼネカ
オメプラゾール錠	オメプラゾン錠10・20	田辺三菱
ランソプラゾール口腔内崩壊錠	タケプロンカプセル15・30 タケプロンOD錠15・30 タケプロン静注用30mg	武田薬品
ラベプラゾールナトリウム製剤	パリエット錠10・20 mg	エーザイ

▶ 酸分泌抑制薬：ヒスタミンH_2受容体拮抗薬　p.27

一般名	商品名	製造販売元*-販売元
ファモチジン	ガスター	アステラス
ラニチジン塩酸塩	ザンタック	グラクソ・スミスクライン
ニザチジン	アシノン	ゼリア
ラフチジン	プロテカジン	大鵬
シメチジン	タガメット	大日本住友
ロキサチジン酢酸エステル塩酸塩	アルタット	あすか，武田

一般名	商品名	製造販売元*・販売元

▶ 酸分泌抑制薬：その他　　　　　　　　　　p.32

●制酸薬

一般名	商品名	製造販売元*・販売元
炭酸水素ナトリウム	重曹「ホエイ」	マイラン
沈降炭酸カルシウム	炭カル	旭化成ファームなど
水酸化アルミニウム・ゲル	アルミゲル	中外

●抗コリン薬

一般名	商品名	製造販売元*・販売元
ピレンゼピン塩酸塩水和物	ガストロゼピン	日本ベーリンガーインゲルハイム
チキジウム臭化物	チアトン	アボットジャパン
ブチルスコポラミン臭化物	ブスコパン	日本ベーリンガーインゲルハイム
ブトロピウム臭化物	コリオパン	エーザイ
チメピジウム臭化物水和物	セスデン	田辺三菱

▶ プロスタグランジン製剤　　　　　　　　　　p.37

一般名	商品名	製造販売元*・販売元
ミソプロストール	サイトテック	科研製薬*-ファイザー
エンプロスチル	カムリード	田辺三菱

▶ 粘膜防御因子増強薬　　　　　　　　　　　　p.40

一般名	商品名	製造販売元*・販売元
レバミピド	ムコスタ	大塚
テプレノン	セルベックス	エーザイ
ソファルコン	ソロン	大正富山
エカベトナトリウム	ガストローム	田辺三菱
ポラプレジンク	プロマック	ゼリア
セトラキサート塩酸塩	ノイエル	第一三共
ゲファルナート	ゲファニール	大日本住友
プラウノトール	ケルナック	第一三共
イルソグラジンマレイン酸塩	ガスロンN	日本新薬
スクラルファート	アルサルミン	中外

一般名	商品名	製造販売元*・販売元

▶ ヘリコバクター・ピロリ（*H.pylori*）除菌薬　p.45

一般名	商品名	製造販売元*・販売元
ランソプラゾール	タケプロン	武田
ラベプラゾールナトリウム	パリエット	エーザイ
オメプラゾール	オメプラール	アストラゼネカ
	オメプラゾン	田辺三菱
アモキシシリン水和物	サワシリン	アステラス
	パセトシン	協和発酵キリン
クラリスロマイシン	クラリス	大正富山
	クラリシッド	アボットジャパン
メトロニダゾール	フラジール	塩野義製薬
パック製剤	ランサップ400	武田
	ランサップ800	〃

▶ 腸運動抑制薬（止痢剤・乳酸菌製剤）　p.50

● 腸管蠕動抑制剤

一般名	商品名	製造販売元*・販売元
ロペラミド塩酸塩	ロペミン	ヤンセン
アヘンアルカロイド塩酸塩水和物	アヘンチンキ	武田

● 収斂剤

一般名	商品名	製造販売元*・販売元
ビスマス製剤	次硝酸ビスマス「イワキ」	岩城
タンニン酸アルブミン	タンナルビン	ニプロファーマ

● 吸着剤

一般名	商品名	製造販売元*・販売元
天然ケイ酸アルミニウム	アドソルビン	第一三共

● 整腸剤

一般名	商品名	製造販売元*・販売元
ビフィズス菌製剤	ラックビー微粒	興和
乳酸菌製剤	ビオフェルミンR	ビオフェルミン

● 止しゃ剤

一般名	商品名	製造販売元*・販売元
ベルベリン塩化物水和物・ゲンノショウコエキス錠	フェロベリン	MSD

● 抗コリン薬

一般名	商品名	製造販売元*・販売元
ロートエキス	ロートエキス散	健栄

一般名	商品名	製造販売元*・販売元
ブチルスコポラミン臭化物	ブスコパン	日本ベーリンガーインゲルハイム

▶ 炎症性腸疾患治療薬　　　　　　　　　　p.54

●アミノサリチル酸製剤

サラゾスルファピリジン	サラゾピリン	ファイザー, 他
メサラジン	ペンタサ	キョーリン
	アサコール	ゼリア

●副腎皮質ステロイド薬

プレドニゾロン	プレドニン, 他	塩野義, 他

●免疫調節剤

メルカプトプリン (未保険適応)	ロイケリン	大原
アザチオプリン	イムラン, アザニン	グラクソ・スミスクライン, 田辺三菱

●その他

シクロスポリン (未保険適応)	サンディミュン	ノバルティス
タクロリムス水和物 (UCのみ保険適応)	プログラフ	アステラス
インフリキシマブ (CDのみ保険適応)	レミケード	田辺三菱

▶ 過敏性腸症候群治療薬　　　　　　　　　　p.62

ラモセトロン塩酸塩	イリボー	アステラス
ポリカルボフィルカルシウム	コロネル	アステラス
	ポリフル	アボット
メペンゾラート臭化物	トランコロン	アステラス
トリメブチンマレイン酸塩	セレキノン	田辺三菱

一般名	商品名	製造販売元*-販売元
▶ **下剤**		p.67
カルメロースナトリウム	バルコーゼ	エーザイ*-サンノーバ
酸化マグネシウム	マグラックス	吉田
ラクツロース	モニラック	中外
センノシド	プルゼニド	ノバルティス
ピコスルファートナトリウム	ラキソベロン	帝人*-ベーリンガーインゲルハイムインターナショナル
ビサコジル	テレミンソフト	味の素
炭酸水素ナトリウム・無水リン酸二水素ナトリウム配合	新レシカルボン	ゼリア
グリセリン	グリセリン	テイコク
クエン酸モサプリド	ガスモチン	大日本住友

一般名	商品名	製造販売元*-販売元
▶ **インターフェロン製剤**		p.72
天然型インターフェロンα	スミフェロン	大日本住友
	オーアイエフ	大塚
遺伝子組換え型α 2b型	イントロンA	MSD
コンセンサスインターフェロン	アドバフェロン	アステラス
天然型インターフェロンβ	フエロン	第一三共*-東レ
ペグインターフェロンα 2a	ペガシス	中外
ペグインターフェロンα 2b	ペグイントロン	MSD

一般名	商品名	製造販売元*-販売元
▶ **抗肝炎ウイルス薬**		p.77
リバビリン	レベトール	MSD
	コペガス	中外

付録1　本書に掲載されている薬剤一覧

一般名	商品名	製造販売元*-販売元
▶ **肝機能改善薬（肝庇護薬）**		p.87
ウルソデオキシコール酸（UDCA）	ウルソ	田辺三菱
グリチルリチン酸モノアンモニウム	強力ネオミノファーゲンシー	ミノファーゲン製薬
	グリチロン配合錠	
ポリエンホスファチジルコリン	EPL	アルフレッサファーマ
アミノエチルスルホン酸	タウリン	大正*-大正富山
肝臓加水分解物	プロヘパール	科研製薬
グルタチオン	タチオン	アステラス
肝臓抽出製剤	アデラビン9号	マイラン
マロチラート	カンテック	第一三共
漢方	小柴胡湯	ツムラ

一般名	商品名	製造販売元* - 販売元
▶ **肝不全治療薬**		p.93
分枝鎖アミノ酸製剤	リーバクト顆粒	味の素
肝不全用成分栄養剤	ヘパンED	味の素
肝不全用経口栄養剤	アミノレバンEN	大塚
肝不全用アミノ酸注射液	モリヘパミン点滴静注	味の素
肝性脳症改善アミノ酸注射液	アミノレバン点滴静注	大塚
ラクツロース製剤	ラクツロース末・P/シロップ	興和
ラクツロース散	モニラック原末/シロップ	中外
ラクチトール水和物製剤	ポルトラック原末	日本新薬
カナマイシン硫酸塩カプセル	カナマイシンカプセル250mg「明治」	明治
グルタミン酸アルギニン	アルギメート点滴静注10%	味の素
L-グルタミン酸ナトリウム	点滴静注用アンコーマ20%	東亜
プレドニゾロン錠	プレドニン錠	塩野義
プレドニゾロン散	プレドニゾロン散	武田
注射用コハク酸プレドニゾロンコハク酸エステルナトリウム	水溶性プレドニン	塩野義
新鮮凍結人血漿	新鮮凍結血漿「日赤」	日本赤十字社
▶ **胆石溶解剤, 利胆薬**		p.100
ウルソデオキシコール酸 (UDCA)	ウルソ	田辺三菱
ケノデオキシコール酸 (CDCA)	チノ	藤本

一般名	商品名	製造販売元*‐販売元

▶ タンパク分解酵素阻害薬　　p.104

一般名	商品名	製造販売元*‐販売元
ガベキサートメシル酸塩	エフオーワイ	小野
	レミナロン	高田*‐塩野義
	プロピトール	日医工
ナファモスタットメシル酸塩	フサン	鳥居
ウリナスタチン	ミラクリッド	持田

カモスタットメシル酸塩（フオイパン®）は，p.282「慢性膵炎」の項に譲る

▶ 代謝拮抗剤　　p.108

一般名	商品名	製造販売元*‐販売元
フルオロウラシル	5-FU	協和発酵キリン
ゲムシタビン塩酸塩	ジェムザール	日本イーライリリー
カペシタビン	ゼローダ	中外
テガフール・ウラシル配合剤	ユーエフティ	大鵬
テガフール・ギメラシル・オテラシルカリウム配合剤	ティーエスワン	大鵬

▶ タキサン系薬剤　　p.117

一般名	商品名	製造販売元*‐販売元
パクリタキセル	タキソール	ブリストル・マイヤーズ
ドセタキセル水和物	タキソテール	サノフィ・アベンティス

一般名	商品名	製造販売元*・販売元

▶ 白金製剤　　p.122

一般名	商品名	製造販売元*・販売元
シスプラチン	ランダ	日本化薬
	ブリプラチン	ブリストル・マイヤーズ
カルボプラチン	パラプラチン	ブリストル・マイヤーズ
オキサリプラチン	エルプラット	ヤクルト
ネダプラチン	アクプラ	塩野義

▶ トポイソメラーゼ阻害薬　　p.125

● トポイソメラーゼI阻害薬

一般名	商品名	製造販売元*・販売元
イリノテカン塩酸塩水和物	カンプト	ヤクルト
	トポテシン	第一三共

▶ 分子標的治療薬　　p.129

一般名	商品名	製造販売元*・販売元
ベバシズマブ	アバスチン	中外
セツキシマブ	アービタックス	ブリストル・マイヤーズ*-メルクセローノ
ソラフェニブトシル酸塩	ネクサバール	バイエル
イマチニブメシル酸塩	グリベック	ノバルティス
スニチニブリンゴ酸塩	スーテント	ファイザー

▶ その他の抗悪性腫瘍薬　　p.137

一般名	商品名	製造販売元*・販売元
ゲムシタビン塩酸塩	ジェムザール	日本イーライリリー

一般名	商品名	製造販売元*-販売元

▶ 制吐薬　　　　　　　　　　　　　　　　　　　　p.139

●コルチコステロイド

一般名	商品名	製造販売元*-販売元
デキサメタゾン	デカドロン	MSD

●5-HT₃受容体拮抗薬

一般名	商品名	製造販売元*-販売元
アザセトロン塩酸塩	セロトーン	日本たばこ*-鳥居
オンダンセトロン塩酸塩水和物	ゾフラン	グラクソ・スミスクライン
グラニセトロン塩酸塩	カイトリル	中外
ラモセトロン塩酸塩	ナゼアOD	アステラス
トロピセトロン塩酸塩	ナボバンカプセル	協和醗酵キリン
塩酸インジセトロン	シンセロン	ヤクルト

●5-HT₃受容体拮抗薬*

一般名	商品名	製造販売元*-販売元
パロノセトロン塩酸塩	アロキシ	大鵬

●NK₁受容体拮抗薬

一般名	商品名	製造販売元*-販売元
アプレピタント	イメンド	小野

*従来の5-HT₃受容体拮抗薬とは構造が異なり，遅発性の悪心・嘔吐にも有効

付録2 主な消化器病の治療ガイドライン

● 本付録は，本文中に記載できなかった重要な消化器病ガイドラインのフローチャート，図表をまとめて掲載したものである

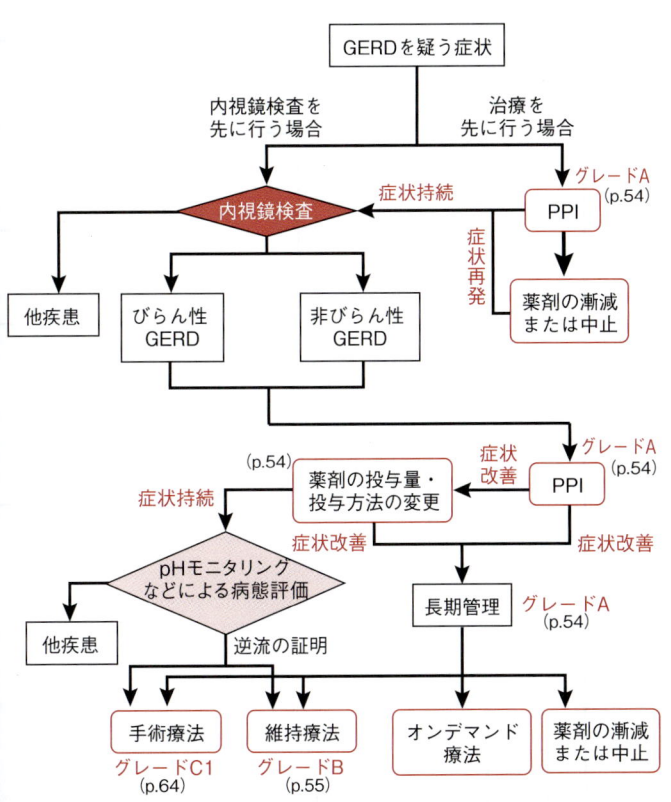

```
                    GERDを疑う症状
           ┌─────────────┴─────────────┐
    内視鏡検査を                    治療を
    先に行う場合                    先に行う場合
           │                              │ グレードA (p.54)
           │          症状持続            │
           ▼        ◄──────────         PPI
       内視鏡検査                          │
     ┌─────┼─────┐                    症状再発│
     │     │     │                         ▼
   他疾患 びらん性 非びらん性            薬剤の漸減
         GERD    GERD                    または中止
           └─────┬─────┘
                 │                          グレードA (p.54)
           (p.54)│          症状改善
        薬剤の投与量・         ◄──────── PPI
        投与方法の変更
    症状持続│         症状改善           症状改善
           ▼              ▼                 ▼
     pHモニタリング                     長期管理 グレードA (p.54)
    などによる病態評価
     ┌─────┼─────┐               ┌────────┴────────┐
   他疾患  逆流の証明           オンデマンド   薬剤の漸減
           ┌───┴───┐              療法       または中止
        手術療法  維持療法
       グレードC1  グレードB
        (p.64)    (p.55)
```

図1 ◆ GERD 治療のフローチャート〔胃食道逆流症（GERD）診療ガイドライン〕
GERDを疑う症状があった患者に対して，内視鏡検査設備を持たないGP（general practitioner）でも初期治療が可能なように，定型症状のみで初期治療が行えるフローチャートとした．初期治療はPPIを第一選択とした．なお，無症状の重症びらん性食道炎患者がいることは事実であり，合併症予防の観点から治療対象とするべきであるが，治療対象とするべき内視鏡的重症度の設定，および治療効果についてのCQ（clinical question）が設定されず，無症状のびらん性食道炎に対する治療についてはフローチャートではあえて示していない
日本消化器病学会編集，南江堂，2009より引用（図中ページは本ガイドライン中のページに相当）

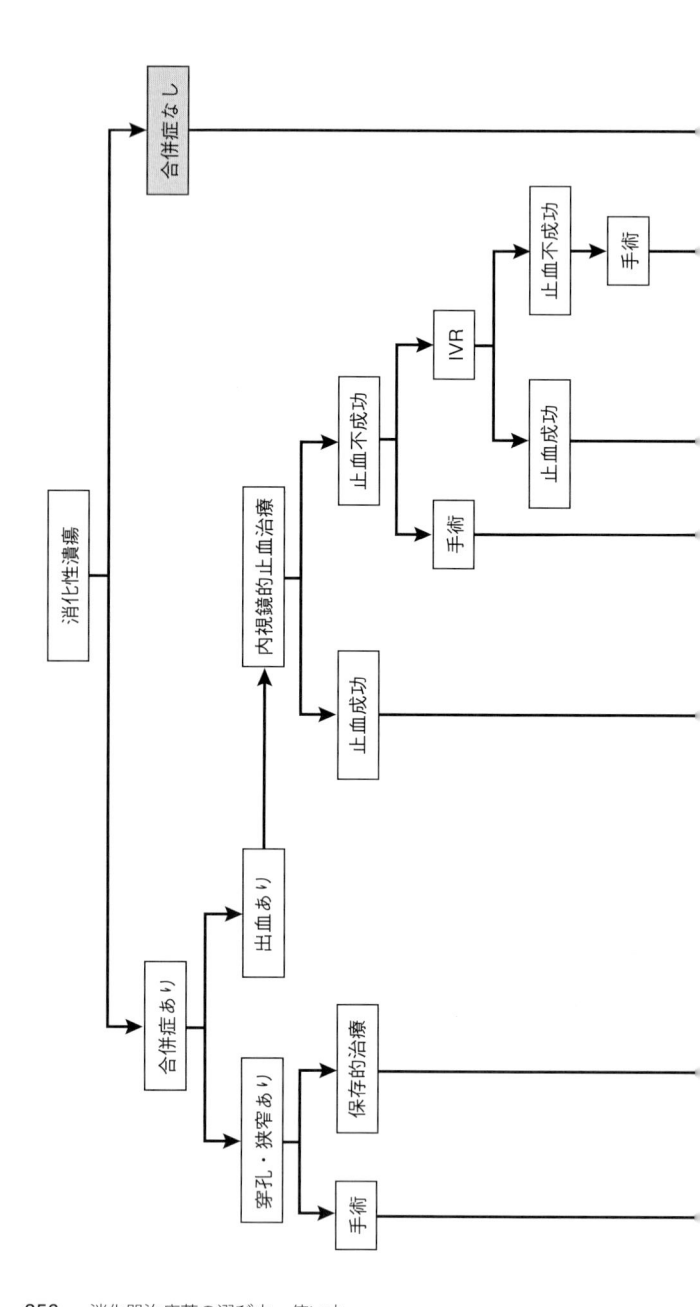

```
消化性潰瘍 ─┬─ 合併症あり ─┬─ 穿孔・狭窄あり ─┬─ 手術
          │             │                └─ 保存的治療
          │             └─ 出血あり ── 内視鏡的止血治療 ─┬─ 止血成功
          │                                          └─ 止血不成功 ─┬─ 手術
          │                                                        └─ IVR ─┬─ 止血成功
          │                                                                └─ 止血不成功 ── 手術
          └─ 合併症なし
```

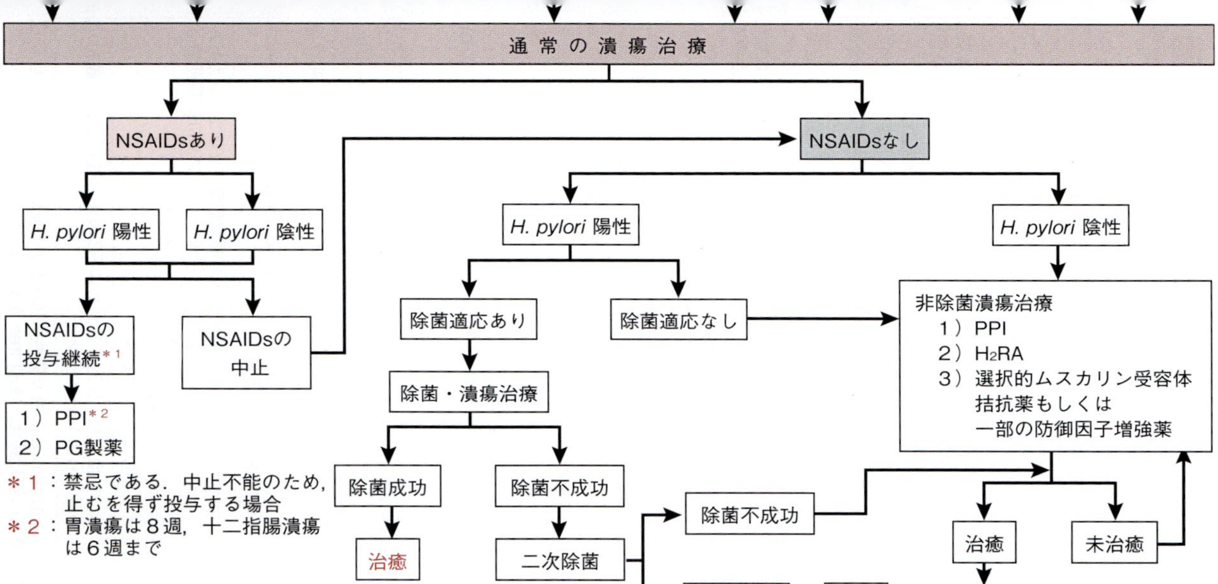

通常の潰瘍治療

```
通常の潰瘍治療
├─ NSAIDsあり
│   ├─ H. pylori 陽性
│   │   └─ NSAIDsの投与継続*1
│   │       1) PPI*2
│   │       2) PG製剤
│   └─ H. pylori 陰性
│       └─ NSAIDsの中止
└─ NSAIDsなし
    ├─ H. pylori 陽性
    │   ├─ 除菌適応あり
    │   │   └─ 除菌・潰瘍治療
    │   │       ├─ 除菌成功 → 治癒
    │   │       └─ 除菌不成功
    │   │           └─ 二次除菌
    │   │               ├─ 除菌成功 → 治癒
    │   │               └─ 除菌不成功
    │   └─ 除菌適応なし
    └─ H. pylori 陰性
         └─ 非除菌潰瘍治療
             1) PPI
             2) H₂RA
             3) 選択的ムスカリン受容体拮抗薬もしくは一部の防御因子増強薬
             ├─ 治癒 → 維持療法
             └─ 未治癒
```

*1：禁忌である、中止不能のため、止むを得ず投与する場合
*2：胃潰瘍は8週、十二指腸潰瘍は6週まで

図2 ◆ フローチャート（消化性潰瘍診療ガイドライン）
日本消化器病学会編集．南江堂，2009より引用

付録2　主な消化器病の治療ガイドライン

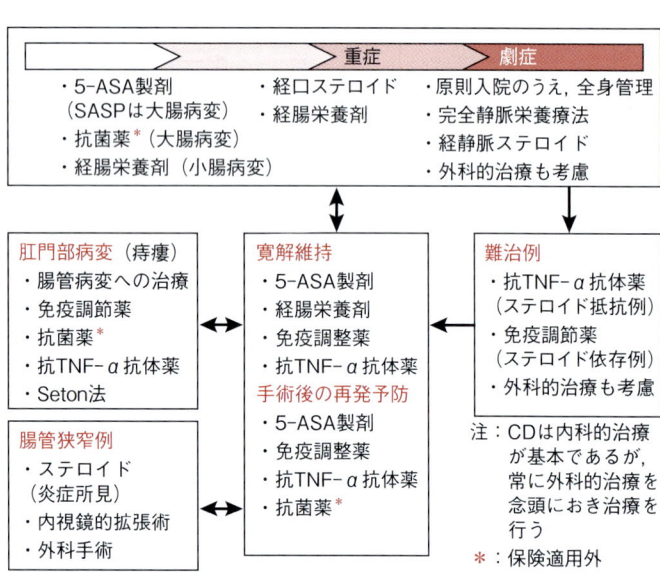

```
                  ┌──────────────→ 重症 ──→ 劇症
・5-ASA製剤           ・経口ステロイド      ・原則入院のうえ,全身管理
 (SASPは大腸病変)    ・経腸栄養剤        ・完全静脈栄養療法
・抗菌薬*(大腸病変)                     ・経静脈ステロイド
・経腸栄養剤(小腸病変)                  ・外科的治療も考慮
```

肛門部病変(痔瘻)	寛解維持	難治例
・腸管病変への治療 ・免疫調節薬 ・抗菌薬* ・抗TNF-α抗体薬 ・Seton法	・5-ASA製剤 ・経腸栄養剤 ・免疫調整薬 ・抗TNF-α抗体薬 **手術後の再発予防** ・5-ASA製剤 ・免疫調整薬 ・抗TNF-α抗体薬 ・抗菌薬*	・抗TNF-α抗体薬 (ステロイド抵抗例) ・免疫調節薬 (ステロイド依存例) ・外科的治療も考慮
腸管狭窄例 ・ステロイド (炎症所見) ・内視鏡的拡張術 ・外科手術		注:CDは内科的治療が基本であるが,常に外科的治療を念頭におき治療を行う *:保険適用外

図3◆フローチャート―クローン病の治療(クローン病診療ガイドライン)
日本消化器病学会編集,南江堂,2010より引用

表1◆平成22年35歳未満B型慢性肝炎の治療ガイドライン
(厚生労働省研究班によるB型慢性肝炎の治療ガイドラインより引用)

治療対象は,ALT ≧ 31IU/L で:
  HBe抗原陽性例は,HBV-DNA量5 log copies/mL以上,
  HBe抗原陰性例は, 4 log copies/mL以上
  肝硬変では, 3 log copies/mL以上

HBV-DNA量 HBe抗原	≧ 7 log copies/mL	< 7 log copies/mL
e抗原陽性	① インターフェロン長期投与 (24~48週) ② エンテカビル*	① インターフェロン長期投与 (24~48週) ② エンテカビル
e抗原陰性	① Sequential療法 (エンテカビル+ インターフェロン 連続療法) ② エンテカビル	① 経過観察またはエンテカビル ② インターフェロン長期投与 (24週)
	血小板15万未満またはF2以上の進行例には最初からエンテカビル	

*エンテカビルを使用しe抗原が陰性化しHBV-DNAが陰性化した症例は
Sequential療法に切り替え, drug free をめざす

表2 ◆ 平成22年 35歳以上B型慢性肝炎の治療ガイドライン
(厚生労働省研究班によるB型慢性肝炎の治療ガイドラインより引用)

治療対象は，ALT ≧ 31IU/L で：
　　　　　　　HBe 抗原陽性例は，HBV-DNA 量 5 log copies/mL 以上，
　　　　　　　HBe 抗原陰性例は，4 log copies/mL 以上
　　　　　　　肝硬変では，3 log copies/mL 以上

HBe 抗原 \ HBV-DNA 量	≧ 7 log copies/mL	< 7 log copies/mL
e 抗原陽性	① エンテカビル ② Sequential 療法* （エンテカビル＋インターフェロン連続療法）	① エンテカビル ② インターフェロン長期投与 （24～48週）
e 抗原陰性	エンテカビル	① エンテカビル ② インターフェロン長期投与 （24～48週）

＊エンテカビルを使用し e 抗原が陰性化し HBV-DNA が陰性化した症例は Sequential 療法に切り替え，drug free をめざす

表3 ◆ 平成22年のC型慢性肝炎に対する初回治療ガイドライン
(厚生労働省研究班によるC型慢性肝炎の治療ガイドラインより引用)

	遺伝子型 1	遺伝子型 2
高ウイルス量 5.0 Log IU/mL 300 fmol/L 1 Meq/mL 以上	ペグインターフェロンα2b：ペグイントロン＋リバビリン：レベトール(48～72週間) ペグインターフェロンα2a：ペガシス＋リバビリン：コペガス (48～72週間) インターフェロンβ：フエロン＋リバビリン：レベトール (48～72週間)	ペグインターフェロンα2b：ペグイントロン＋リバビリン：レベトール (24週間) インターフェロンβ：フエロン＋リバビリン：レベトール (24週間)
低ウイルス量 5.0 Log IU/mL 300 fmol/L 1 Meq/mL 未満	インターフェロン (24週間) ペグインターフェロンα2a：ペガシス (24～48週間)	インターフェロン (8～24週間) ペグインターフェロンα2a：ペガシス (24～48週間)

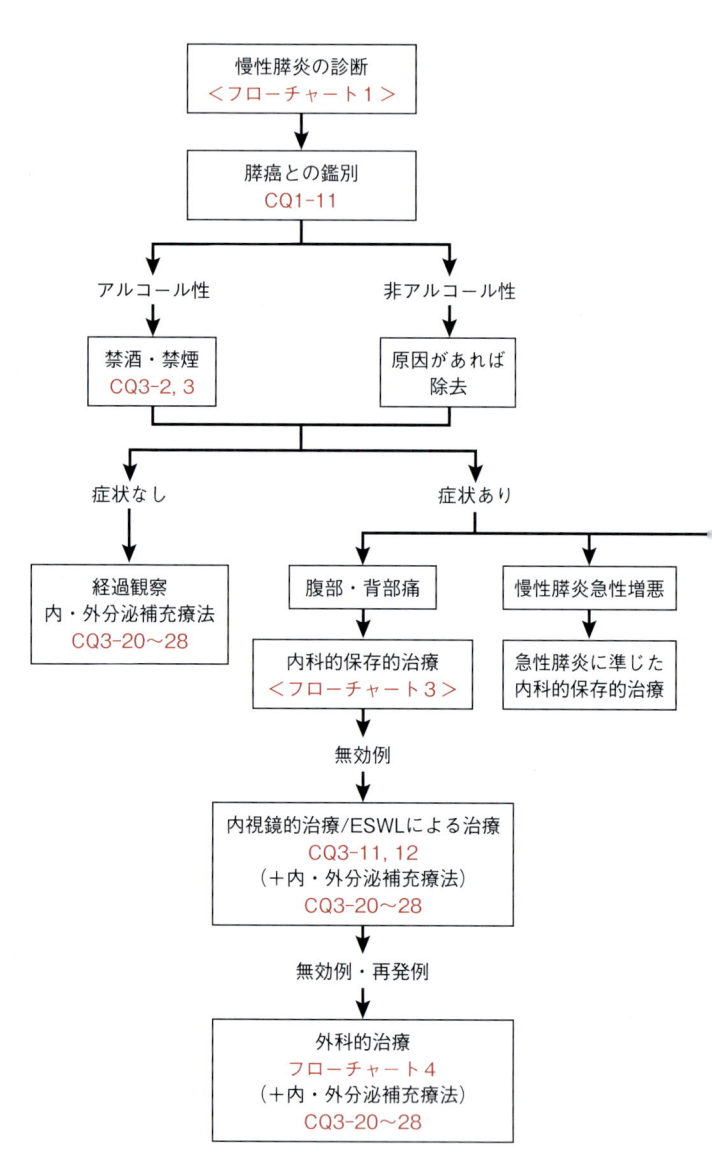

```
                    ┌─────────────────┐
                    │  慢性膵炎の診断   │
                    │ <フローチャート1> │
                    └────────┬────────┘
                             │
                    ┌────────┴────────┐
                    │   膵癌との鑑別    │
                    │     CQ1-11      │
                    └────────┬────────┘
             アルコール性            非アルコール性
             ┌─────────┐           ┌─────────┐
             │ 禁酒・禁煙 │           │ 原因があれば│
             │ CQ3-2, 3 │           │   除去    │
             └─────┬───┘           └───┬─────┘
                   │                   │
          症状なし  │                   │ 症状あり
     ┌─────────────┘                   └─────────────┐
     ▼                                               ▼
┌──────────┐                        ┌──────────┐  ┌──────────────┐
│ 経過観察   │                        │ 腹部・背部痛│  │ 慢性膵炎急性増悪│
│内・外分泌補充療法│                   └────┬─────┘  └──────┬───────┘
│ CQ3-20～28│                             ▼              ▼
└──────────┘                        ┌──────────┐  ┌──────────────┐
                                    │内科的保存的治療│  │急性膵炎に準じた│
                                    │<フローチャート3>│  │内科的保存的治療│
                                    └────┬─────┘  └──────────────┘
                                      無効例
                                         ▼
                               ┌────────────────────┐
                               │内視鏡的治療/ESWLによる治療│
                               │    CQ3-11, 12       │
                               │  (＋内・外分泌補充療法)  │
                               │    CQ3-20～28       │
                               └──────────┬─────────┘
                                    無効例・再発例
                                         ▼
                               ┌────────────────────┐
                               │     外科的治療       │
                               │   フローチャート4    │
                               │  (＋内・外分泌補充療法)  │
                               │    CQ3-20～28       │
                               └────────────────────┘
```

図4 ◆ フローチャート―治療（慢性膵炎診療ガイドライン）
日本消化器病学会編集，南江堂，2009より引用（図中CQ，フローチャートなどは本ガイドライン中の各項目に相当）

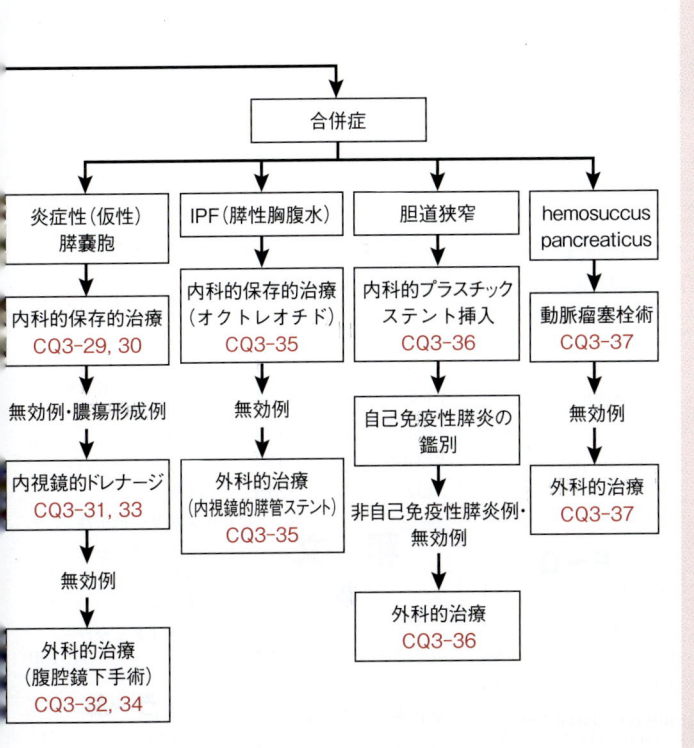

付録2 主な消化器病の治療ガイドライン

```
                          合併症
    ┌──────────┬──────────┬──────────┬──────────┐
    ▼          ▼          ▼          ▼
炎症性(仮性)  IPF(膵性胸腹水)  胆道狭窄    hemosuccus
 膵囊胞                                pancreaticus
    │          │          │          │
    ▼          ▼          ▼          ▼
内科的保存的治療  内科的保存的治療  内科的プラスチック  動脈瘤塞栓術
 CQ3-29, 30   (オクトレオチド)  ステント挿入    CQ3-37
              CQ3-35        CQ3-36
    │          │          │          │
    ▼          ▼          ▼          ▼
無効例・膿瘍形成例  無効例      自己免疫性膵炎の   無効例
                              鑑別
    │          │          │          │
    ▼          ▼          ▼          ▼
内視鏡的ドレナージ  外科的治療    非自己免疫性膵炎例・  外科的治療
 CQ3-31, 33   (内視鏡的膵管ステント) 無効例        CQ3-37
              CQ3-35
    │                     │
    ▼                     ▼
  無効例                 外科的治療
    │                    CQ3-36
    ▼
外科的治療
(腹腔鏡下手術)
 CQ3-32, 34
```

Index 索引

用語解説のある語句は色文字で示しています

数字

3週間ごと投与法　120
5-アミノサリチル酸（5-ASA）製剤　185

欧文

A～E

ABC-02試験　334
A型肝炎　210
API2-MALT遺伝子　310
AUC　25
Behçet　170
β型インターフェロン　228
B型肝炎　210
CDCA　100
c-KIT　132
COMT阻害薬　282
Crohn病（Crohn's disease）　54, 169
C型肝炎　210
C型慢性肝炎　77
DNA鎖内架橋　122
EGFR　131
egigastric pain syndrome（EPS）　155
ESWL　284

F～Q

FOLFIRI　319
FOLFOX　319
GERD　146
l-LV　319
interventional radiology（IVR）　206
NAFLD　258
NCCNガイドライン　334
NERD　146
NSAIDs　161, 209, 282
overlap症候群　246
PDGFR　132
postprandial distress syndrome（PDS）　155
quality of ulcer healing（QOUH）　42

R～X

Raf　132
RECIST　343
Rome III　194
S-1　339
SDD　278
SDS　159
SN-38　128
STAI　159
UDCA　87, 100, 241, 246, 247
UGT1A1　128
UICC分類　334
Ulcerative colitis　54
VEGF　130
VEGFR　132
XELOX　319

和文

あ

アイソボリン　320
アサコール　54
アザセトロン塩酸塩　139
アザチオプリン　54, 169
アザニン　54
アデホビル ピボキシル　226
アプレピタント　139
アミノエチルスルホン酸　87
アモキシシリン水和物　45
アルコール性肝炎　214
アレルギー反応　124

い

胃MALTリンパ腫　45
胃潰瘍　45
胃癌　300
胃酸分泌抑制　27
一過性型　200
遺伝性慢性膵炎　284
胃粘膜血流　41
胃粘膜防御機構　41
イマチニブ耐性　316
イマチニブメシル酸塩　129
イムラン　54
イリノテカン塩酸水和物　125, 300, 319
医療連携　76
イルソグラジンマレイン酸塩　40
インスリン抵抗性　258
インターフェロン（IFN）　223
茵蔯蒿湯　241
インフリキシマブ　54, 169

う～お

うつ症状　231
ウルソデオキシコール酸　87, 234, 241

あ

栄養療法	178
エカベトナトリウム	40
壊死型	200
塩酸インジセトロン	139
炎症性腸疾患治療薬	54
エンテカビル	223, 226
エンプロスチル	37
オキサリプラチン	122, 319
オメプラゾール	21
オンダンセトロン塩酸塩水和物	139

か

潰瘍性大腸炎	53, 54, 185
潰瘍の質	42
化学療法	319
仮性憩室	205
過敏性腸症候群	194
過敏性腸症候群治療薬	62
カペシタビン	319
肝癌	229
肝機能改善薬	87
肝硬変	229, 251
肝細胞癌	328
間質性肺炎	76, 138, 231, 341
肝性昏睡	256, 303, 305
がん性疼痛	341
肝性脳症	253
感染性腸炎	52, 169, 173
肝臓加水分解物	87
肝臓抽出製剤	87
肝脾T細胞リンパ腫	184
肝庇護薬	87
肝不全治療薬	93
漢方製剤	17
漢方薬	53, 155

き

機械的下剤	67
機能性ディスペプシア	16, 155
逆流性食道炎	29, 146
急性胃炎	150
急性胃・十二指腸粘膜病変	150
急性胃粘膜病変	150
急性肝不全用薬剤	94
急性十二指腸病変	150
急性膵炎	275
急性胆嚢炎	269
急性腸炎	173
吸着剤	50
狭窄	205
狭窄型	200

く

グラニセトロン塩酸塩	139
クラリスロマイシン	46
クラリスロマイシン耐性菌	46
グリチルリチン酸モノアンモニウム	87
グリチルリチン製剤	87
グルタチオン	87
グルタミン酸アルギニン	251

け

経口胆石溶解療法	100
憩室炎	205
憩室出血	205
憩室穿孔	205
憩室膿瘍	206
外科手術	204, 206
劇症肝炎	214
下剤	194
血液浄化法	216
血液浄化療法	276
結核	184
血管炎	200
血管強化薬	207
血管側因子	200
血小板低下	231
ゲファルナート	40
ゲムシタビン塩酸塩	108, 137, 338
原発性胆汁性肝硬変	241, 246

こ

抗うつ薬	155
抗肝炎ウイルス薬	77
抗凝固薬	207
抗菌薬	201, 206, 269
抗菌薬起因性腸炎	173
抗血小板薬	207
抗コリン薬	32, 282
抗TNFα受容体拮抗薬	183
抗不安薬	155
高分子重合体	194, 195
肛門周囲膿瘍	182
骨粗鬆症	237, 242, 250
コレステロール胆石	100

さ

催吐性リスク	140
催吐性リスク分類	141
左側大腸炎型	187
サブリドクエン酸塩水和物	194
サラゾスルファピリジン	54
サラゾピリン	54
サンディミュン	54
酸分泌抑制薬	21, 32

し

シクロスポリン	54

自己免疫性肝炎 234, 246	セツキシマブ（遺伝子組換え） 129, 319	タンパク分解酵素阻害薬 275
自己免疫性膵炎 289	切除不能・再発胃癌 125	
シスプラチン 122, 294, 300, 328	切除不能・再発大腸癌 125	**ち**
持続血液濾過透析（CHDF） 277	セトラキサート塩酸塩 40	チキジウム臭化物 32
重症急性膵炎 279	セロコンバージョン 223	チトクロームp450 162
十二指腸潰瘍 45	セロトニン 62	チメピジウム臭化物水和物 32
収斂剤 50	セロトニン受容体作動薬 17	虫垂炎 208
術後肝不全 214		腸運動改善薬 194
術後補助化学療法 319	全大腸炎型 190	腸管Behçet 169
消化管運動機能改善薬 16, 155	選択的消化管除菌 276	腸管壊死 202
消化酵素薬 282	**そ**	腸管外合併症 179
消化性潰瘍 29, 161	造影CT 202	腸管蠕動抑制剤 50
小腸潰瘍 169	ソファルコン 40	腸管側因子 200
食後愁訴症候群 155	ソラフェニブトシル酸塩 129, 328	腸結核 169
食道癌 294		聴神経障害 124
自律神経調節薬 155	**た**	治療ガイドライン 194
心窩部痛症候群 155	代謝拮抗剤 108	チロシンキナーゼ阻害薬 130
心血管系疾患 200	代償期肝硬変例 232	沈降炭酸カルシウム 32
腎障害 123	耐性変異 225	鎮痙剤 201
す	大腸癌 319	**て**
膵仮性嚢胞 286	大腸憩室 205	テガフール・ウラシル配合剤 108, 319
膵癌 137, 338	大腸憩室出血の危険因子 209	テガフール・ギメラシル・オテラシルカリウム配合剤 108, 300, 319
膵局所動注療法 276, 277	大腸刺激性下剤 67	
水酸化アルミニウム・ゲル 32	タキサン系薬剤 117	
膵性糖尿病 283	タクロリムス 54	デキサメタゾン 139
膵石 285	炭酸水素ナトリウム 32	テプレノン 40
スクラルファート 40	胆石発作 264	天然型インターフェロンα 228
ステロイド抵抗性 249	胆石溶解剤 100	
スニチニブリンゴ酸塩 129	胆石溶解療法 265	**と**
せ	胆道癌 137, 334	透析患者 53, 201
制酸薬 32, 150	胆道ドレナージ術 270	糖尿病 200
整腸剤 194	胆嚢炎 269	ドセタキセル水和物 117, 294, 300
制吐薬 139	胆嚢結石症 264	ドセタキセルの3剤併用療法 120
	胆嚢胆石症 100	トップダウン療法 60
	胆嚢摘出術 265	

ドパミン受容体拮抗 16
トポイソメラーゼ阻害薬 125
トリメブチンマレイン酸塩 62
トロピセトロン塩酸塩 139

な〜の

内視鏡的止血術 206
難吸収性抗生物質 251
難消化性二糖類 251, 253
乳酸菌製剤 50, 201
ネダプラチン 294
粘膜治癒 181
粘膜防御因子増強薬 40, 150
脳腸相関 194

は・ひ

パクリタキセル 117, 300
白金製剤 122
パロノセトロン塩酸塩 139
ヒスタミン 28
ヒスタミンH_2受容体拮抗薬 27, 150, 155, 161, 282
非ステロイド性消炎鎮痛剤（NSAIDs） 37
ピレンゼピン塩酸塩水和物 32

ふ

副作用 30, 53
副腎皮質ステロイド 234, 247
腹膜炎 206
ブチルスコポラミン臭化物 32
ブトロピウム臭化物 32
プラウノトール 40

フルオロウラシル 108, 294, 300
プレドニゾロン 54
プレドニン 54, 247
プログラフ 54
プロスタグランジン 37, 41, 161
プロスタグランジン製剤 37
プロトンポンプ阻害薬 21, 147, 150, 155, 161, 282
分岐鎖アミノ酸製剤 251
分岐鎖アミノ酸製剤のカロリー 254

へ

併用薬 53
ペグインターフェロン（製剤） 72, 227
ベザフィブラート 241
ベバシズマブ 129, 319
ヘリコバクター・ピロリ（菌） 45, 161
ペンタサ 54

ほ

防御因子増強薬 161
母児感染 223, 225
ポラプレジンク 40
ポリエンホスファチジルコリン 87
ポリカルボフィルカルシウム 62, 197

ま

毎週投与法 120
末梢神経障害 124
マロチラート 87
慢性胃炎 155
慢性肝不全用薬剤 94
慢性膵炎 282

み〜も

ミソプロストール 37
無症候性キャリア 223
メサラジン 54, 169
メトロニダゾール 46
メペンゾラート臭化物 62
メルカプトプリン 54
免疫調節剤 185, 234, 249
モサプリドクエン酸塩水和物 196
モノクローナル抗体薬 130
門脈圧亢進症 253

や〜ろ

薬剤性腸炎 52
薬剤耐性ウイルス 224
薬剤耐性変異 226
ラベプラゾールナトリウム 21
ラミブジン 226
ラモセトロン塩酸塩 62, 139, 194, 198
ランソプラゾール 21
利胆薬 100
リツキシマブ 309
利尿薬 251
リバビリン（内服） 77, 227
レバミピド 40
レボホリナート 319
レミケード 54
ロイケリン 54
ロイコボリン 320
ロサンゼルス分類 149

■ 編者紹介

高橋信一（たかはし しんいち）
杏林大学医学部教授

1976年　杏林大学医学部卒業
1992年　杏林大学医学部第三内科学教室助教授
1993年～95年　米国ハーバード大学に留学
1999年　杏林大学医学部第三内科学教室教授
現在に至る

専門分野　：消化器病学，胃・十二指腸潰瘍，胃癌の発生病理
研究テーマ：消化器病学全般，特に胃潰瘍の診断・治療，ヘリコバクター感染症，肝性脳症の病態など
学会役職　：日本消化器病学会（財団評議員）
　　　　　　日本消化器内視鏡学会（社団評議員）
　　　　　　日本消化管学会（理事）
　　　　　　日本高齢消化器病学会（理事）
　　　　　　日本ヘリコバクター学会（理事）
　　　　　　American Gastroenterological Association（AGAF）
受賞歴　　：2007年10月25日
　　　　　　厚生労働大臣表彰（社会保険診療報酬支払基金関係功績者）

消化器治療薬の選び方・使い方
症例でわかる薬物療法のポイントと症状別処方のコツ

2010年9月5日　第1刷発行	編　集	高橋信一	
2013年3月25日　第2刷発行	発行人	一戸裕子	
	発行所	株式会社 羊　土　社	
		〒101-0052	
		東京都千代田区神田小川町2-5-1	
	TEL	03（5282）1211	
	FAX	03（5282）1212	
	E-mail	eigyo@yodosha.co.jp	
	URL	http://www.yodosha.co.jp/	
	装　幀	竹田壮一朗	
ISBN978-4-7581-1041-9	印刷所	三美印刷株式会社	

本書の複写にかかる複製，上映，譲渡，公衆送信（送信可能化を含む）の各権利は（株）羊土社が管理の委託を受けています．
本書を無断で複製する行為（コピー，スキャン，デジタルデータ化など）は，著作権法上での限られた例外（「私的使用のための複製」など）を除き禁じられています．研究活動，診療を含み業務上使用する目的で上記の行為を行うことは大学，病院，企業などにおける内部的な利用であっても，私的使用には該当せず，違法です．また私的使用のためであっても，代行業者等の第三者に依頼して上記の行為を行うことは違法となります．

JCOPY <（社）出版者著作権管理機構　委託出版物>
本書の無断複写は著作権法上での例外を除き禁じられています．複写される場合は，そのつど事前に，（社）出版者著作権管理機構（TEL 03-3513-6969，FAX 03-3513-6979，e-mail：info@jcopy.or.jp）の許諾を得てください．

あらゆる場面に対応できる臨床医を目指す 消化器BOOK

消化器BooK8［特集］
効果的に使う！消化器の治療薬
初期治療から慢性期まで症状・病因・経過にあわせたベストな処方

日常診療でよく出合う消化器症状・疾患ごとに, 評価の方法から処方まで具体的に解説. 重症度別, 副作用や合併症のあるときなど, 患者の状態にあわせた薬の使い方がよくわかる！消化器を診る全ての医師にオススメ！

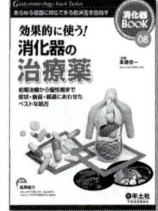

高橋信一／企画　■ 定価(本体 4,600円+税)　■ B5判　■ 194頁　■ ISBN 978-4-7581-1241-3

消化器BooK1［特集］
胃癌を診る・治療する
早期発見から緩和ケアまで

大津 敦／企画　■ 定価(本体 4,200円+税)　■ B5判　■ 178頁　■ ISBN 978-4-7581-1234-5

消化器BooK2［特集］
炎症性腸疾患を日常診療で診る
IBDとは？その診断と患者にあわせた治療

日比紀文, 久松理一／企画　■ 定価(本体 4,200円+税)　■ B5判　■ 213頁　■ ISBN 978-4-7581-1235-2

消化器BooK3［特集］
内視鏡診療の安全管理
偶発症や感染の予防と対処法

赤松泰次／企画　■ 定価(本体 4,200円+税)　■ B5判　■ 172頁　■ ISBN 978-4-7581-1236-9

消化器BooK4［特集］
これでわかる！慢性肝炎の治療戦略
肝癌を防ぐためのマネジメント

井廻道夫／企画　■ 定価(本体 4,200円+税)　■ B5判　■ 172頁　■ ISBN 978-4-7581-1237-6

消化器BooK5［特集］
症状・画像から見抜く！膵胆道系の鑑別診断
疾患の見極め方と治療のポイント

花田敬士／企画　■ 定価(本体 4,800円+税)　■ B5判　■ 230頁　■ ISBN 978-4-7581-1238-3

消化器BooK6［特集］
うまく続ける 消化管がん化学療法
いつ？どうやって？レジメンの実際と休薬・減量のコツ

瀧内比呂也／企画　■ 定価(本体 4,600円+税)　■ B5判　■ 194頁　■ ISBN 978-4-7581-1239-0

消化器BooK7［特集］
緊急時に迷わない！消化器症状への救急対応
急性腹症・消化管出血などの押さえておくべき診療戦略

藤田直孝／企画　■ 定価(本体 4,600円+税)　■ B5判　■ 222頁　■ ISBN 978-4-7581-1240-6

発行　**羊土社　YODOSHA**
〒101-0052 東京都千代田区神田小川町2-5-1
E-mail : eigyo@yodosha.co.jp
URL : http://www.yodosha.co.jp/
TEL 03(5282)1211　FAX 03(5282)1212

ご注文は最寄りの書店、または小社営業部まで

羊土社のおすすめ書籍

すぐに役立つ具体例が満載！循環器薬の選択と処方が一目でわかる

改訂版
循環器治療薬の選び方・使い方

症例でわかる薬物療法のポイントと根拠

多くの循環器治療薬の中から何を選び，どう処方するのかを根拠を示してコンパクトに解説．症例をもとにした具体的な処方例や投与スケジュール，注意したい副作用なども一目でわかり，診療に活かせるポイントが満載！

池田隆徳／編
- 定価（本体 4,700円＋税）
- B6変型判
- 423頁
- ISBN 978-4-7581-0749-5

腹痛なんて怖くない！実践的な診断のストラテジーが光る一冊

救急・ERノート 8

あの手この手で攻める！
腹痛の診断戦略

解剖学的アプローチから
落とし穴回避のワザまで

腹痛なんて怖くない！痛みの部位をつきとめる基本の解剖学的アプローチから，腹部以外の疾患や全身疾患などによる落とし穴を避けるコツまで，診断に迷う医師を導く実践的なストラテジーが光る一冊です．

林 寛之／編
- 定価（本体 4,700円＋税）
- B5判
- 277頁
- ISBN 978-4-7581-1348-9

発行 **羊土社** 〒101-0052 東京都千代田区神田小川町2-5-1　TEL 03(5282)1211　FAX 03(5282)1212
YODOSHA　E-mail：eigyo@yodosha.co.jp
URL：http://www.yodosha.co.jp/

ご注文は最寄りの書店，または小社営業部まで